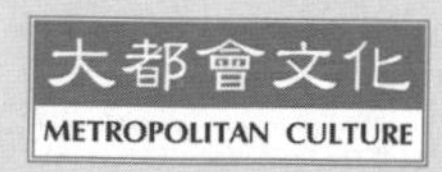
大都會文化
METROPOLITAN CULTURE

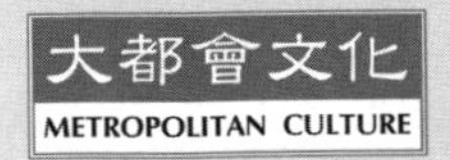
大都會文化
METROPOLITAN CULTURE

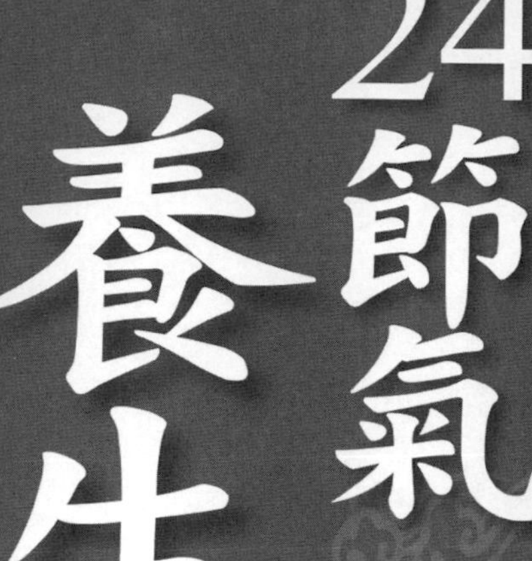

24節氣養生食方

本飲食寶典係依24節氣精心設計，
蒐羅400餘道飲食療方，
讓您吃得健康，輕鬆擁有不生病的生活！

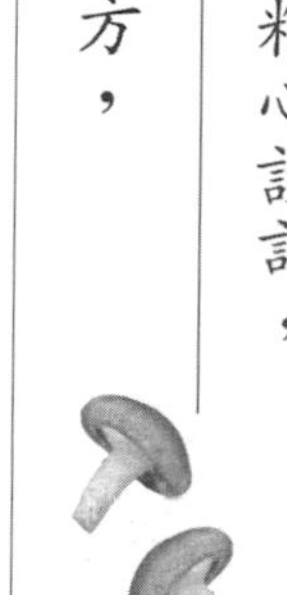
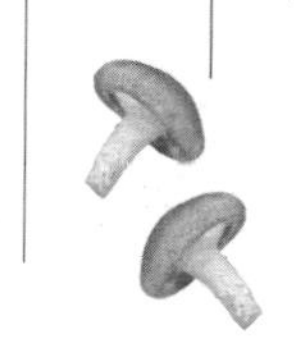
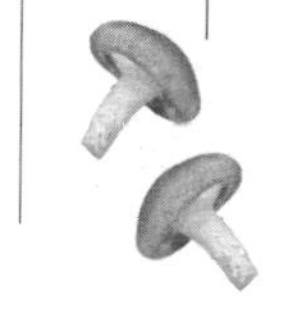

中國養生文化研究中心 著

中國醫藥大學中醫學士 陳仁典 醫師 審定

中國醫藥大學醫學博士 吳龍源 醫師 鄭重推薦

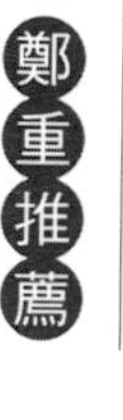
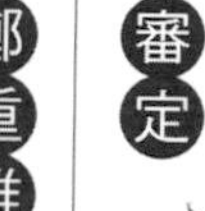
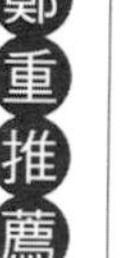

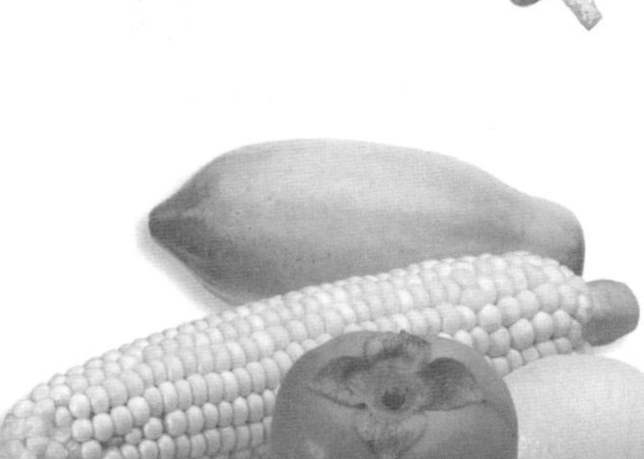

◎ 附國內養生食材購買指南！

推薦序

我國的歷史發展淵遠流長，老祖宗們在千年前就發明了農曆曆法來制定時間，以配合人們的日常生活。更在曆法中設置二十四個節氣，將一年分為立春、雨水、驚蟄、春分、清明、穀雨、立夏、小滿、芒種、夏至、小暑、大暑、立秋、處暑、白露、秋分、寒露、霜降、立冬、小雪、大雪、冬至、小寒、大寒等節氣，讓農民能根據節氣進行春耕、夏耘、秋收、冬藏等農事活動，以順應四時，五穀不絕。民間為此還有首簡單的《節氣歌》流傳：「春雨驚春清穀天，夏滿芒夏暑相連，秋處露秋寒霜降，冬雪雪冬小大寒。」時至今日，二十四節氣曆法仍舊存在於民間，影響著各行各業。

而養生之道，在歷代均廣受重視，漸漸先祖們發現「天人合一，順應四時」養生更是重要。《黃帝內經》上說：「四時陰陽者，萬物之根本也，所以聖人春夏養陽，秋冬養陰，以從其根。」清朝高士宗的《素問直解》：「春夏養陽，使少陽之氣生，太陽之氣長；秋冬養陰，使太陰之氣收，少陰之氣藏。」張志聰則在《素問集注》中提到：「春夏之時，陽盛於外而虛於內；秋冬之時，陰盛於外而虛於內。故聖人春夏養陽，秋冬養陰，以從其根而培養之。」由此可見。

我國傳統醫學正是符合這種天人合一、陰陽協調的整體養生觀念，認為人們如若能隨著自然秩序而作，故能健康長壽，反道而行，則會傷身礙神。因此，當大都會文化出版社的編輯朋友，拿了這本根據二十四節氣訂定的養生經典請我推薦，我自是高興地接受了。本書是根據季節中一個個節氣撰寫，並引經據典，收錄先聖先賢的養生智慧，及歷朝歷代的養生精髓，復加上中西雙方醫學知識的融合，實妙不可言。

本書內容豐富，集結養生精華，而順應節氣時令的安排，更是與養生健康之道相合，實為新世代的養生保健觀念，故推薦讀者朋友閱讀，相信定能讓各位於日常生活中有所獲得。

中國醫藥大學　醫學博士

吳龍源醫師

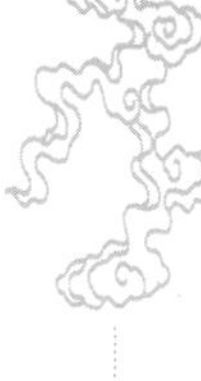

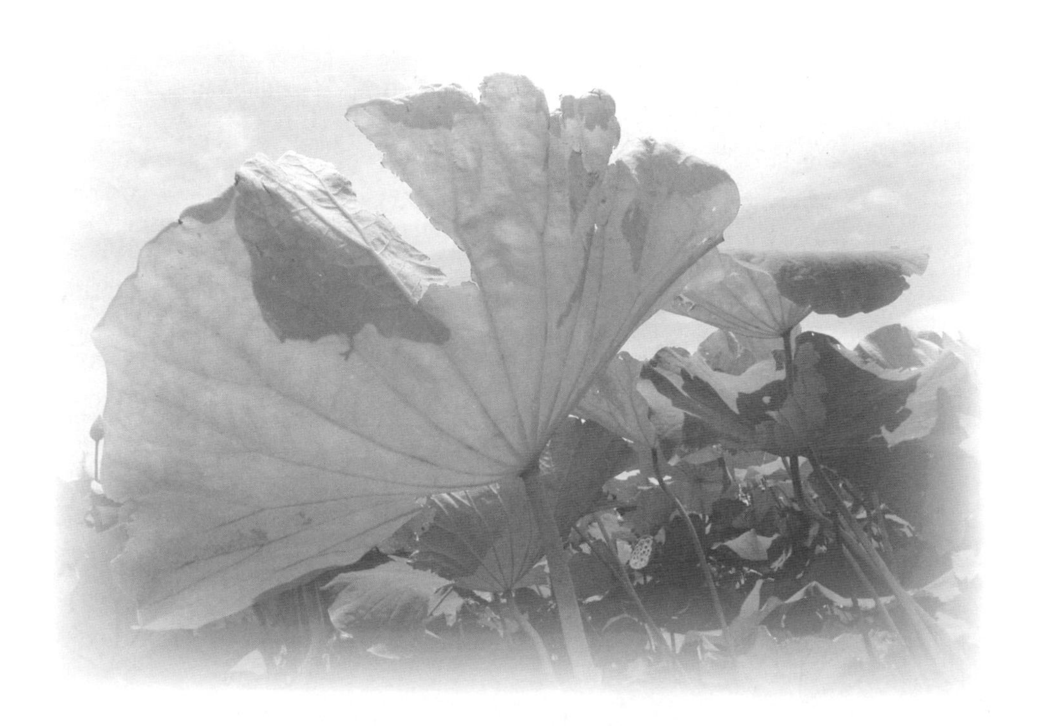

前言

本書以我國古代「天人合一，順應四時」的養生法則為基礎，詳細介紹了季節變換、節氣交替中的養生食方，並結合一些現代科學的食療理論及鍛鍊方法，使讀者能夠輕鬆掌握延緩衰老、永保青春及祛病延年的祕訣。

一、時序養生的重要性

《老子》上說：「人法地，地法天，天法道，道法自然。」

《黃帝內經》上說：「四時陰陽者，萬物之根本也，所以聖人春夏養陽，秋冬養陰，以從其根。」

《養老奉親書》上說：「人能執天道生殺之理，法四時運用而行，自然疾病不生，長年可保。」

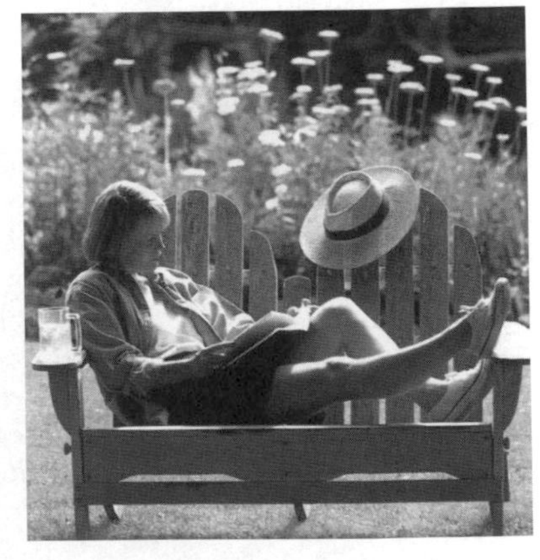

由此可見，我們的祖先在幾千年以前就認識到了順應四時、效法自然的養生之道。我國傳統醫學及養生學認為，人是存在於宇宙之間的一個小宇宙，宇宙中各種變化會對人體有影響，人體也會對宇宙的各

種變化有感應。自然界的寒來暑往等興衰變化，風雨雷電等自然現象，尤其是四時節氣交替及其所帶來的風寒暑溼燥熱等氣候環境，對人的情緒及健康有著重要影響。所以我們的祖先認為想長壽延年，就要順應四時，通過修煉達到天人合一的境界，並認為服藥保健不如通過調養心神而進行形體修煉。

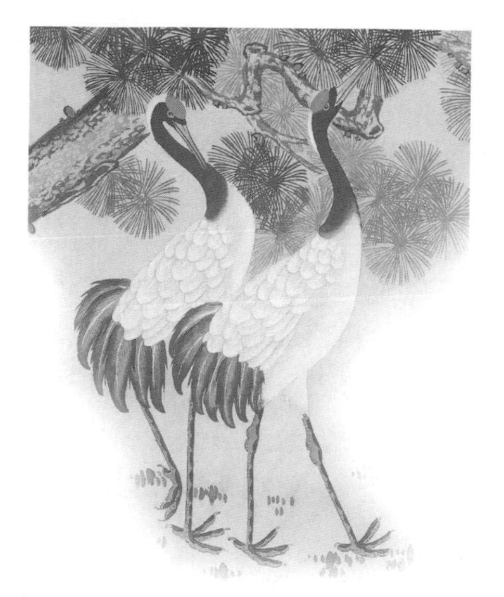

《黃帝內經》中說：「聖人不治已病治未病」，認為人們應該在身體沒有得病的時候通過保養和鍛鍊提高身體的免疫能力，從而杜絕疾病的發生，達到保健的效果。清代著名醫學家汪昂在《勿藥元詮》中說：「夫病已成而後藥之，譬猶渴而鑿井，鬥而鑄兵，不亦晚乎？」指出往往由於人們在病症明顯時才去治療，就好比口渴了才去鑿井，戰爭已經開始了才去鑄造兵器，會使病情延誤而不能得到很好的治療。這也是自黃帝以來的所有醫家與道家的養生觀點。防微杜漸，預防為主，治療為輔，這也是現代養生保健的重要方法。而節氣交換之際，氣溫變化大，是人體致病的主要因素。所以根據二十四節氣的各自氣候特點，循序漸進地施行身體保養，將對疾病的預防有著正向意義。

相傳漢武帝有一次東巡泰山，見一老翁的後背發出幾尺高的白光，便問他是不是學了長生不死的道術。老翁對漢武帝說：「我曾經在八十五歲的時候，衰老得頭髮變白，牙齒掉落，甚至生命垂危。有一位道士告訴我要常吃棗，並且只喝水而不吃五穀糧食，並且傳授我一個神枕方，讓我在枕頭裡放三十二種中藥，其中有二十四味藥是無毒的，以應一年的二十四節氣，八味藥是有毒的，以應自然界的八風。我按照他所說的去做，漸漸頭上長出了黑髮，口中也長出了新牙，並且一天走上三百多里地也不覺得累。我今年已經一百八十歲了，本該成仙，可是我卻顧戀子孫，便在二十年前開始又以人間的五穀雜糧為食，可是由於我每天枕著神枕，所以仍然不曾衰老。」漢武帝仔細打量這位老翁，發覺他也就像五十來歲的樣子，便向他的鄰居們打聽情況，結果鄰居們的說詞完全一樣。於是漢武帝便從他那裡討到了神枕方，只是不能像他那樣只飲水而不食五穀。

這個傳說聽著有點玄虛，只不過漢武帝在歷史上是一位極其好色的皇帝，他活了七十歲，這在歷代的好色皇帝中可算作是高壽的了。當然這與他注重養生修煉是分不開的。也正因為如此，所以後世的修煉家們才把他附會於仙丹妙藥的故事中。可是在今天的文明社會裡，有些人並不好色，並且很注重身體的保養，講究衛生，參加各種體育運動，然而卻無法得到一個健康的身體，甚至過早離開人世。並且這些人中，大部分是知識水平較高的人群，甚至有些人就是運動員、醫生和養生學家。這是為什麼呢？其實關鍵就在於對養生知識的錯誤理解和片面認識。尤其不懂得順應四時的養生原理，只知對身體備加呵護，最終卻導致身體適應自然的能力降低，無法適應不同節氣的氣候變化，使身體日漸脆弱，無法抵禦自然界的春瘟、秋燥、夏暑和冬寒；或者違背時序養生法則進行體育鍛鍊，到頭來事與願違，仍無法逃脫風寒暑溼燥熱六淫對身體的傷害。

元朝的《飲膳正要》收錄了神枕的藥方：「用五月五日、七月七日取山林柏，以為枕，長一尺二寸，高四寸，空中容一斗二升。以柏心赤者為蓋，厚二分，蓋致之令密，又使開閉

也。又鑽蓋上為三行，每行四十九孔，凡一百四十七孔，令容粟大。用下項藥：芎藭、當歸、白芷、辛夷、杜衡、白朮蒿、

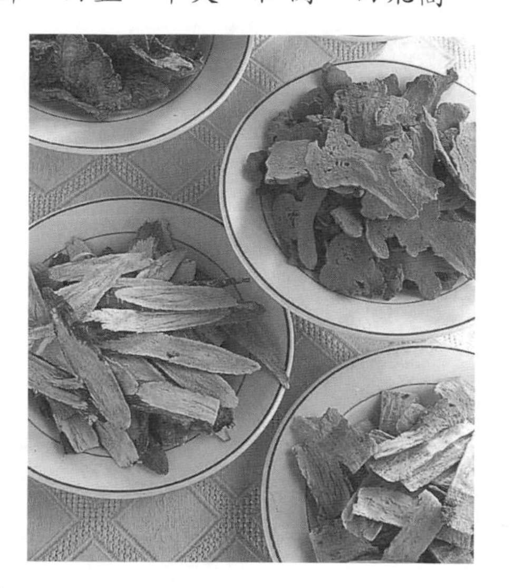

槀本、木蘭、蜀椒、桂、乾薑、防風、人參、桔梗、白薇、荊實、肉蓯蓉、飛廉、柏實、薏苡仁、款冬花、白衡、秦椒、環蕪凡二十四物，以應二十四氣。烏頭、附子、藜蘆、皂角、菵草、礬石、半夏、細辛八物毒者，以應八風。以上三十二物各一兩，皆咀嚼。以毒藥上安之，滿枕中，用囊以衣枕。百日面有光澤，一年體中無疾，一一皆癒而身盡香。四年白髮變黑，齒落重生，耳目聰明。」這小小藥方其實不過是古代養生成就中的滄海一粟，而古代關於時令養生的理論與方法卻像一條堅固的船，載你駛向健康長壽的彼岸。

二、淺說二十四節氣

我國古代將一年分成自立春至大寒共二十四個節氣，以表徵一年中天文、季節、氣候與農業生產的關係。它是我國古代獨特的創造。作為一部完整的農業氣候曆，在指導農業生產上發揮了較大作用，所以沿用至今。

地球每365天5時48分46秒圍繞太陽公轉一周，每24小時還要自轉一周。由於地球旋轉的軌道面同赤道面不是一致的，而是保持一定的傾斜，所以一年四季太陽光直射到地球的位置是不同的。以北半球來講，太陽直射在北緯23.5度時，天文上

就稱為夏至；太陽直射在南緯23.5度時稱為冬至；夏至、冬至即指已經到了夏、冬兩季的中間了。一年中太陽兩次直射在赤道上時，就分別為春分和秋分，這也就到了春、秋兩季的中間，這兩天白晝和黑夜一樣長。反映四季變化的節氣有「立春、春分、立夏、夏至、立秋、秋分、立冬、冬至」八個節氣。其中立春、立夏、立秋、立冬叫做「四立」，表示四季開始的意思。反映溫度變化的有「小暑、大暑、處暑、小寒、大寒」五個節氣。反映天氣現象的有「雨水、穀雨、白露、寒露、霜降、小雪、大雪」七個節氣。反映物候現象的則有「驚蟄 、清明、小滿、芒種」四個節氣。

二十四節氣的形成和發展與傳統農業生產的發展緊密相連。農業發展初期，由於播種和收穫等農事活動的需要，開始探索農業生產的季節規律，出現了春種、夏長、秋收、冬藏的概念。春秋戰國以後隨著鐵製農具的出現，農業生產對季節性的要求更高了，就逐漸形成了節氣的概念。春秋時已用土圭測日影定節氣。最初只有夏至、冬至，隨後逐漸增加了春分、秋分及立春、立夏、立秋、立冬。西漢《淮南子．天文訓》中始有完整的二十四節氣的記載，它是以北斗星斗柄的方位定節氣。定立春為陰曆的正月節（節氣），雨水為正月中（中氣），依此類推。全年共十二節氣和十二中氣，後人就把節氣和中氣統稱為節氣。二十四節氣後傳入韓國、日本等鄰國。日本在江戶時代（1603～1867年）開始採用，並傳至今日。

節氣交替產生的天氣變化對人的生理有很大的影響。通過科學研究人們發現，人的血色素在夏季降低，在冬季升高。人體的白血球在冬季較高，十二月份最高。人體的血小板在三、四月份較高，在八月份降低。成年人的凝血酶原在冬、春季時低，並在氣團活動及氣壓變化時出現波動。人體內的纖維蛋白原冬季低於夏季，冷鋒後可降低。人體內的血清蛋白、總蛋白數自冬至夏會減少，白蛋白夏天高，冬天低，球蛋白冬季高，夏季低。人體的血容量會在冷氣團、冷鋒後降低，受熱後增加。人體二氧化碳的結合力在十二月份最高，六月份最低。人體的血磷在二月份最低，夏秋最高。人體的血鈣在二、三月份最低，八月份最高。血鎂在二月份最低，十二月最高。血碘在冬季最低，夏季最高。人體毛細管的抵抗力會在冷鋒後增強，暖鋒後降低。人體組織的穿透力會在冷鋒後減少，暖鋒後增強。

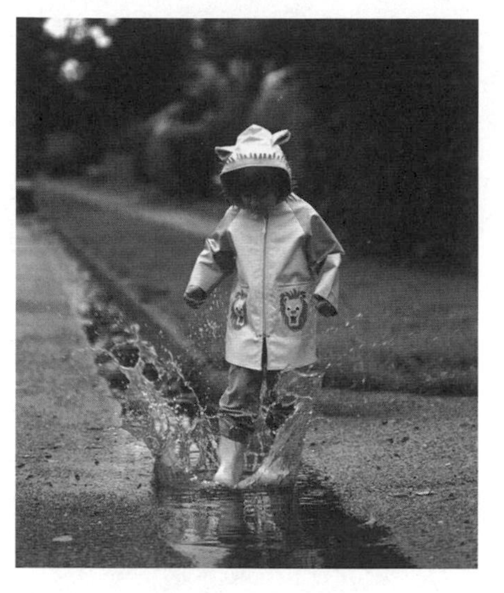

節氣交替所產生氣象中的溫度、溼度和氣壓的變化，對人身體的健康有著重要影響。其中氣壓與人體健康關係尤其密切。氣壓與人體的影響，概括起來分為生理和心理方面。

氣壓對人體生理的影響主要是影響人體內氧氣的供應。人每天需要大約750毫克的氧氣，其中20%為大腦耗用。當自然界氣壓下降時，大氣中氧分壓、肺泡的氧分壓和動脈血氧飽和度都隨之下降，導致人體發生一系列生理反應。以從低地登到高山為例，因為氣壓下降，身體為補償缺氧就加快呼吸及血循環，出現呼吸急促、心率加快的現象。由於人體（特別是腦）缺氧，還出現頭暈、頭痛、噁心、嘔吐和無力等症狀，甚至會發生肺水腫和昏迷，這也叫高山反應。

同時，氣壓還會影響人體的心理變化，主要是使人產生壓抑情緒。例如，低氣壓下的陰雨和下雪天氣、夏季雷雨前的高溫溼悶天氣，常使人抑鬱不適。而當人感到壓抑時，自律神經趨向緊張，釋放腎上腺素，引起血壓上升、心跳加快、呼吸急促等。同時，皮質醇被分解出來，引起胃酸分泌增多、血管易發生梗塞、血糖值急升等。另外，月氣壓最低值與人口死亡高峰出現有密切關係。有學者研究了72個月的當月氣壓最低值，發現48小時內共出現死亡高峰64次，出現機率高達88.9%。

由此可以看出，現代科學已證實了氣候變化對人體健康的影響。一年中的氣候，隨二十四節氣的不同而有所變化，各自有各自的特點，所以根據節氣的不同而採用不同的養生方法，才能有效地得到健康的身體。古代養生家們極注重不同時節採用不同的養生方法。在我國古代，一年二十四個節氣，每一個月兩個節氣，哪一個節氣應該吃些什麼東西，做些什麼運動，是很有講究的。我國古代的二十四節氣，不但是古人天文觀察上的成就及生活經驗的總結，而且包含著周易八卦及五行的辯證思想。

三、八卦與二十四節氣

我國最初用八卦中的震、離、兌、坎代表春、夏、秋、冬。由於每卦中有六個爻，所以四個卦共有二十四個爻以代表二十四節氣。東方春天是震卦五行屬木，南方夏天是離卦屬火，西方秋天是兑卦五行屬金，北方冬天是坎卦五行屬水。震卦、離卦、兑卦、坎卦，分四季每卦六爻，每一爻管15日，每卦共管90日，四卦共管360日。

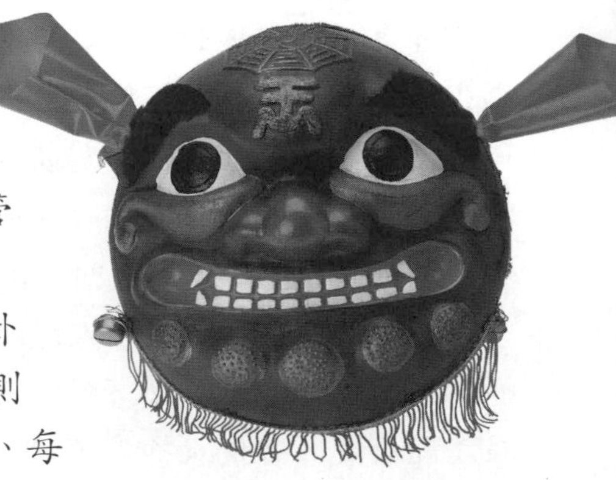

這樣，八卦中的六十四卦除掉震、離、兑、坎四個正卦則餘下六十卦，共有三百六十爻、每

爻代表一日，共有360日。可是每年共有365.25日，所以尚有5.25日無爻可對，於是將此5.25日均分六十卦，如果每日為80分，則5.25日共為420分。將這420分均分六十卦，則每卦為7分，由於一爻生一日，一卦主6日，加上平均來的7分，所以一卦配以6日7分。此即漢代著名易學家孟喜的「六日七分法」。由於古人將每個節氣的五天作為一候，所以一年有十二個月，二十四節氣，七十二候。

我國古代用八卦中的十二辟卦表示一年中十二個月的氣候變化，並且律呂證實每種氣候的來臨。律呂的發明，是在西北地區。陝西、河南邊界，有一種呂管，形狀據說像竹子又不是竹子，長短粗細有一定的標準，共有十二種，埋在地下，傳說是埋在天山的陰谷。由於這十二種管子長短不一，深入地下的長短也不同，而上端則是齊平的，管中充滿了蘆灰，管口用「竹衣」（竹子內的薄膜）輕輕貼上，到了冬至一陽生的時候，最長管子中的灰，首先受到地下陽氣上升的影響，便噴出管外，同時發出「嗡」的聲音，這就叫黃鐘之音。然後每一個月有一根管子的灰噴出來，也發出不同的聲音。這樣由黃鐘、大呂、太簇、夾鐘、姑洗、中呂、蕤賓、林鐘、夷則、南宮、無射、應鐘分別發出的聲音，說明地球中的熱量正在向體表擴散，地上的溫度開始升高。

黃鐘發出聲音，是在十一月，也是子月，即冬至一陽初生的時候，卦是復卦。到了十二月陽能又逐漸上升了一些，初爻和第二爻都是陽爻，因為內卦變了，成為地澤臨卦。在節氣上，為小寒和大寒。

到了正月是寅月，是地天泰卦，所謂「三陽開泰」就是說已經有三個陽了；律呂是太簇之音，節氣是立春和雨水。二月是卯月，卦象內卦是乾卦，外卦是震卦，震為雷，雷天大壯；二月是大壯卦，此時節氣為驚蟄和春分。三月為夬卦，節氣是

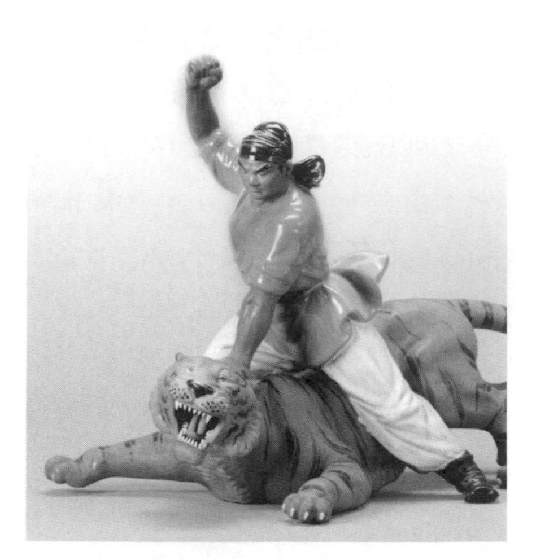

清明、穀雨，外卦是兑卦，兑為澤，內卦是乾卦，乾為天，澤天夬這個卦象表現出地球物理的氣象，與我們生活息息相關，強大的陽能將戰勝陰能。

到了四月是乾卦，這時陽能到了極點，實際上每年最難受、最悶熱的是四月，跟著來的是五月。這個卦的六爻，陽氣開始減少了。於是夏至節氣來了，所謂冬至一陽生，夏至一陰生，開始回收了，以現代的地球物理來說，地球又開始吸收太陽的放射能進來了，就像人類的呼吸一樣，要吸氣了。到鄉下去觀察，就可看到土牆房屋的牆壁，在夏至以後便發霉了，表示潮溼來了，陰氣來了。人的身體保養要注意，如果多吹電扇，加上吃冰淇淋，沒有不生病的，那時生病的人特別多，就是這一陰生的關係。六月是小暑、大暑的節氣，所謂三伏天。這時常看到有些人去貼膏藥治病。這時是陽氣慢慢要退伏了，所以名為「伏」，每十天一伏，三伏有三十天。所以夏天我們體外感到很熱，這是身上的陽能向外放射，而身體的內部還是寒的，所以夏天的消化力，反而沒有冬天好。

七、八、九月，陰氣不斷增加，形成否、觀、剝三卦。最後在十月的立冬，成為純陰之坤卦。天氣上十月有一個小陽春，這時有幾天氣候的氣溫回升。這就是陰極則陽生的道理。

值得一提的是，古代的正月，是隨著朝代的更換而變化的。商朝曾把夏朝的十二月算作每年的第一月，周朝曾把周朝的十一月算作第一個月，秦始皇統一天下後，把十月算作每年的第一個月，直到漢武帝時，才又恢復成夏朝的月份排法，一直沿用至現在。這幾代王朝將自己更改後的第一個月，稱為正月，因為在他們看來，既然自己當了皇帝，居了正位，十二個月的次序便也要跟著他們「正」過來。可惜這些皇帝們只能改一下月份的次序，而四季的變化卻不能跟著變過來。由於當時文化及消息的傳播很落後，所以並不是全國所有的人都能知道月份的更改，於是月份便顯得有些混亂。在這種情況下，二十四節氣便因具有記時與表徵氣候的雙重作用，而備受人們的喜愛。尤其是以種田為生的農民。於是以立春雨水節氣作為正月，驚蟄春分作為二月的節氣記月法，便成為主流。正如古代流傳的一首歌訣說：「正月立春雨水節，二月驚蟄及春分，三月清明併穀雨，四月立夏小滿方，五月芒種併夏至，六月小暑大暑當，七月立秋還處暑，八月白露秋分忙，九月寒露併霜降，十月立冬小雪漲，子月大雪併冬至，臘月小寒大寒昌。」

這種以二十四節氣代表月份的記時方法也被古代醫家、易學家、占卜家所採用。比如現在的八字算命中，仍然是以立春作為人們一歲的分界點，並以節氣劃分月份；醫學上根據節氣的變化而辯證地為病人開藥方，並且創建出許多配合二十四節氣的鍛鍊功法；相面術中往往根據人們臉色隨二十四節氣的變化推斷吉凶；手相學中也根據人們手紋及色澤隨二十四節氣的變化推斷吉凶。二十四節氣就這樣包含著陰陽、八卦及五行的辯證哲學，而顯示其強大的生命力。目前，世上只要是有華人的地方，就會有二十四節氣的說法，並且會有因節氣而產生的各種風俗。配合二十四節氣的養生鍛鍊，也正在逐漸受到世人的重視。

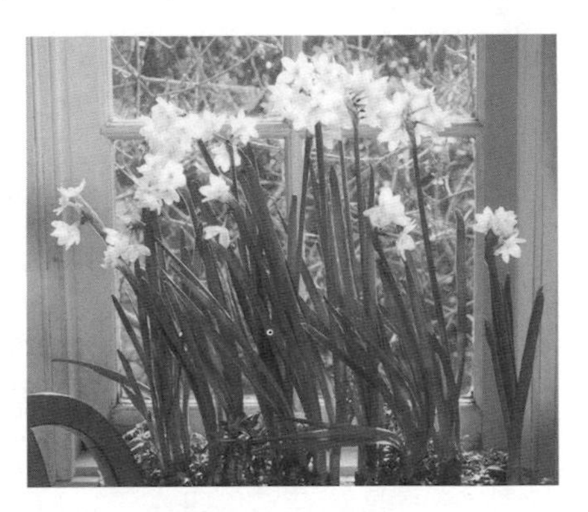

春

春季養生重在養肝，方能預防疾病保健康。
春季養生得法，將有益於全年的健康。

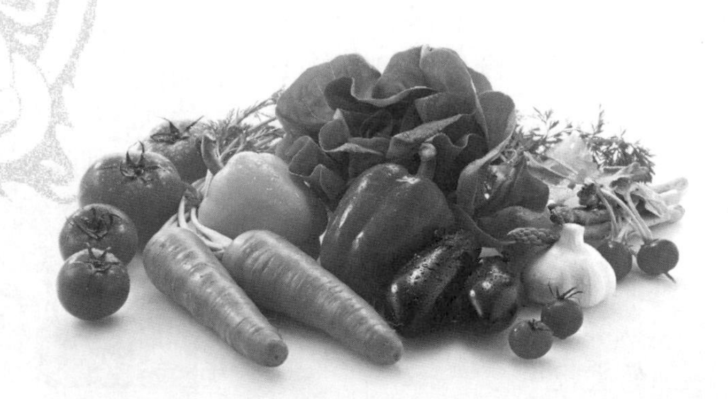

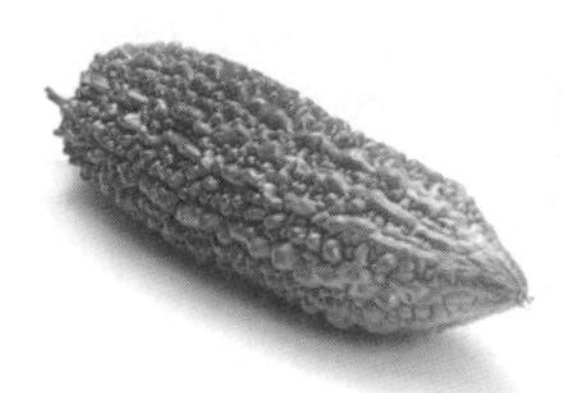 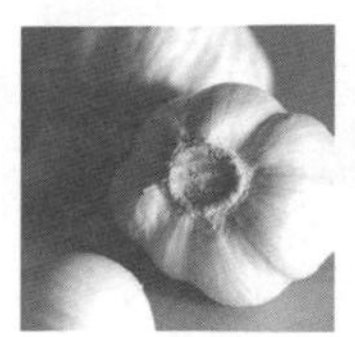 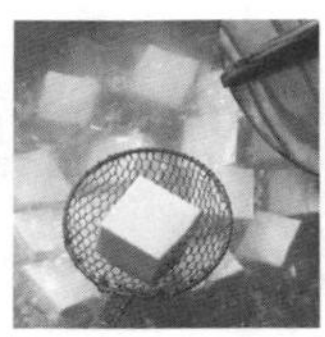 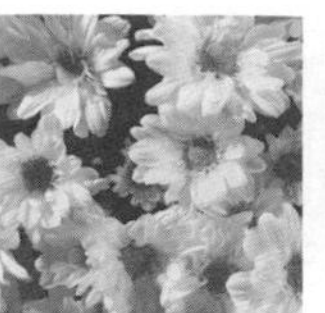 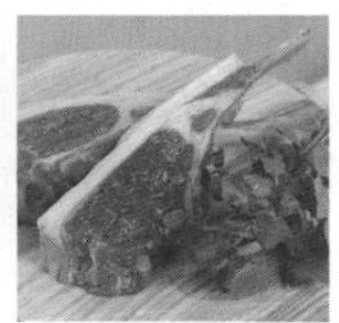

夏

夏季飲食宜清淡，少食肥甘厚味，多食豆類食品。
夏季能夠調節心腎，就能夠保證身體健康。

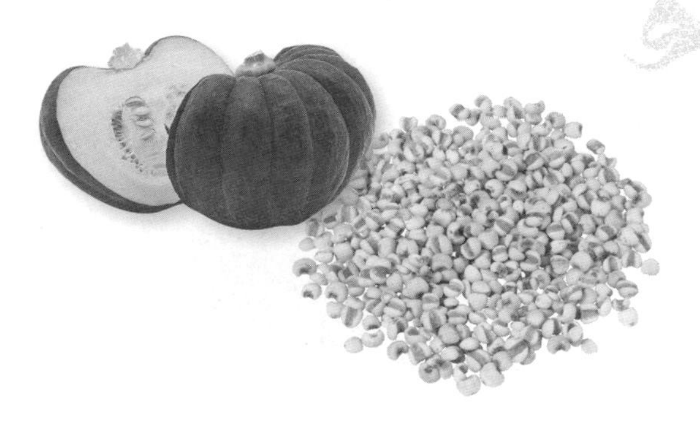

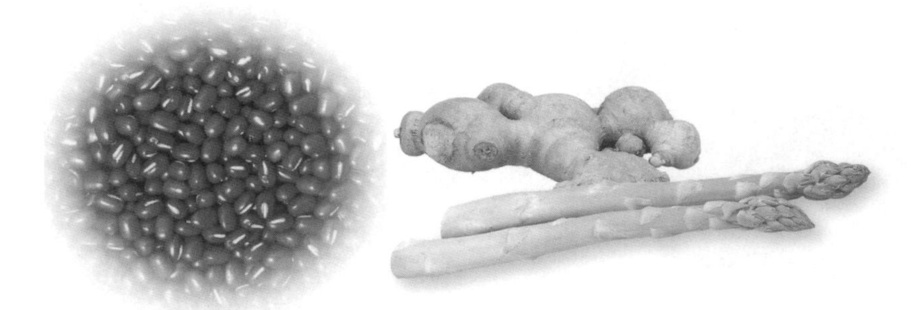

秋

秋季氣燥，要注意滋陰潤肺，禁冷飲及穿寒溼內衣。
秋季宜多喝開水以及補充水溶性維生素B和C。

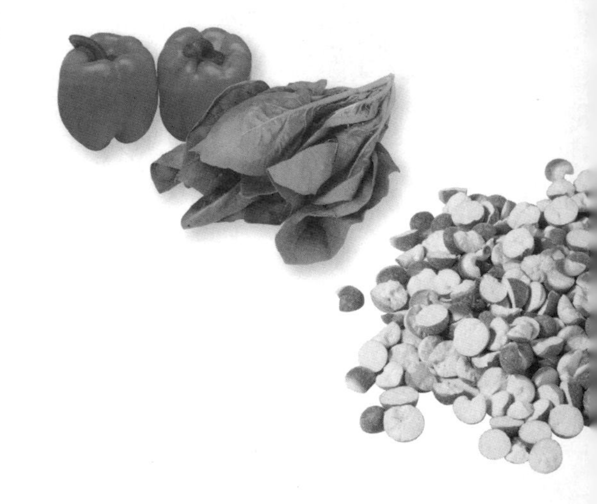

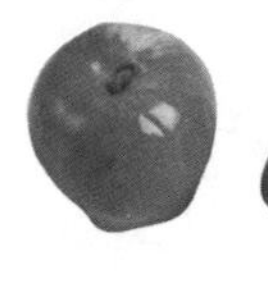
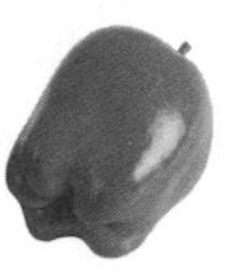
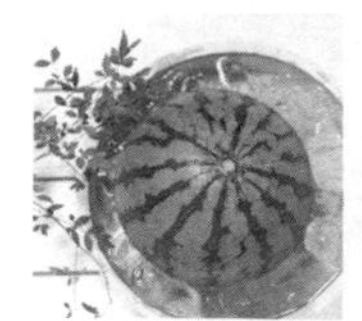
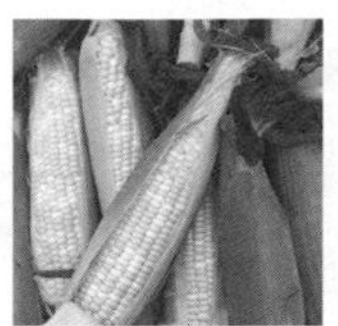
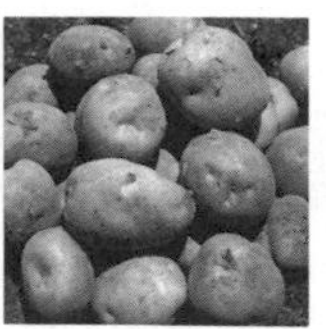
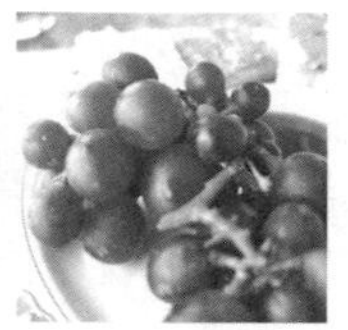
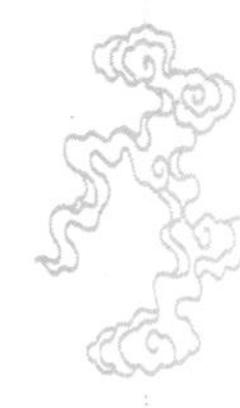

冬

冬季是飲食進補的最好時節宜，但是切勿盲目進補。
冬季宜早睡晚起、潤養五臟，以抗病延壽。

附錄

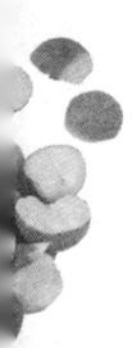

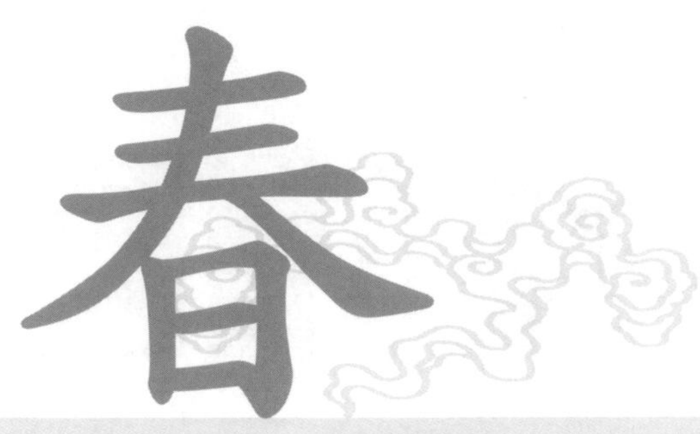

春季養生重在養肝，方能預防疾病保健康。
春季養生得法，將有益於全年的健康。

百草回生，百病易發

天文科學上，我國是將「四立」作為四季的開始。自立春到立夏為春，自立夏到立秋為夏，自立秋到立冬為秋，自立冬到立春為冬。全年可劃分大致相等的四個季節，每季三個月。這樣劃分的結果是全國各地四季的日期是固定的、統一的。

春季有立春、雨水、驚蟄、春分、清明、穀雨六個節氣。根據我國傳統醫學理論，春季是萬物生發的季節，氣候變化以風為特點。此時天氣由寒轉溫，草木生發萌芽，萬物復甦，人類的新陳代謝也開始變得活躍起來。人體內以肝、膽經脈的經氣最為旺盛和活躍。

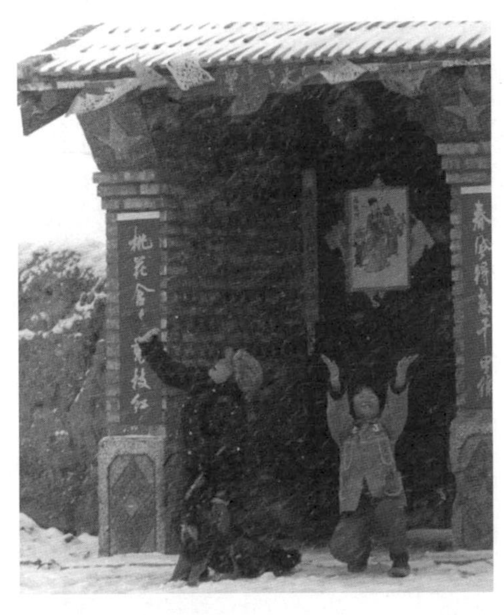

所謂「百草回生，百病易發」，人在這時候應特別關愛自己的身體，防治疾病。體弱多病者、老人和孩子要防止病情加重，或舊病復發。

《內經素問・四氣調攝》中說：「春夏養陽，秋冬養陰。」此為四時調攝的宗旨，它是根據自然界和人體陰陽消長、氣機升降（氣的升降出入）、五臟盛衰的不同時間的特點狀態，而制定的四時養生原則。

高士宗在《素問直解》裡說：「春夏養陽，使少陽之氣生，太陽之氣長；秋冬養陰，使太陰之氣收，少陰之氣藏。」此句的意思是說，春夏之時，自然界陽氣升發，萬物生機盎然，養生者就應該充分保養，保護體內陽氣，使之充沛，不斷旺盛起來，不要做損害體內陽氣的事；而在秋冬之時，萬物斂藏，此時養生就應順應自然界的收藏之勢，收藏體內陰精，使精氣內聚，以潤養五臟。

張志聰在《素問集注》裡說：「春夏之時，陽盛於外而虛於內；秋冬之時，陰盛於外而虛於內。故聖人春夏養陽，秋冬養陰，以從其根而培養之。」此句的解釋亦很有道理，如諺語說：「夏有真寒，冬有真火。」即夏天有陽虛內寒之瀉洩，而冬天不乏陰虛內熱之盜汗。春夏之季，因為陽處於內，故要養陽；秋冬之時，因為陰處於內，故要養陰，只有這樣才能「從其根」。

張景岳在《類經》裡解釋說：「陰根於陽，陽根於陰，陰以陽生，陽以陰長。所以聖人春夏養陽，以為秋冬之地；秋冬則養陰，以為春夏之地，皆所以從其根也。今人有春夏不能養陽者，每因風涼生冷，傷其陽氣，以致秋冬多患瀉洩，此陰脫之為病也。有秋冬不能養陰者，每因縱慾過度，傷其陰氣，以致春夏多患火症，此陽盛之為病也。」意思是說，若能在春夏之時養陽，可預防秋冬之寒病；而在秋冬之時養陰，可預防春夏之火症。張氏的註解體現了陰陽互根的觀點，因為養陽不能脫離陰，養陰不能脫離陽，即大醫學家王冰所說：「陽氣根於陰，陰氣根於陽，無陽則陰無以生，無陰則陽無以化，全陰則陽氣不極，全陽則陰氣不窮」。

《黃帝內經析義》認為「春夏養陽，秋冬養陰」可以概括為三種涵義：

◎四時的養生方法，生長屬陽，收藏屬陰；所以，春夏養生長之氣，即為養陽，秋冬養收藏之氣，即為養陰。

◎養陽指養心、肝二陽臟；養陰指養肺、腎二陰臟。

◎養陽要順從陽氣生長的特點，使陽氣發洩；養陰要順從陰氣收藏的特點，不要使陰氣發洩。

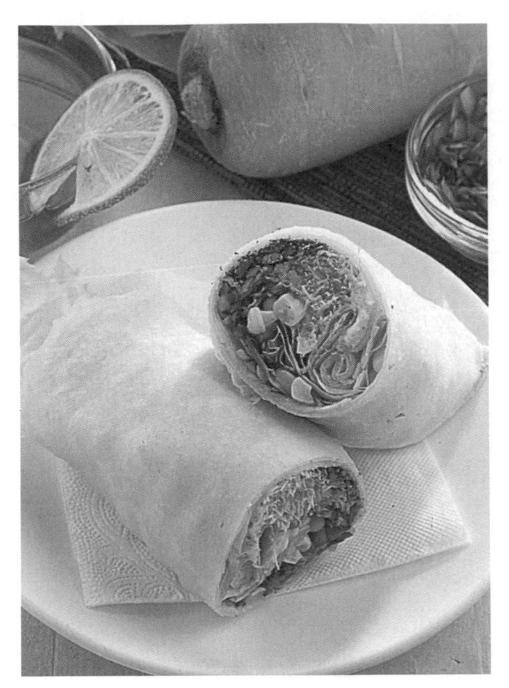

上述各種解釋從不同角度闡述了「春夏養陽，秋冬養陰」的理論意義，不管哪種看法都旨在說明一點：季節不同，養生的原則和方法就不一樣，人們只有在理論上明白「春夏養陽，秋冬養陰」的涵義，才能更好地去「順四時而適寒暑」。

《內經素問・四氣調神大論》中說：「春三月，此謂發陳，天地俱生，萬物以榮。夜臥早起，廣步於庭，披髮緩形，以使志生，生而勿殺，與而勿奪，賞而勿罰，此春氣之應，養生之道也。逆之則傷肝，夏為寒變，奉長者少。」這裡講的是春天的養生之道，亦即春天的養陽之道。

春季即農曆的正、二、三月，陽氣上升，萬物萌動，自然界呈現一片生機蓬勃的姿容，天地孕育著生發之氣，萬物欣欣向榮。人們應當晚睡早起，闊步於庭院，披散頭髮，寬緩形體，以使志意充滿生發之氣。對待事物，當生的不要殺害它，當給的不要剝奪它，當賞的不要刑罰它，這就是適應春氣，調養人體「生氣」的道理。如果人違逆了這個道理，就要傷害肝

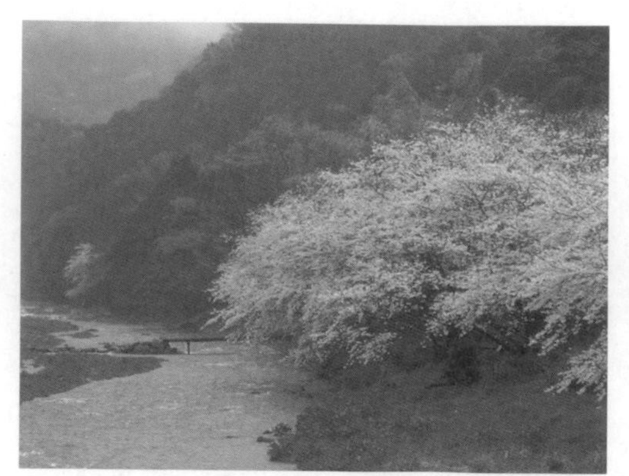

氣。春季傷害了肝氣，到了夏季，就會發生寒病，這是因為人在春季養「生氣」不足，會使夏季奉養「長氣」力量不夠的緣故。

傳統醫學認為春氣通於肝，天人相應，故春季養生重在養肝，方能預防疾病保健康。肝主升發陽氣，喜暢達疏洩，惡抑鬱。要想肝氣順應自然，首要必須重視精神調養，注意心理保健。如果思慮過度，日夜憂愁不解，則會影響肝臟的疏洩功能，進而影響其他臟腑的生理功能，導致疾病滋生。例如，春季精神病的發病率明顯高於其他季節，原有肝病及高血壓的患者在春季會加重或復發。所以，春季尤應重視精神調攝，心情舒暢，切忌憤然惱怒。按照中醫理論，怒傷肝，故春季養生必須戒怒。

隨著春天的到來，人體生物鐘的運轉也受到了一定程度的影響。又由於這時候的天氣驟暖驟冷，變化很大，所以會使人患有皮膚炎、低血壓、甲狀腺機能亢進、癲癇、胃潰瘍、小兒痲痺症、感冒、流行性感冒、流行性腦膜炎、肺炎、急性支氣管炎、病毒性肝炎等各種疾病，老年人最易復發偏頭痛、胃痛、慢性咽喉炎、過敏性哮喘、高血壓、冠心病、精神病等。由此可見，在春天採取積極的防治措施，以順應季節的變化是有著重要意義的。

春天陽氣升發，風和日麗，樹林、河水邊的空氣中負氧離子較多，對人體很有利，人們應盡量多到這些地方去活動。在睡眠充足的情況下，還要堅持做運動，參加適量的體力勞動，以舒展筋骨、暢通氣血、增強免疫力與抗病能力。春季人們常會出現「春困」，表現為精神不振、困乏嗜睡，可以透過運動來予以消除，絕不能貪睡，因為中醫認為「久臥傷氣」，久睡會造成新陳代謝遲緩、氣血循環不暢、筋骨僵硬、脂肪積聚、體內吸收與運載氧的功能下降、毒素不能及時排出體外，遂導致體質虛弱多病。

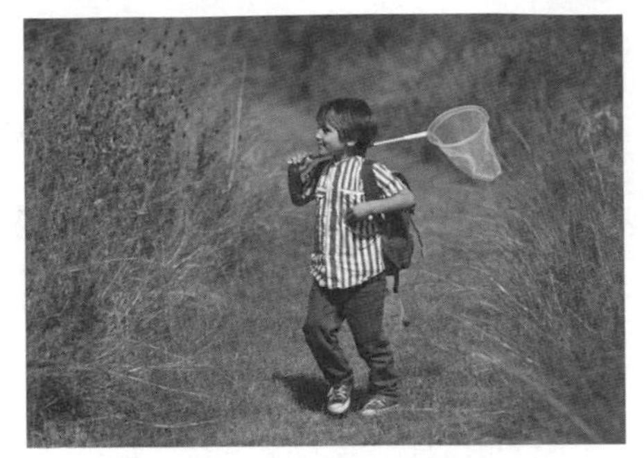

春季食補宜多吃溫補陽氣的食物，蔥、蒜、韭菜是益肝養陽的佳品，菠菜舒肝養血，都宜常吃。大棗性平味甘，養肝健脾，春天可常吃。春季除保肝外，還要注意補充微量元素「硒」，多吃富含硒的動、植物，如海魚、海蝦、牛肉、鵪鶉蛋、芝麻、杏仁、枸杞子、豇豆、金針菜等，以提高人體的免疫能力，達到保健養生的目的。

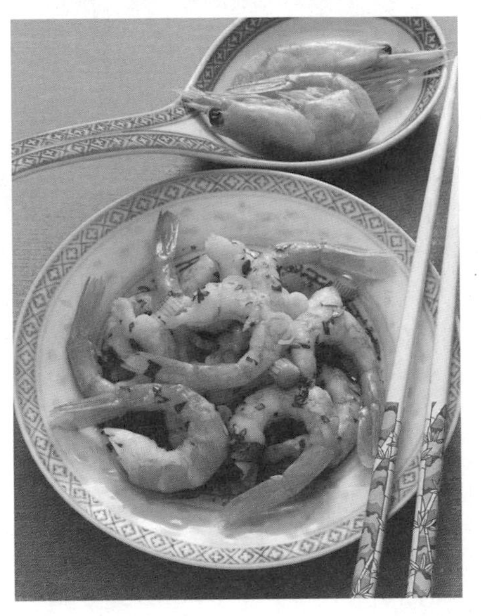

有道是「春種一粒粟，秋收萬顆籽」，春季養生得法，將有益於全年的健康。

立春 春季宜補肝 養生食方

節氣諺語

立春日寒，一春不寒；
立春日雨，一春不雨。

傳統民俗中，在立春、立夏、立秋、立冬四個節氣的當天或前一天、後一天這三天時間裡，總要吃一些帶有節令特點的果品、食品及補藥類。如立春時，吃點豆芽（綠豆芽、黃豆芽、黑豆芽、蠶豆芽、碗豆芽）；立夏時，可吃點杏仁、蘇子、茅草根；立秋時，可吃點枸杞子、麥冬、生地；立冬時，可吃點人參、黃耆、大棗。這樣對養胃和中大有益處。有人甚至對此編成如下歌訣：「立春五芽炒，立夏杏蘇草，立秋杞冬地，立冬參耆棗。」由此可見古人對飲食的利弊及禁忌是很講究的，什麼季節吃什麼食物有著很嚴格的原則，並且已經滲透到民俗中。

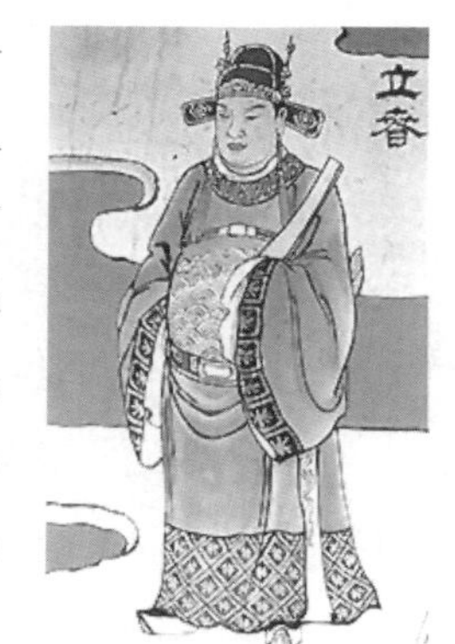

遠古時期的人類，飲食習慣很差，經常暴飲暴食，並且不講究飲食的禁忌與衛生，導致百病叢生，人們過早夭折。自神農氏發明種植五穀並親嘗百草、研製出中草藥後，人們的生活才變得日趨文明，壽命也有所提高。

古書上說：「人生上壽一百二十年，中壽百年，下壽八十年。」便是指神農氏及其以後的一段時期。黃帝時期飲食文化便更進一步地有所發展，只是隨著朝代的變遷，由於社會環境越來越複雜，人們的工作越來越沉重，心理壓力也一天天沉重起來，所以壽命便很少有能達到一百二十歲的了。只不過在一個百姓負擔沉重，當權者處心積慮，並且又是多妻制的古代社會中，「人到七十古來稀」便也就不足為怪了。不過飲食文化卻越來越受到古人的重視，因為隨著社會的發展，會逐漸出現很多影響人壽命的因素，並且是常人所不能左右的，比如繁重的體力工作、惡劣的工作環境、人際關係的虛偽險惡造成的心理壓力、生存環境惡劣而出現的瘟疫等等，往往不是通過個人所能夠解決和避免的。於是古人便將合理飲食作為延緩衰老、強壯身體的重要手段之一，這使古代飲食文化得到進一步的完善。我們不得不承認，古代的飲食是極其豐富而且很有講究的，並且古代人的身體，也並非像滿清末年因戰爭頻起而缺衣少食、被外國人稱之為「東亞病夫」的樣子，而是很強健，比現代人的身體素質要強得多。所以說古代對飲食的研究是幾千年文明的沉澱，我們今天更應該重視飲食的合理性。

春季的飲食調理對身體的健康至關重要，宜甜少酸。《素問・藏氣法時論》說：「肝主春，……肝苦急，急食甘以緩之，……肝欲散，急食辛以散之，用辛補之，酸瀉之。」在五臟與五味的關係中，酸味入肝，具收斂之性，不利於陽氣的生發和肝氣的疏洩，飲食調養要投其臟腑所好，即「違其性故苦，遂其性故欲。欲者，是本臟之神所好也，即補也。苦者是本臟之神所惡也，即瀉也」。明確了這種關係，就能有目的地選擇一些柔肝養肝、疏肝理氣的草藥和食品，草藥如枸杞、鬱金、丹參、元胡等，食品選擇辛溫發散的大棗、豆豉、蔥、香菜、花生等靈活地進行配方選膳。

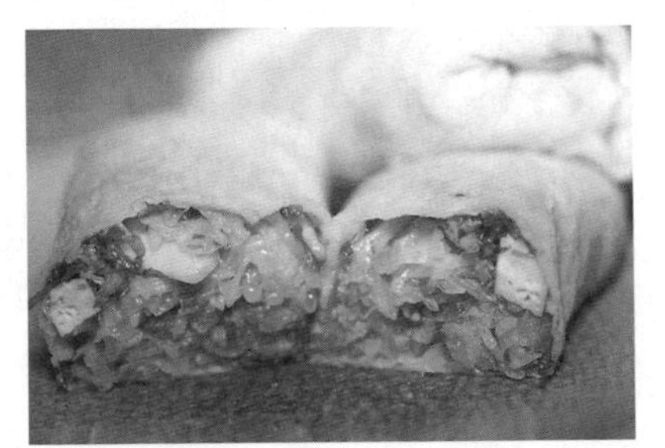

春天應該少吃刺激性及不好消化的食物，如糯米、麵團等，食補宜選用較清淡溫和且扶助正氣、補益元氣的食物：

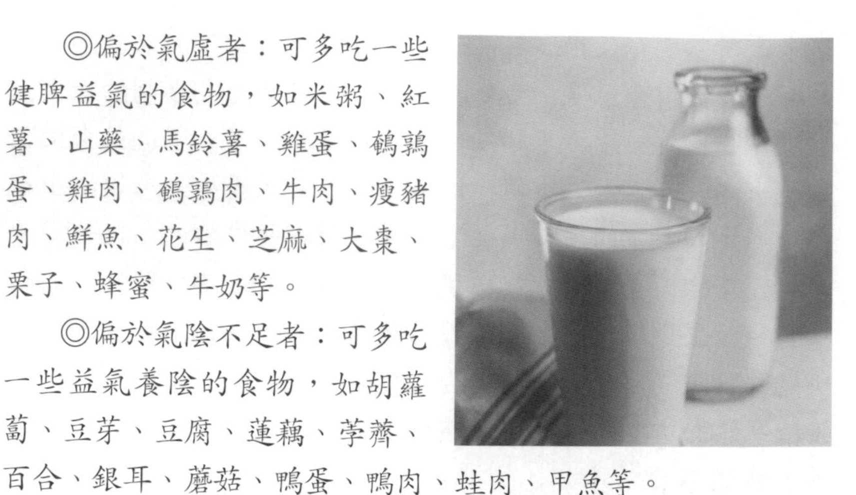

◎偏於氣虛者：可多吃一些健脾益氣的食物，如米粥、紅薯、山藥、馬鈴薯、雞蛋、鵪鶉蛋、雞肉、鵪鶉肉、牛肉、瘦豬肉、鮮魚、花生、芝麻、大棗、栗子、蜂蜜、牛奶等。

◎偏於氣陰不足者：可多吃一些益氣養陰的食物，如胡蘿蔔、豆芽、豆腐、蓮藕、荸薺、百合、銀耳、蘑菇、鴨蛋、鴨肉、蛙肉、甲魚等。

另外，春季飲食還要吃些低脂肪、高維生素、高礦物質的食物，如薺菜、油菜、芹菜、菠菜、馬蘭（開脾草）、枸杞菜、香椿頭、蒲公英等，這對於因冬季過食膏粱厚味，近火重裘所致內熱偏亢者，還可起到清熱解毒、涼血明目，通利二便、醒脾開胃等作用。

至於藥補，是針對人體已明顯出現氣、血、陰、陽方面的不足，依靠食補已不能糾正其虧損時，則應在中醫指導下，施以甘平的補藥，以平調陰陽，袪病健身。對於體虛乏力、少氣懶言、不耐勞累、經常感冒、容易出汗或內臟下垂等，可酌情選食藥膳：黃耆黨參燉雞、人參蘑菇湯、參棗米飯、風栗健脾羹等配合治療。另外，根據中醫「春宜養陽，重在養肝」等理論，春季人體肝的功能較為旺盛，故應注意補肝，可用芡實粥以益精氣、地黃粥以補體虛、防風粥去四肢氣，用枸杞子、黃精、玉竹、沙參等以進補。還可選具有升補作用的首烏肝片、人參米肚、赤箭鳳冠等以助肝氣之升發。

食療方

紅棗粥

配方：紅棗50克，粳米100克。

做法：同煮為粥。

服法：早、晚溫熱服食。

功效：紅棗具有良好的補益作用，對小孩的生長發育有很大的好處。尤其是其性平和，能養血安神，適用於久病體虛、脾胃功能薄弱者服食。紅棗粥對美容護膚也大有益處。

薄荷粥

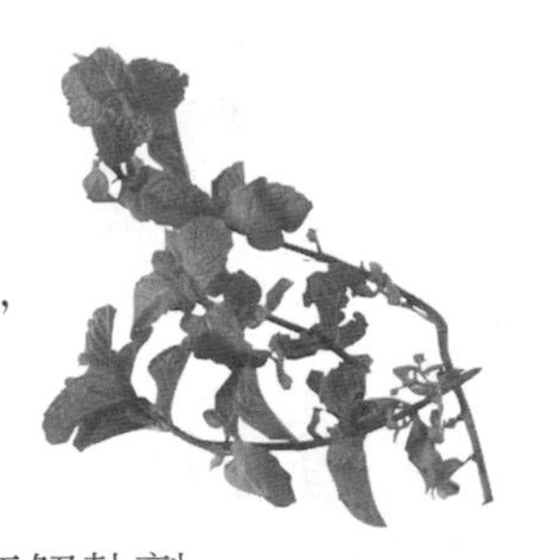

配方：薄荷15克，粳米60克，冰糖適量。

做法：同煮為粥，待粥將成時加入冰糖適量，再煮至沸即可。

服法：可供早、晚餐溫熱服食。

功效：薄荷是一種植物，中醫用薄荷作為發汗解熱劑。明朝李時珍《本草綱目》云：「薄荷，辛能發散，涼能清利，專於清風散熱。故頭痛、頭風、眼目、咽喉、口齒諸病為要藥。」據《醫余星》記載：「薄荷通關節，利咽喉，令人口香。」中老年人春季吃些薄荷粥，可以清心怡神，疏風散熱，增進食慾，幫助消化。

枸杞粥

配方：枸杞50克，粳米100克。

做法：同煮成粥。

服法：早、晚隨量食用。

功效：枸杞子性味甘平，為肝腎經要藥，是一種滋補肝腎的藥食兩用之品。春屬木，與肝關係甚為密切。春季選食枸杞粥，可以補肝腎不足，治虛勞陽痿、咳嗽久不能癒者（無外感者）。此外，由於本品有降低血糖和膽固醇、保護肝臟、促進肝細胞新生等作用，故有助於治療糖尿病、動脈粥樣硬化、慢性肝炎、夜盲症、營養不良、貧血等。

胡蘿蔔粥

配方：胡蘿蔔350克，粳米100克。

做法：胡蘿蔔洗淨、切碎，加粳米，和水煮粥。

服法：分早、晚服食，或當作午後點心。

功效：胡蘿蔔含有豐富的胡蘿蔔素，人體攝入後，可轉變成維生素A，能保護眼睛和皮膚的健康。患有皮膚粗糙和夜盲症、乾眼症、小兒軟骨病的人，食之很有裨益。

按注：平素脾虛洩瀉者慎用本品。

菊花粥

配方：菊花50克，粳米100克。

做法：先將菊花煎湯，再將菊花湯與粳米同煮成粥。

服法：早、晚隨量食用。

功效：中藥菊花早為古代醫家所喜用，《神農本草經》中把它列為上品，其性味甘苦而涼，具有疏散風熱、宣通肺氣、平肝明目的作用。現代藥理研究發現，菊花中含有揮發性精油，故具芬香，也含膽鹼、維生素A、維生素B、胺基酸，還可增強毛細血管的抵抗力，並降低血壓。臨床上也有用以防治冠心病，中老年人如能在春季吃些菊花粥，不僅可防治風熱頭痛、肝火目赤、眩暈耳鳴，而且久服還有使人肢體輕鬆，耳聰目明，提神醒腦效果。

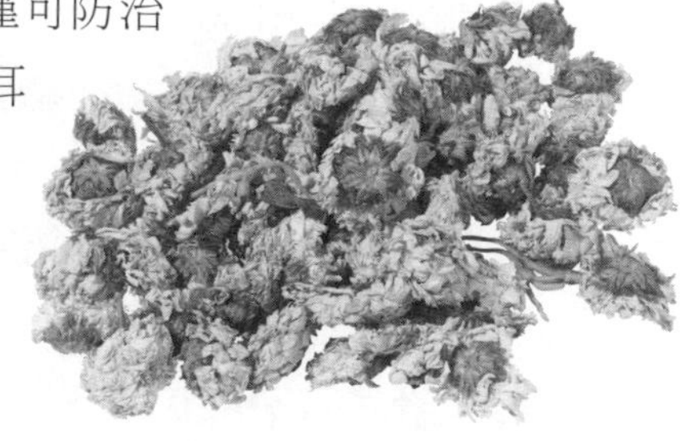

山藥粥

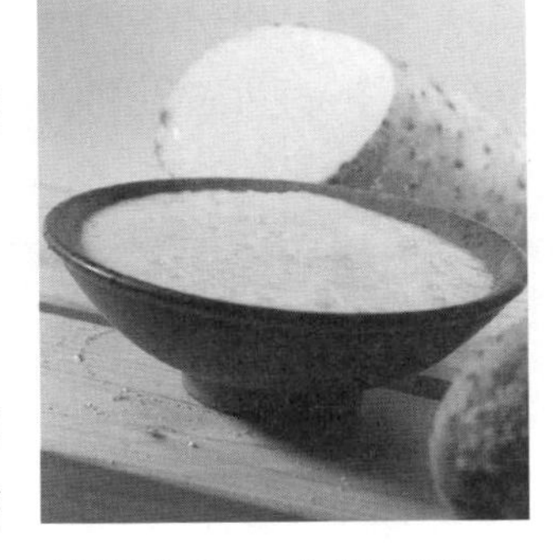

配方：乾山藥片45至60克（或鮮山藥100至200克），粳米100克。

做法：山藥洗淨切片，與粳米同煮粥。

服法：作早、晚餐食用。

功效：山藥味甘平，是一種性質平和的滋補脾、肺、腎的食物，據近代醫學研究，山藥含有澱粉、膽鹼、黏液質、糖蛋白和自由胺基酸、脂肪、碳水化合物、維生素C及碘、鈣、磷等。山藥中所含的澱粉，是一種消化酵素，因為它能分解蛋白質和碳水化合物，所以有滋補效果。中老年人在春季裡經常食用山藥粥，補益頗多。

首烏炒豬肝

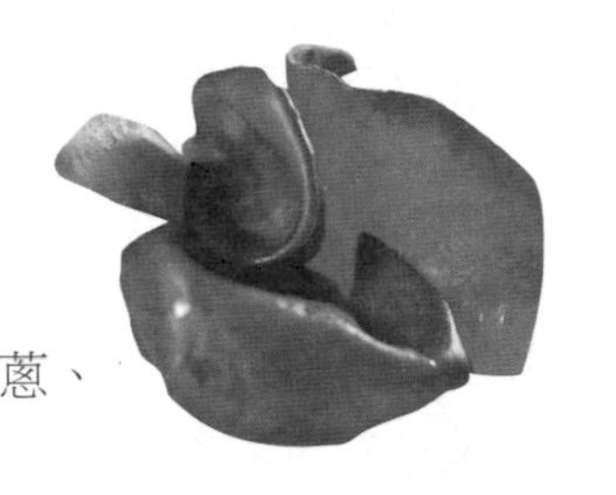

配方：首烏液20毫升，鮮豬肝250克，乾木耳25克浸水泡開，青菜葉少許，紹酒、醋、鹽、太白粉、鮮湯、醬油、蔥、薑、蒜、油適量。

做法：首烏煎湯濃縮，取20毫升藥液備用，豬肝剔筋、洗淨、切片，蔥、薑、蒜洗淨，蔥薑切絲，蒜切片，青菜洗淨瀝乾。將豬肝片放入首烏汁內浸蘸（取一半首烏汁），加少許食鹽，放適量太白粉攪拌均勻，另把剩餘的首烏汁、醬油、紹酒、醋、和水太白粉、鮮湯等兑成汁。炒鍋置大火上燒熱入油，待油熱放入拌好的豬肝片滑透，用漏勺淋取餘油，鍋內剩少量油，下入蒜片、薑末略煸出香味，下豬肝、木耳爆炒數分鐘，將青菜葉入鍋翻炒數次，八成熟時倒入兑成的汁炒拌均勻，出鍋前把蔥絲下鍋，翻炒幾下，起鍋即成。

功效：此藥膳具有補肝腎、益精血、烏髮明目的功效。首烏既能保肝，又可降脂、降血壓；木耳有通利血脈之效，無病常吃也能健身益壽。

蝦仁韭菜

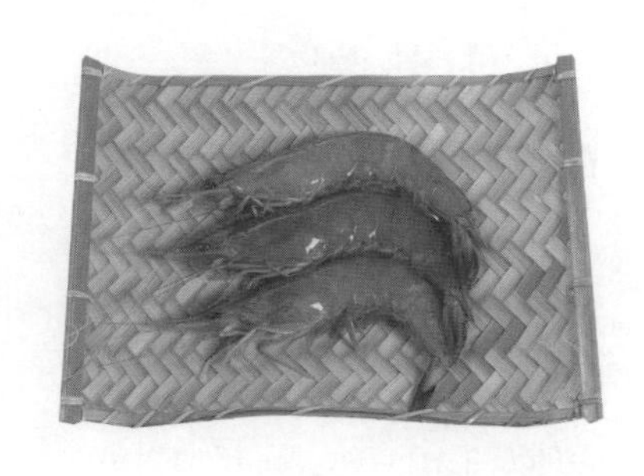

配方：蝦仁30克，韭菜250克，雞蛋1個，食鹽、醬油、太白粉、植物油、麻油各適量。

做法：蝦仁洗淨、浸水，約20分鐘後撈出瀝乾水分待用。韭菜摘洗乾淨，切3公分長段備用。雞蛋打破盛入碗內，攪拌均勻，加入太白粉、麻油調成蛋糊，把蝦仁倒入拌勻待用。炒鍋燒熱倒入植物油，待油熱後下蝦仁翻炒，蛋糊凝住蝦仁後放入韭菜同炒，待韭菜炒熟，放食鹽、淋麻油，攪拌均勻起鍋即可。

功效：此藥膳具有補腎陽、固腎氣、通乳汁之功效。因韭菜含有大量粗纖維，能刺激腸壁，增強蠕動，故這道菜也可作為便祕患者的膳食。

珍珠三鮮湯

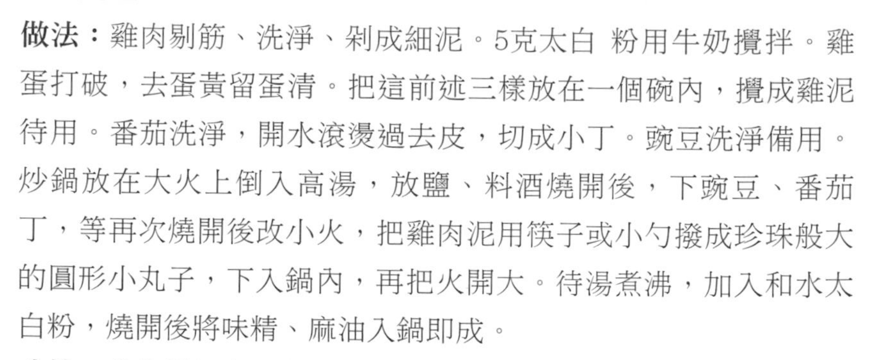

配方：雞胸肉50克，豌豆50克，番茄1個，雞蛋1個，牛奶25克，太白粉25克，料酒、食鹽、味精、高湯、麻油適量。

做法：雞肉剔筋、洗淨、剁成細泥。5克太白 粉用牛奶攪拌。雞蛋打破，去蛋黃留蛋清。把這前述三樣放在一個碗內，攪成雞泥待用。番茄洗淨，開水滾燙過去皮，切成小丁。豌豆洗淨備用。炒鍋放在大火上倒入高湯，放鹽、料酒燒開後，下豌豆、番茄丁，等再次燒開後改小火，把雞肉泥用筷子或小勺撥成珍珠般大的圓形小丸子，下入鍋內，再把火開大。待湯煮沸，加入和水太白粉，燒開後將味精、麻油入鍋即成。

功效：此藥膳具有溫中益氣，補精填髓，清熱除煩之功效。

苦瓜排骨湯

配方：苦瓜400克，排骨300克，枸杞15克，蔥、薑、鹽、味精、雞精、紹酒各適量。

做法：苦瓜切塊；排骨切塊，汆水待用。把排骨塊、苦瓜塊、枸杞、蔥、薑、鹽、味精、雞精、紹酒、清湯800克置入大碗中調勻，蒸30分鐘即可。

功效：具有降血壓、降血脂、保肝、養胃、解毒、美容等功效。

◇食物禁忌

豬肝忌與黃豆、豆腐同食（同食易發痼疾）；忌與魚肉同食（同食令人傷神）。

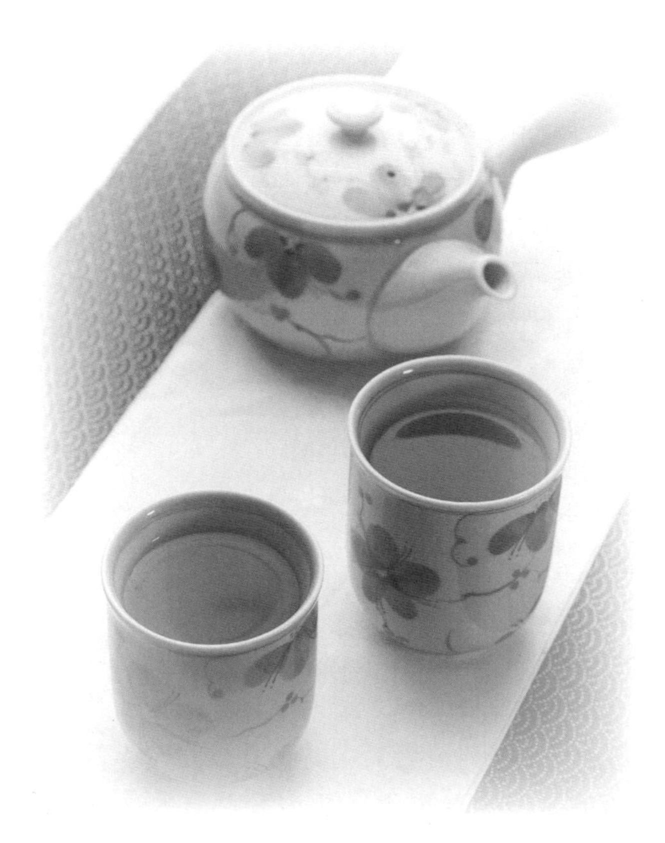

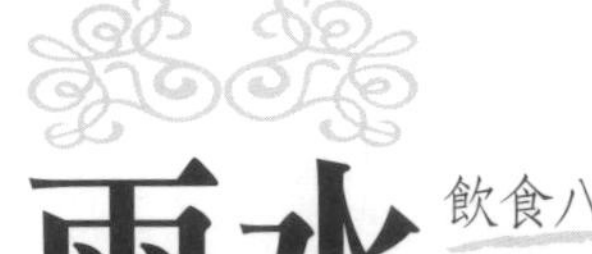

雨水 飲食八知 養生食方

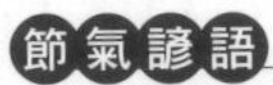

節氣諺語

雨水連綿是豐年，
農夫不用力耕田。

安身之本，必資於食，不知食之宜忌者，必有病災。我國古代養生家十分重視飲食養生，在一系列養生專著中，所陳述的八項飲食養生原則是人們必須知道的：

◎飲食有節，忌暴飲暴食。

◎食宜清淡，忌膏粱厚味。

◎不可偏嗜，多食五穀雜糧。

◎不勉強進食。不渴，強飲則胃脹；不饑，強食則脾勞。

◎怒後勿進食。古人常說食後不怒，怒後不食。

◎飲食不可過冷過熱。過冷傷胃氣，過熱灼內膜。

◎食後不要做劇烈運動。

◎注意食後養生。

食後養生包括：

◎食畢漱口。

◎食後叩齒，三十六津令滿口。

◎食後環臍摩腹三十六次。

◎食後要進行散步消食。

◎食後要遠視三分鐘。

雨水節氣中，由於降雨機率增多，地溼之氣漸升，並且早晨會有霧氣、飄露出現，所以針對其獨特的氣候特點，飲食調養應當側重於調養脾胃和去除風溼。又由於此時天氣依然寒冷，並且按照我國的陰陽八卦理論此節氣屬陰，陰具有收斂的性質，所以在這個特定的季節裡，還是可以適當進補的，只不過要輕補，如蜂蜜、大棗、山藥、銀耳、沙參等都是很適合這一節氣的補品。在這個時候如有意識地喝點銀耳核桃粥（取銀耳15克、核桃仁15克、小米適量、枸杞30克，同煮為粥），對潤和脾胃也大有益處。

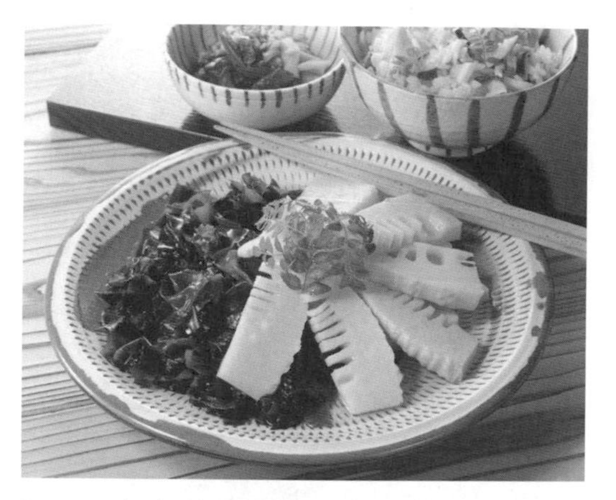

不少養生家贊成春天多用大棗，因此物性平味甘，含有大量的蛋白質、糖、有機酸、維生素B、維生素C及黏液質等，是補脾和胃的佳品。老年人身體衰弱，孩童及脾胃素弱的人，春季宜經常服用大棗羹、焦棗茶，常可達到健脾生津、補中益氣的效用。諺語說：「一日吃三棗，終生不顯老。」這一養生之談是可信的。其他如蜂蜜，因其也是性味甘平，營養成分豐富而全面，有補脾益氣，健中止痛的功效，對因脾胃氣虛引起的腹部隱痛、大便乾結多有良好效果，且可常服。

養生家多認為，春季不宜多服補藥、補品，只要平時能注意調節飲食即可。唐代養生學家孫思邈在《千金方》中說：「春七十二日，省酸增甘，以養脾氣。」五行中肝屬木，味為酸，脾屬土，味為甘，木勝土。所以，春季飲食應少吃酸味，多吃甜味，以養脾臟之氣。可選擇韭菜、香椿、百合、豌豆苗、茼蒿、薺菜、春筍、山藥、藕、芋頭、蘿蔔、荸薺、甘蔗等。又由於此節氣氣候溫潤，所以也應當食用一些辛辣的食物以發散風寒與溼氣。在此節氣裡適當飲酒也是有益於健康的，當然，要適當，不能過量。

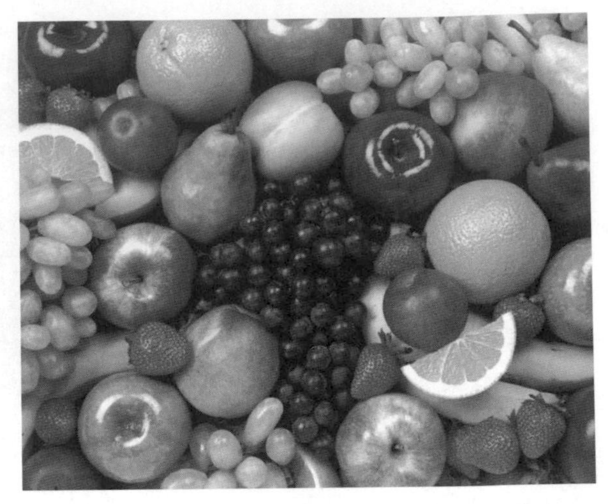

由於雨水節氣中也是多風的日子，所以常會出現皮膚、口舌乾燥，及嘴唇乾裂等現象，所以應當多吃新鮮蔬菜、多汁水果以補充人體水分。由於春季為萬物生發之始，陽氣發越之季，應少食油膩之物，以免助陽外洩，否則肝木生發太過，則克傷脾土。

《千金月令》中提到「正月宜食粥」確實很有道理，因為粥是易消化的食物，配合一些藥物而成的藥粥，對身體很有滋補作用，並且正月裡肝旺而脾胃虛弱，採用食粥的方法對脾胃進行滋補，確實很高明。書中介紹的一些藥粥方也很有實用價值，大部分很適用於雨水節氣食用，如書中說：「正月宜食粥，……一曰地黃粥，以補腎。（鮮地黃150克，搗汁備用，粳米50克洗淨，冰糖適量，同入鍋中加適量水，煮成粥後，將鮮地黃汁倒入粥內，文火煮20分鐘即好。）二曰防風粥，用以祛四肢之風。取防風一份，煎湯去汁煮粥。三曰紫蘇粥，取紫蘇一份，炒至微黃，略有香氣時，煎汁煮粥。」這三種藥粥很適合雨水這段日子食用。故此，我們也選擇了一些適於本節氣的藥粥及飲品方記錄於下。

食療方

仙人粥

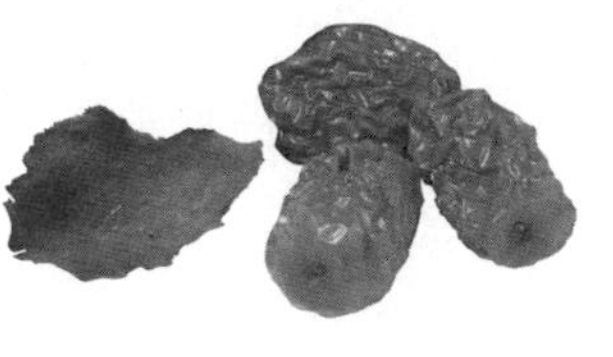

配方：制何首烏30至60克，粳米100克，紅棗3至5枚，紅糖適量。

做法：將制何首烏煎取濃汁、去渣，與粳米、紅棗同入砂鍋內煮粥，粥將成時，放入紅糖或冰糖少許以調味，再煮一會兒，至沸騰即可。

功效：此粥有補氣血、益肝腎之功效。適用於肝腎虧損、髮鬚早白、血虛頭昏耳鳴、腰膝軟弱、大便乾結，以及高血脂症、冠狀動脈粥樣硬化性心臟病、神經衰弱、高血壓等病症。

菠菜粥

配方：菠菜250克，粳米250克，食鹽、味精適量。

做法：將菠菜洗淨，在沸水中燙一下，切段。粳米淘淨，放入鍋內，加水適量，煎至粳米熟時，將菠菜放入鍋中，繼續煎熬成粥時停火。然後放入食鹽、味精調味，即可食用。

功效：本方有養血潤燥之功效。適用於貧血、大便祕結及高血壓等症。

枸杞葉粥

配方：枸杞葉250克，粳米150克，五味子、蔥白、豆豉汁各適量。

做法：枸杞葉洗淨，切細。將粳米和豆豉汁拌和，共煮成粥。五味子研粉，與蔥、粥調和後食用。

功效：此方有滋補腎陰的功效。適用於五勞七傷所致的體倦乏力、房事衰弱等症。

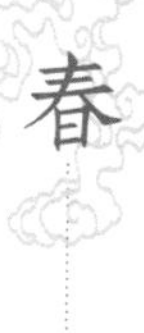

銀耳粥

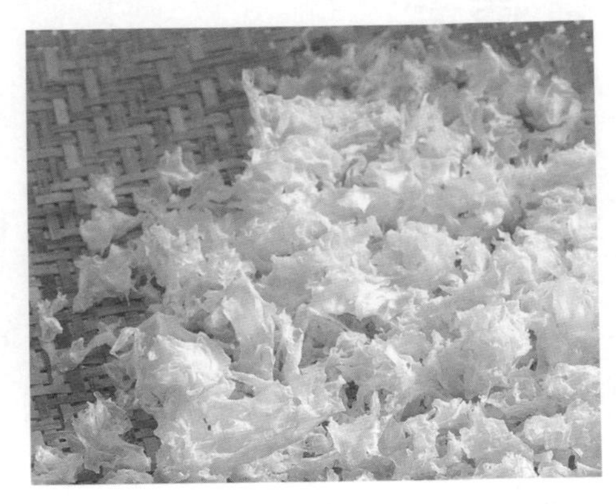

配方：銀耳3克，大米50至100克，冰糖（或白糖）適量。

做法：洗好銀耳，淘洗乾淨大米，放入鍋內同煮粥，熟時加入冰糖（或白糖），每天食用一次。

功效：此方具有滋陰補腎之功效。適用於自汗盜汗、遺精腰痛、婦女帶下等症。

山藥粥

配方：山藥25克，芡實25克，苡米100克。

做法：洗淨山藥，切塊。加入苡米、芡實、水適量，共煮為粥，熟後即可食。

功效：此方有補腎固精、健脾和胃的功效。適用於脾腎陽虛的夢遺滑精、便溏乏力、面色萎黃等症。

麻仁蘇子粥

配方：紫蘇子50克，火麻仁50克，粳米250克。

做法：將紫蘇子和火麻仁反覆淘洗，除去泥沙，再烘乾水氣，打成極細的末，倒入約200毫升的溫水，用力攪拌均勻，然後靜置待粗粒下沉時，去除上層藥汁待用。然後粳米淘洗乾淨後下入鍋內，摻入藥汁（如汁不夠可再加清水），置中火上煮熬成粥。分兩次服食。

功效：本方火麻仁、紫蘇子同用，具有潤腸通便、下氣寬腸之功效。草藥與米煮粥，藥性中和，食之易化，且能益胃氣、養胃陰。用於老年津虧便祕或大便不爽，確有較好療效。本方亦可供產後便祕、習慣性便祕者食用。

蒲公英粥

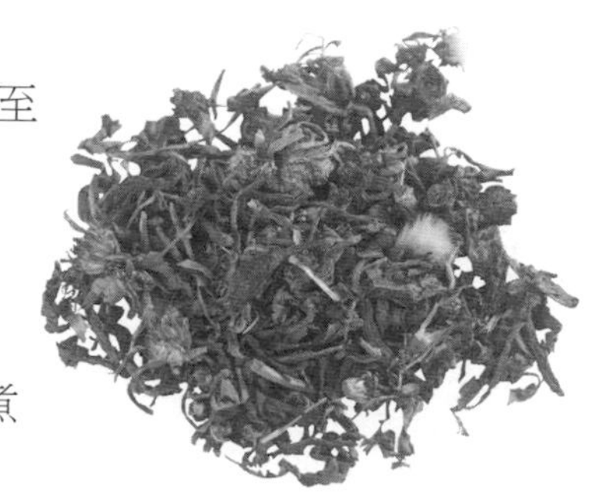

配方：蒲公英40至60克（鮮者60至90克），粳米50至100克。

做法：取乾蒲公英或新鮮蒲公英帶根的全草60至90克，洗淨，切碎，煎取藥汁，去渣。入粳米同煮為稀粥。

功效：此方具有清熱解毒、消腫散結之功效。適用於急性乳腺炎、乳腫痛、急性扁桃腺炎、療瘡熱毒、尿路感染、傳染性肝炎、膽囊炎、上呼吸道感染、急性結膜炎等症。

鯉魚湯

配方：蓽茇5克，鮮鯉魚1000克，川椒15克，生薑、香菜、蔥、料酒、味精、醋各適量。

做法：首先將鮮鯉魚去鱗、鰓，剖腹去內臟，洗淨切成3公分小塊，將蔥、薑洗淨，用力拍碎。然後將蓽茇、鯉魚、蔥、生薑放入鍋內，加水適量，置武火上燒開，移文火上燉熬約40分鐘。最後加入香菜、料酒、味精、醋即成。

功效：此方具有利水、消腫的功效。適用於各種水腫，尤其對於脾虛水腫甚宜。

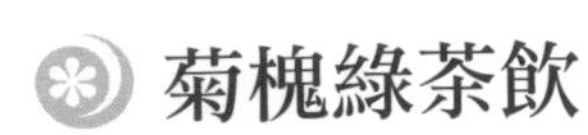

菊槐綠茶飲

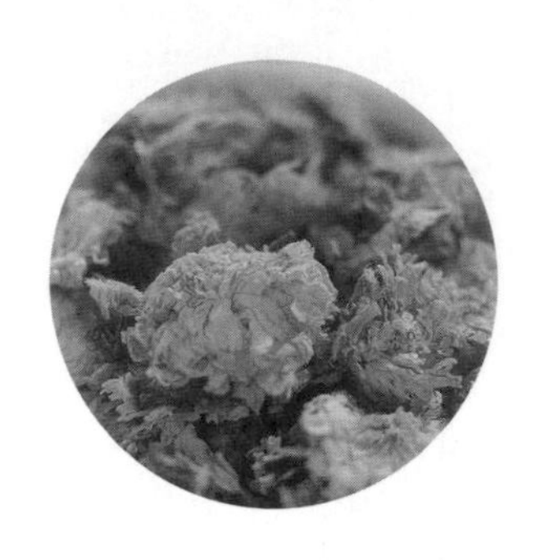

配方：潔淨的菊花、槐花、綠茶各5克。

做法：上述配方放入瓷杯，用滾開水沖泡，加蓋後浸泡10分鐘，不時代茶飲用。

功效：可清熱去火。

◇食物禁忌

正月忌食羊肉，不得生食蔥蒜，花生宜煮不宜炒。

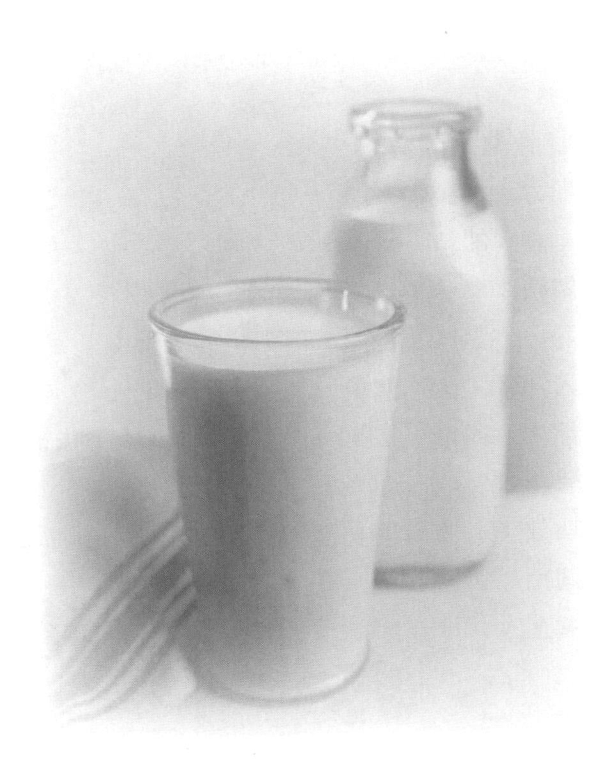

驚蟄 補氣益血防春瘟 養生食方

節氣諺語

未到驚蟄雷先叫，
四十九日暗天門。

驚蟄節氣是傳染病多發的日子，要預防季節性的傳染病發生。飲食調養其原則要保陰潛陽，多吃清淡食物，如糯米、芝麻、蜂蜜、乳品、豆腐、魚、蔬菜、甘蔗等，也可以適當選用一些補品，以提高人體的免疫功能。一般選服具有調血補氣、健脾補腎、養肺補腦的補品，像鵪鶉湯、清補菜鴨，枸杞銀耳羹，荸薺蘿蔔汁、蟲草山藥燒牛髓、扁豆粥等，或食用一些海參、蟹肉、銀耳、雄鴨、冬蟲夏草等，燥烈辛辣之品應少吃。

食療方

鴨粥

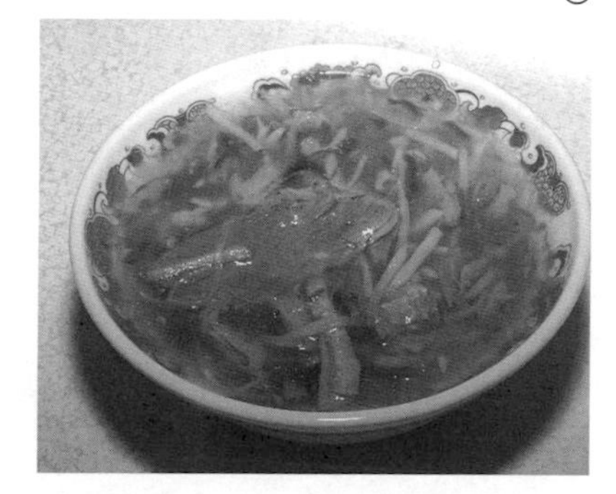

配方：青頭雄鴨1隻，粳米適量，蔥白2根。

做法：青頭鴨去毛及內臟後，切細煮至極爛，再加米、蔥白煮粥，或用鴨湯煮粥。

功效：此方具有補虛勞、滋陰血、健脾胃、消水腫的功效。適用於身體虛弱、骨蒸潮熱及一切水腫病人服用。

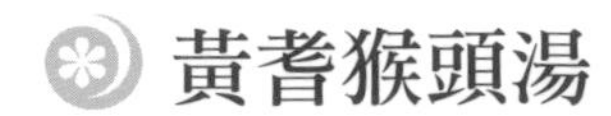

黃耆猴頭湯

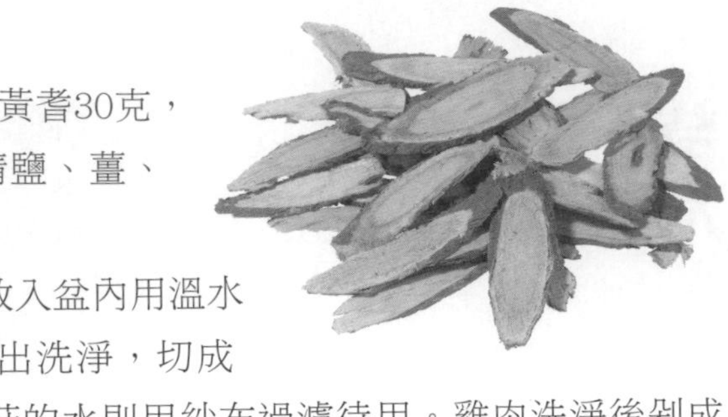

配方：猴頭菇150克，黃耆30克，雞肉250克，料酒、精鹽、薑、蔥白、胡椒粉各適量。

做法：猴頭菇沖洗後放入盆內用溫水浸開，約50分鐘，撈出洗淨，切成薄片，而剛剛泡猴頭菇的水則用紗布過濾待用。雞肉洗淨後剁成約3公分長1.5公分寬的長方塊。黃耆用溫毛巾揩淨後切成薄片。生薑、蔥白切成細節。鍋燒熱下豬油，投入黃耆、薑、蔥、雞塊共煸炒後，放入鹽、料酒、之前的濾水和少量清湯，用武火燒沸後，用文火燒約1小時，然後下猴頭菇片，再煮半小時，調入胡椒粉。先將雞塊放在碗底，再撈猴頭菇片蓋在上面，湯加鹽調好味盛入即成。

功效：此方適用於氣血虛弱、消化不良、神經衰弱、胃及十二指腸潰瘍等疾病。

枸杞杜仲鵪鶉湯

配方：鵪鶉1隻，枸杞30克，杜仲10克，料酒、精鹽、胡椒粉、薑末、蔥末、雞清湯各適量。

做法：將枸杞、杜仲分別洗淨。將鵪鶉去毛、內臟、腳爪，洗淨、斬塊放鍋內。注入雞湯，加入料酒、鹽、胡椒粉、薑、蔥、枸杞、杜仲共煮至肉熟爛，揀出杜仲，盛入湯盆即成。

功效：此方具有補肝益氣、強筋健骨、益精明目、降壓安胎之功效。適用於肝腎虛弱、腰膝痠軟、氣短乏力之症，高血壓患者及孕婦等食之效果更佳。

銀耳鶉蛋湯

配方：銀耳12克，鵪鶉蛋10個，冰糖適量。

做法：銀耳浸水泡開，除去雜蒂，放入碗內加清水，上籠蒸透。將鵪鶉蛋放入冷水鍋內煮開，撈出，放在冷水中剝去外殼。另用潔淨小鍋，加清水和冰糖，待燒開後放入備好的銀耳、鵪鶉蛋，撇去浮沫即成。

功效：此方具有強精補腎、益氣養血、健腦強身之功效。對貧血、婦嬰營養不良、神經衰弱、氣管炎、血管硬化、心臟病、代謝障礙等病人均有補益作用。常食之能防止老年疾病，並能延年益壽。

雪羹湯

配方：海蜇30克，鮮荸薺15克。

做法：將海蜇用溫水泡發，洗淨、切碎，備用。將鮮荸薺洗淨，去皮。把切碎的海蜇和荸薺一齊放入砂鍋內，加水適量，用小火煮1小時，煮好後，將湯倒入碗內，分次服用。

功效：此方具有養陰清熱、清肺止咳的功效。適用於陰虛內熱的咳嗽、痰黃而黏稠、口燥咽乾等症。

苦菜燉豬肉

配方：苦菜、酢漿草各30克，瘦豬肉250克，蔥、生薑、精鹽、味精各適量。

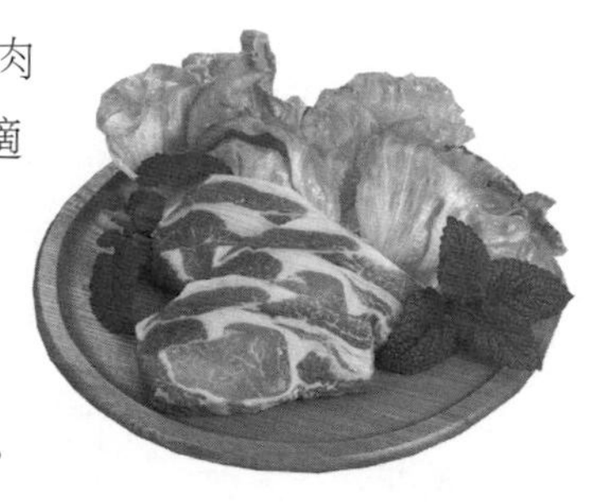

做法：將苦菜、酢漿草洗淨、切碎，用白紗布包好、紮緊。豬肉洗淨、切塊，與紗布藥包同置沙鍋內，

擺上蔥節、薑片，加適量水燉1小時，揀去蔥、薑和藥包不用，加入精鹽、味精即可。

功效：此方具有預防肝炎的功效。

清燉海鰻肉丸

配方：海鰻魚肉500克，3個雞蛋的蛋清，食鹽、薑、蔥、味精、胡椒粉、料酒、熟豬油、醬油各適量。

做法：將鰻魚洗淨，除去魚刺，剁肉為泥，放入碗中，加醬油、鹽、豬油、薑未、味精和蛋清，攪作泥狀。將魚泥用手擠成小丸子入沸水鍋中汆透，撈出。將蔥節、薑片、料酒下原湯中，小火燉至湯沸，揀去蔥節、薑片，再下魚肉丸子煮15分鐘，加入味精和胡椒粉調好味，盛入碗中即成。

功效：此方可預防肝炎。

雞眼草蜜棗煲豬肝

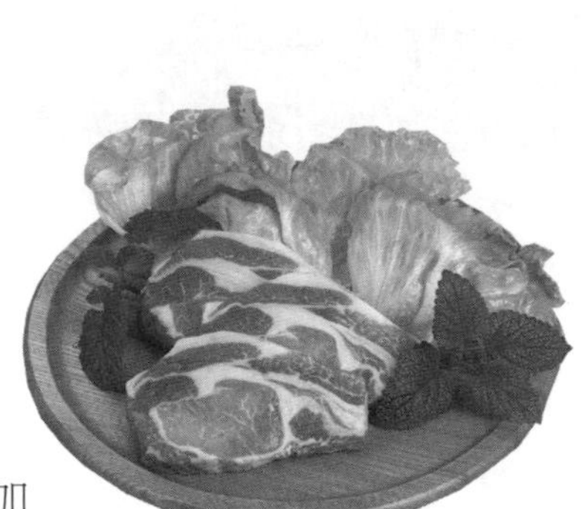

配方：雞眼草30克，蜜棗7至8枚，瘦豬肉100克，食鹽適量。

做法：雞眼草洗淨，與蜜棗、瘦豬肉（洗淨切塊）一起放進砂鍋中，加水適量，先猛火，燒開後改為文火煮，食鹽適量調味，煎至湯約一碗，離火，去渣，喝湯吃肉。

服法：每日一劑。

功效：本方具有清熱去溼、散瘀解毒、扶正護肝之功效。中醫學將傳染性肝炎分型為五種類型，即溼熱型、肝氣鬱滯型、溼邪困脾型、肝腎虧損型、熱毒熾盛型，本方用於治療溼熱型肝炎。溼熱型主要症狀為面目週身俱黃、腸悶納呆、尿赤便結。

五味子紅棗燉冰糖

配方：五味子9克，紅棗10枚，冰糖適量。

做法：紅棗去核與五味子一起入砂鍋，加開水和冰糖同燉半小時，去渣飲水。

服法：每日二次，每次一劑。30天為一療程。

功效：五味子性溫，味酸，有斂氣斂汗、益氣生津等功效。紅棗冰糖與之同燉治療肝腎虧損型傳染性肝炎患者。肝腎虧損型的主要症狀是脅痛隱隱、低熱、口乾舌燥、手足心熱。

西瓜番茄汁

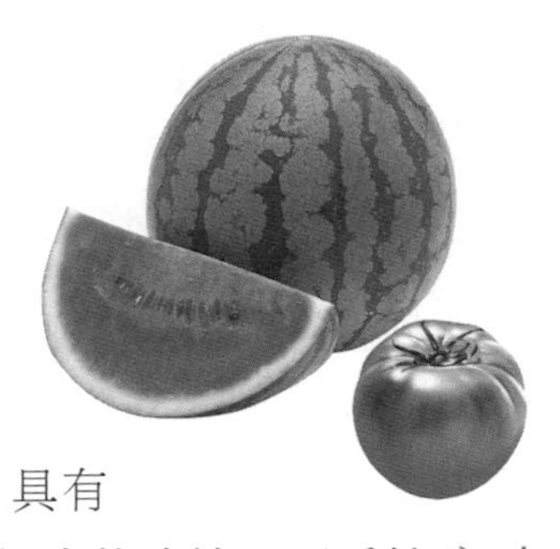

配方：西瓜適量，番茄適量。

做法：番茄用沸水泡燙剝皮、去子，用紗布絞取汁液，然後與西瓜汁合併。

服法：代水隨量服用。

功效：中醫認為，番茄性味甘酸微寒，具有生津止渴、健胃消食、涼血平肝、清熱解毒的功效。西瓜性寒味甘，可清熱、利溼、去黃疸。番茄汁與西瓜汁合併不拘量食之可治療熱毒熾盛型傳染性肝炎。熱毒熾盛型的主要症狀為高熱、口渴煩躁、神昏、黃疸深重。

泥鰍末

配方：泥鰍500克。

做法：將泥鰍放清水中，滴少量植物油，每天換清水，使其清淨腸內糞便。將經過排腸的泥鰍取出，用微火烘乾後研末。

服法：每日3次，每次服10克。

功效：本方適合各種類型的傳染性肝炎。

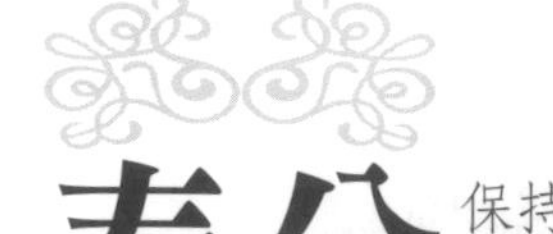

春分 保持營養均衡 養生食方

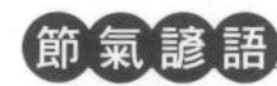

節氣諺語

春分有雨病人稀，
五穀稻作處處宜。

在此節氣的飲食調養，應當根據自己的實際情況，選擇能夠保持身體功能協調平衡的膳食，禁忌偏熱、偏寒、偏升、偏降的不當飲食，如在烹調魚、蝦、蟹等寒性食物時，其原則必佐以蔥、薑、酒、醋類溫性調料，以防止本菜餚性寒偏涼，食後有損脾胃而引起脘腹不舒之弊；又如在食用韭菜、大蒜、木瓜等助陽類菜餚時常配以蛋類滋陰之品，以達到陰陽互補之目的。在思想上，要保持輕鬆愉快、樂觀向上的精神狀態。在起居方面，要堅持適當運動、定時睡眠、定量用餐，有目的地進行調養，方可達到養生的最佳效果。

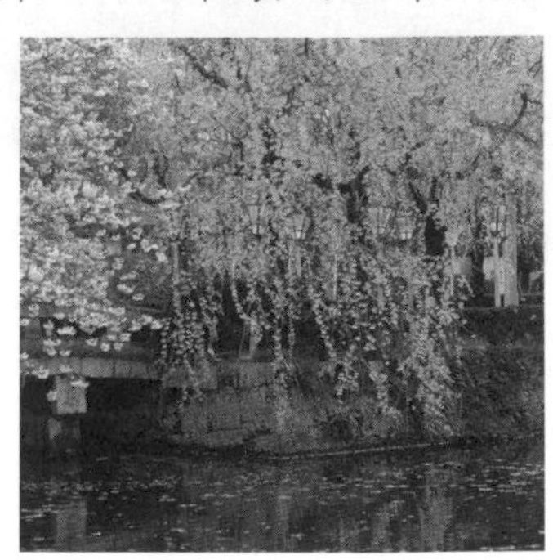

食療方

酥炸月季花

配方：鮮月季花瓣100克，麵粉400克，雞蛋3個，牛奶200克，白糖100克，精鹽一撮，沙拉油50克，發酵粉適量。

做法：將雞蛋清分離、蛋黃打入碗中，加入糖、牛奶，攪勻後篩抖入麵粉、油、鹽及發酵粉，輕攪成麵糊。蛋清用筷子攪打至起泡後，再兑入麵糊中。花瓣加糖醃製半小時，和入麵糊裡。湯勺舀麵糊於五成熱的油中炸酥。

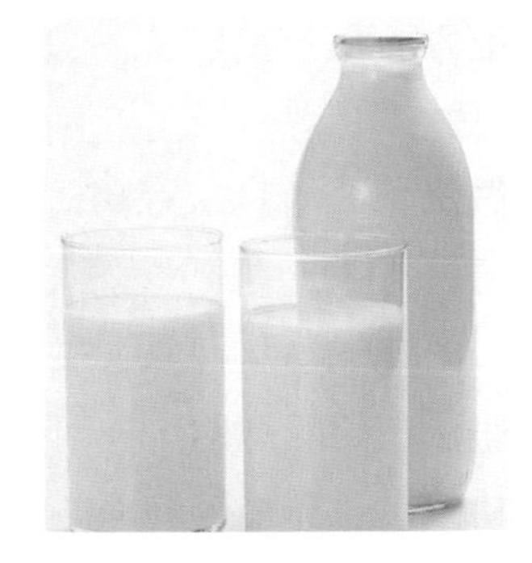

服法：可做早、晚餐或點心食用。

功效：此方具有疏肝解鬱、活血調經之功效，適用於血瘀之經期延長。月季花有活血調經之功效，可治肝鬱不舒、瘀血阻滯所致的月經不調、胸腹脹痛、煩悶嘔噁等症。

白菜綠豆芽飲

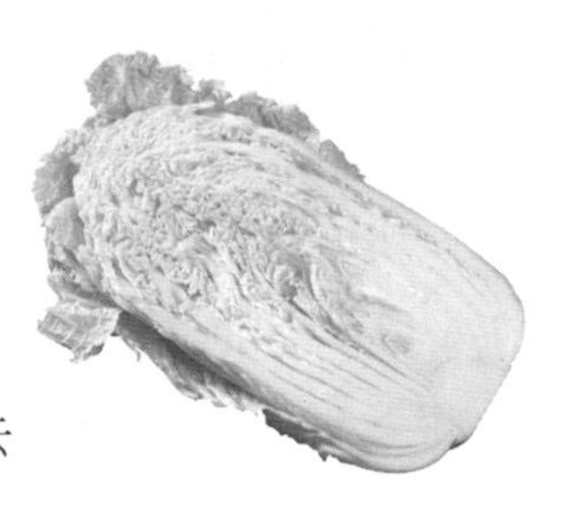

配方：白菜心1個，綠豆芽30克。

做法：白菜心洗淨、切片，綠豆芽洗淨，一同放入鍋中，加水適量。將鍋置武火上燒沸，用文火煎煮15分鐘，濾去渣，稍晾涼，裝入罐中即成。

功效：此飲早晚分服，具有清熱解毒、利溼的功效。適用於帶狀皰疹、發熱發癢較甚者，或伴發熱、頭痛、全身不適等症。

百合杏仁粥

配方：鮮百合50克（乾品30克），杏仁10克，粳米50克，白糖適量。

做法：將百合去皮，杏仁去尖，將粳米淘淨，一同放鍋中。加水適量，以武火燒沸，再以文火熬煮至熟，加入白糖攪勻。

功效：此粥早餐食用，可具有養陰潤肺、止咳安神之功效。適用於肺炎後期、乾咳無痰、虛煩少眠、口舌乾燥等症。

首烏紅棗雞蛋湯

配方：何首烏24克，紅棗12個，雞蛋2個。

做法：將首烏、紅棗（去核）洗淨。雞蛋煮熟，去殼。把全部用料一起放入鍋內，加清水適量，文火煮30分鐘，調味即可。

服法：隨量飲用，亦可調入蜜糖服用。

功效：具有補養肝血之功效。

白燒鱔魚

配方：鱔魚500克，黃酒、蔥白、生薑、食鹽、胡椒粉、植物油各適量。

做法：鱔魚去骨及內臟，洗淨切成寸段備用，鍋內到入植物油，燒至七成熱時，放入鱔魚、蔥、薑，略炒後加入黃酒、食鹽、少量清水，小火燒至熟透撒入胡椒粉即成。

功效：此方具有補虛損、止便血之功效。對於產後虛羸、痔瘡出血、下痢膿血、臟腑耗損等症療效甚好（無論用何種方法烹飪鱔魚，都不可忘記佐以胡椒）。

大蒜燒茄子

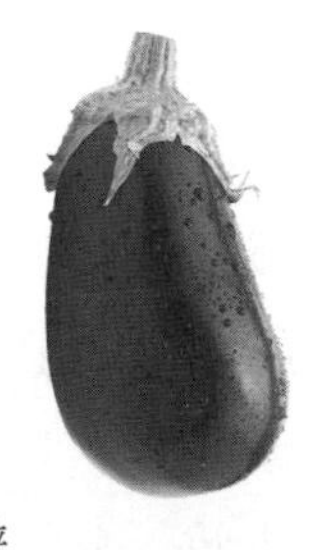

配方：大蒜25克，茄子500克，蔥、薑、太白粉、醬油、白糖、食鹽、味精、植物油、清湯各適量。

做法：茄子去蒂洗淨，剖成兩瓣，在每瓣的表面上劃成十字花刀，切成長4公分寬2公分的長方形塊（不要切斷）。蔥、薑洗淨切碎，大蒜洗淨切成兩瓣備用。炒鍋置大火上燒熱，倒入植物油待七成熱時，將茄子逐個放入鍋內翻炒見黃色時，再下入薑末、醬油、食鹽、蒜瓣及清湯，燒沸後，用文火悶10分鐘，翻勻，撒入蔥花，再用白糖、太白粉加水調成芡，收汁合勻，加入味精起鍋即成。

功效：此方具有涼血止血、消腫定痛之功效。適用於便血、高血壓、動脈硬化、紫斑等病症。本方取其茄子甘寒之特性，清血熱、散瘀腫、利水溼、止疼痛，佐以辛溫之大蒜，可暖脾胃、行氣滯、消腹瘕、解邪毒。茄子中所富含的維生素D，能增強血管彈性，防止小血管出血。

雪梨紅棗粥

配方：糯米120克，雪梨1個，紅棗30克，葡萄乾30克，白糖適量。

做法：糯米淘洗乾淨，雪梨洗淨、去皮去心、切塊，紅棗洗淨、去核、切丁。鍋內置入適量清水，加糯米、葡萄乾煮至熟後，加雪梨、紅棗，再煮10分鐘後，調入白糖拌勻，盛碗食用。

功效：具清熱滋陰、益氣補血之效，對兒童、婦女、體弱貧血者尤佳。

排骨南瓜湯

配方：排骨500克，南瓜500克，薑、鹽、味精各適量。

做法：排骨切塊，下沸水汆一下撈起。南瓜洗淨、切塊。鍋內置入700克清湯，加排骨、南瓜、薑、鹽、味精後，上籠蒸40分鐘後，取出食用。

功效：具清熱化痰、解渴排毒之效。

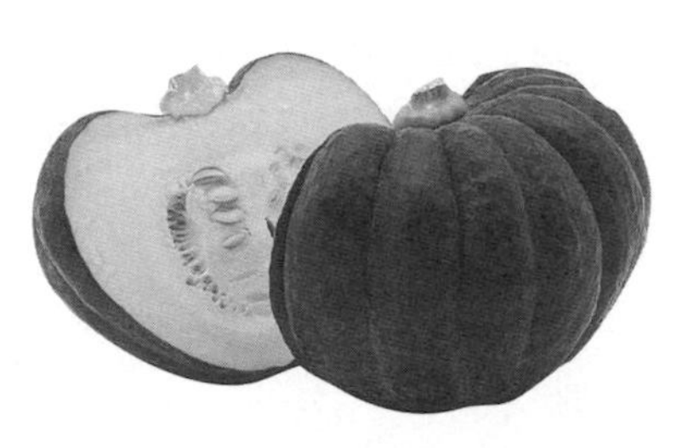

紫米如意粥

配方：紫米50克，粳米20克，紅棗10枚，龍眼肉10克，桂花糖、冰糖各適量。

做法：紫米、粳米淘洗乾淨，紅棗洗淨、去核。鍋內置入適量清水，加紫米、粳米以旺火煮沸，再加紅棗、龍眼肉，慢慢熬煮至熟後，調入桂花糖、冰糖稍煮拌勻，盛碗食用。

功效：紫米性涼味甘、益氣健脾，紅棗、龍眼肉補益氣血。合用具有健胃和中、補氣養血之效。

透疹粥

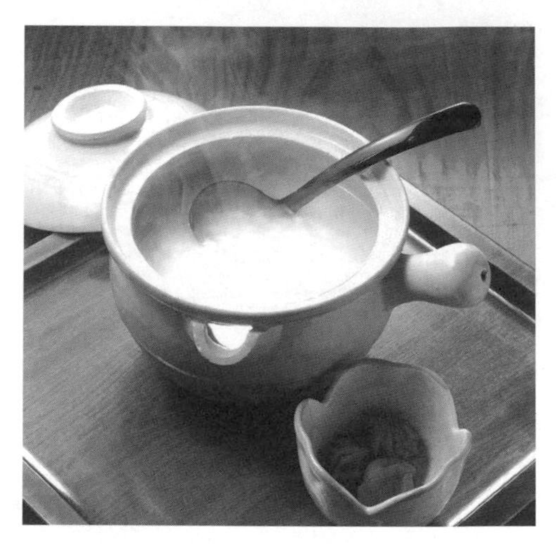

配方：粳米75克，芫荽（香菜）50克，嫩豆腐30克，蒜末、薑末、蔥末、鹽、味精、麻油各適量。

做法：粳米淘洗乾淨，芫荽摘洗乾淨、切段，嫩豆腐洗淨、切塊。鍋內置入適量清水，加粳米以旺火煮沸，再慢慢熬煮至六成熟後，加芫荽、嫩豆腐繼續煮至熟，放入蒜末、薑末、蔥末、鹽、味精，淋上麻油，即可食用。

功效：芫荽性溫味辛，有透疹消食之功效。此方可作為感冒、小兒疹發不暢、消化不良、食物積滯者的保養食品。

清明養生食方

柔肝養肺，勿食寒性食品

節氣諺語

清明風雨若南至，
預報豐年大有收。

清明節氣中，不宜食用「發」的食品，如筍、雞等。春季正是冬筍、春筍相繼上市的時節，筍味鮮美，人多喜食，但它性寒，滑利耗氣。《本草從新》說：「虛人食筍，多致疾也。」人有痼疾，其氣多虛。食筍更耗其氣，因虛而益虛，易於發病，每見食筍引起咳嗽，導致咯血、哮喘的復發。雞能動風助肝火，春季正值肝陽上升時節，食雞就易動風助肝火，引起肝木偏亢，每多導致遷延性、慢性肝炎及高血壓等病的復發。可多食些柔肝養肺的食品，如薺菜，益肝和中；菠菜，利五臟，通血脈；山藥，健脾補肺；淡菜，益陰，可以滋水涵木。

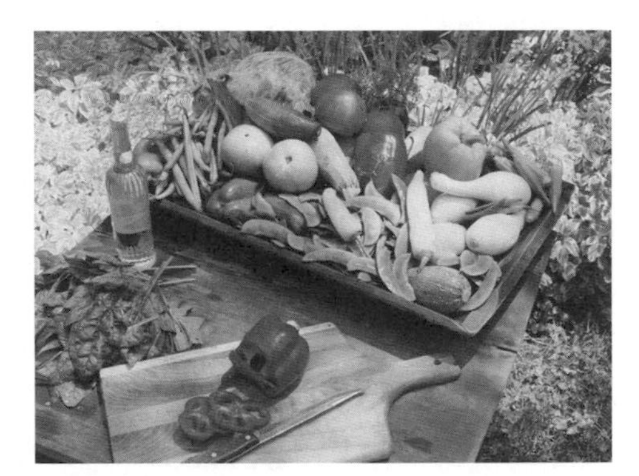

可以服一些適時的滋補品，如銀耳，其甘平、無毒，能潤肺生津、益陰柔肝。春升之際，常服銀耳，可以收到柔肝養肺的效果。據現代科學研究顯示，銀耳具有治癌防癌的功效，能促進肝臟蛋白質的合成。

還有人們熟悉的菊花茶，菊花能疏風清熱，有平肝、預防感冒、降低血壓等作用。現代藥理研究認為，它有擴張冠狀動

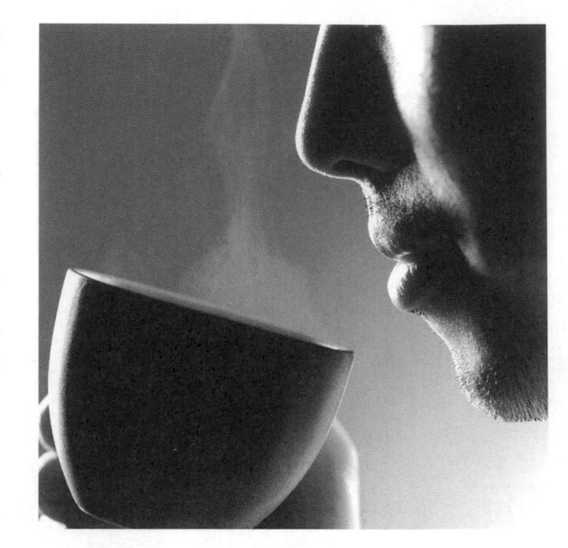

脤、增強心肌收縮力、改變心肌缺血的功用。但是，久服菊花，疏洩太過，又會使肝木失於滋養。菊花可與桑椹同泡茶喝，桑椹有養血柔肝、益腎潤肺的作用，可以收到肝肺同養的效果。

春天，凡有肝陽上亢的老人，特別容易出現頭痛、昏眩，這就是傳統醫學所說的「春氣者諸病在頭」。現代醫學也發現，春天的氣候變化，容易使人血壓增高，出現頭痛、頭暈、失眠的症狀。飲食調攝方面，須定時定量，不暴飲暴食。對形體肥胖者，須減少甜食，限制熱量攝入，多食瓜果蔬菜。對老年高血壓者，應特別強調低鹽飲食，在降低攝鹽的同時，還應增加鉀的攝入，如多食用蔬菜、水果類食品。可以每天吃香蕉或桔子250至500克；或用香蕉皮100克，水煎代茶，頻頻飲之。因為香蕉含有能降低血壓的鉀離子。

另外，經常食用含鉀的檸檬、梨、綠豆等，對防治高血壓也有益處。還可用芹菜500克水煎，加白糖適量，代茶飲；或用芹菜250克、紅棗10枚，水煎代茶飲；或將生花生米浸泡醋中，7日後，每日早晨空腹服用7至10粒。這些，也均有較好的減壓效果。

胃及十二指腸潰瘍病，也常在春天發作，患者飲食上應避免攝取含肌酸、嘌呤鹼等物質豐富的豬肉湯、雞湯、魚湯、牛肉湯，以及菠菜、豆類、動物內臟和刺激性調味品，因為上述食物能加強刺激胃液分泌的作用與形成氣體產生腹脹，增加胃腸負擔。可採用蜂蜜療法，將蜂蜜隔水蒸熟後，於飯前空腹服用，每日100毫升，分3次服用；也可用新鮮青色捲心菜，洗淨，搗爛，用消毒紗布絞汁，服時稍加溫，每日2次，15天為一療程；或用牛奶250毫升，煮開後調入蜂蜜50克、白芨6克，調勻後飲用。這些均有養陰益胃之功效。

老年慢性氣管炎也易在春季發作，飲食防治方法是多吃具有祛痰、健脾、補腎、養肺的食物，如枇杷、桔子、梨、蓮子、百合、大棗、核桃、蜂蜜等，有助於減輕症狀。飲食應以清淡為主，禁食海腥、油膩食物，俗話所說的「魚生痰，肉生火，白菜豆腐保平安」是有一定道理的。刺激性食物如辣椒、胡椒、蔥、蒜及過甜、過鹹食物也宜少吃，以免刺激呼吸道，加重病情。

食療方

銀耳鴨蛋羹

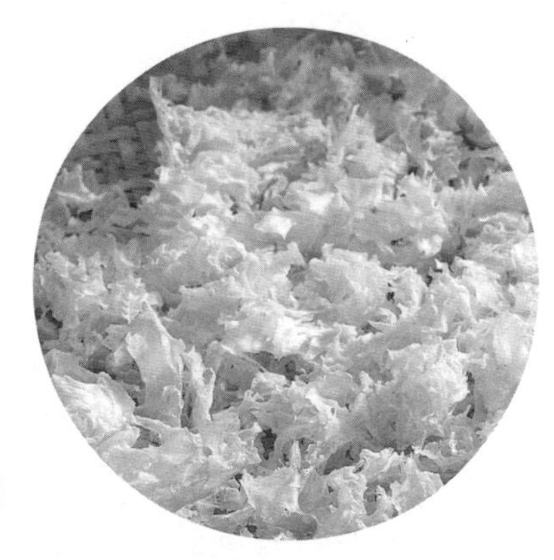

配方：鴨蛋1個，銀耳10克，冰糖適量。

做法：將銀耳用溫水泡開、去雜、洗淨，放鍋中加水煮，煮一段時間後將鴨蛋打入碗中攪勻，倒入鍋中同煮沸，再加入冰糖稍煮，然後盛入碗中即成。

功效：此方可治療因陰虛、肺燥所引起的咳嗽、痰少、咽乾痛等症。

絲瓜花蜜飲

配方：絲瓜花10克，蜂蜜15克。

做法：將絲瓜花洗淨，放入茶杯內，加開水沖泡，蓋上蓋，浸泡10分鐘後，倒入蜂蜜拌勻即成。

服法：服用時，揀去絲瓜花不用。趁熱飲用，每日三次。

功效：此方具有清肺平喘之功效。適用於肺熱型支氣管炎、咳吐黃痰、喘息、胸痛、口燥等症。

五汁飲

配方：荸薺、梨各150克，藕、蘆葦莖各100克，麥冬20克。

做法：將荸薺去皮，絞汁備用。梨、藕洗淨，絞汁備用。蘆葦洗淨，水煎取汁100毫升備用。另將麥冬水煎，取汁100毫升備用。最後將5種汁液混合即成。

功效：此方具有清熱化痰、生津潤肺之功效。

山藥止咳飲

配方：山藥60克，生雞蛋150克，甘蔗汁50毫升，酸石榴汁20毫升。

做法：將山藥去皮、切成薄片，放入沙鍋內加水適量，煎煮30分鐘，稍涼後，過濾取汁。在山藥汁中加入甘蔗汁、酸石榴汁、蛋黃，煮沸即可。

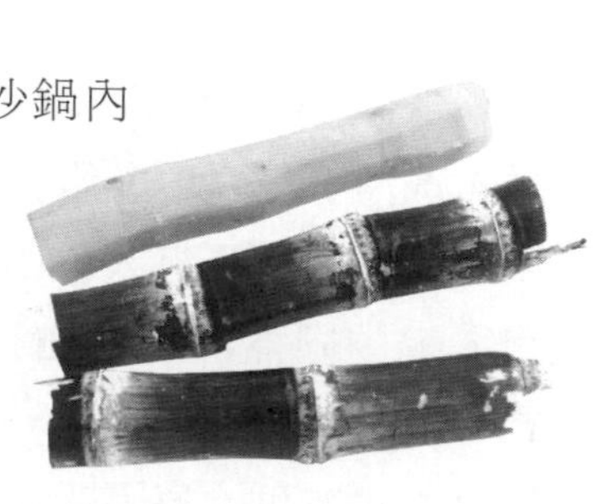

功效：此方具有健脾益肺、滋陰益精之功效。

銀耳茶

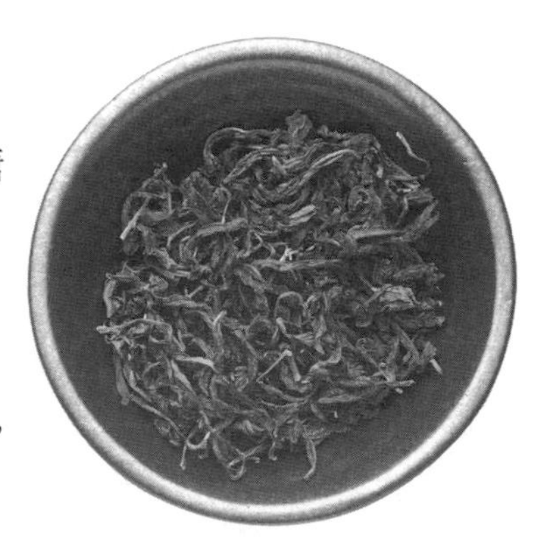

配方：銀耳20克，茶葉5克，冰糖20克。

做法：茶水去渣，銀耳泡開加冰糖燉爛，倒入茶汁攪勻即可。

功效：此方具有滋陰潤肺之功效，適用於陰虛久咳、發熱等患者。

家常公雞

配方：嫩公雞250克，芹菜75克，冬筍10克，辣椒20克，瘦肉湯30克，薑、豆瓣醬、白糖、醬油、醋、食鹽、料酒、太白粉、味精、植物油各適量。

做法：雞肉切成小塊，用沸水汆後撈出備用。芹菜切斷，冬筍切細條，辣椒剁碎，薑取其末。太白粉和點水成稠狀，取一半和醬油、料酒、醋、鹽放入同一碗內拌勻成調料；另一半和白糖、味精、高湯調和成粉芡備用。植物油入鍋加熱，先煸雞塊至雞肉變白、水分將乾時，放進冬筍、豆瓣醬、薑、調料等用大火急炒至九成熟，加入切好的芹菜，略炒一會兒，倒入調好的粉芡，隨炒隨攪，至熟起鍋即成。

功效：此方具有溫中補虛、降壓安神之功效。適用於高血壓、冠心病、營養不良及術後恢復期患者食用。

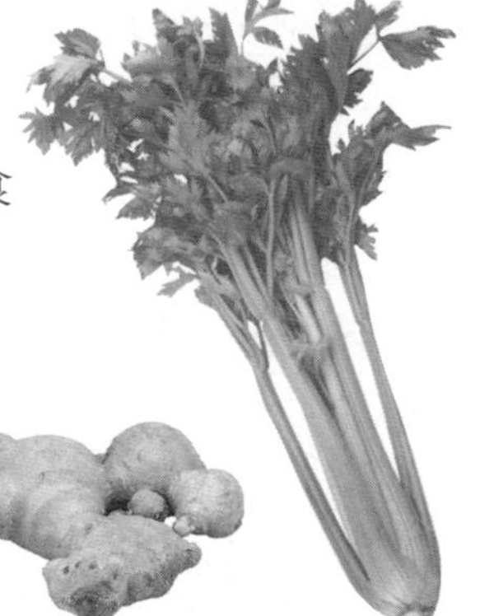

口蘑白菜

配方：白菜250克，乾口蘑（蘑菇）3克，醬油、白糖、精鹽、味精、植物油適量。

做法：白菜洗淨、切成3公分段，口蘑用溫水泡開。油入鍋內燒熱後，將白菜入鍋炒至七成熟，再將口蘑、醬油、糖、鹽入鍋，炒熟後，放入味精攪拌均勻即成。

功效：此方具有清熱除煩、益胃氣、降血脂之功效。適用於高血壓、冠心病、牙齦出血等患者。

雞湯魚捲

配方：鮮魚250克，瘦豬肉30克，雞蛋清、豌豆各10克，火腿8克，冬筍、雞湯、料酒、醬油、鹽、太白粉、味精各適量。

做法：火腿蒸熟、切絲，冬筍切絲，薑、瘦肉剁成末，太白粉和點水調成稠狀。活魚常規處理，剔去骨刺，切成小長方形魚片。肉末加入醬油、半個蛋清、料酒、味精、薑末及一半稠太白粉攪拌成餡，剩下的蛋清與另一半太白粉調成糊狀。把魚平放在案板上，先抹上一層糊，再放上肉餡，把魚片捲起來，再塗上少許糊把魚捲黏住。將雞湯置於旺火燒開，改為小火，將捲好的魚卷下入鍋內汆一下，去掉浮沫使湯清，待魚卷熟後，再把切好的火腿、冬筍和其他佐料加入湯內，燒開即成。

功效：此方具有滋陰潤燥、清熱利溼之功效。對於高血壓、冠心病、腦血管病、慢性腎炎、消化不良等患者都很適宜。

百合粥

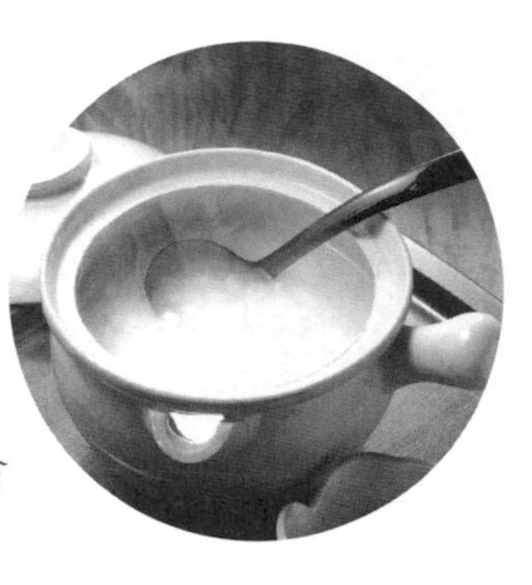

配方：百合60克，白米250克，白糖100克。

做法：將米淘洗乾淨，放入鍋內，再放入洗淨的百合，加水適量。將鍋置旺火上燒沸，再改用文火煨熬，待百合與米熟爛時，加入白糖拌勻即成。

服法：服用時，每日食3至5次，吃百合喝粥。

功效：此方具有潤肺止咳、清心安神之功效。適用於肺癆久咳、咳痰咯血、虛煩驚悸、神志恍惚等症。

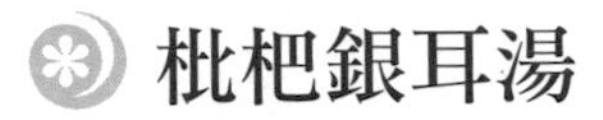

枇杷銀耳湯

配方：新鮮枇杷150克，銀耳10克，白糖適量。

做法：將銀耳用冷水浸泡開來、清洗乾淨，放入碗內加少量水，上籠蒸至銀耳黏滑為熟。選取新鮮批把，剝去皮，挖去籽，切成小片待用。洗淨鍋子，放清水燒開，先下蒸好的銀耳，燒滾後再放入枇杷片和白糖拌勻，盛入湯碗中即可食。

功效：此方可治療肺熱傷陰、肺燥咳嗽、咯痰不爽、肺結核等病症。

溫拌海蜇

配方：海蜇250克泡水漲發，香菜、白菜、香油、醬油、醋適量，芥末醬30克。

做法：海蜇洗淨、切細絲，白菜切細絲，香菜切段。海蜇、白菜、香菜燙一燙後放入大碗中，芥末醬加開水攪勻後拌入碗中，加蓋醃製十幾分鐘。以勺將香油燒熱，加醬油、醋烹，隨後均倒入盛海蜇的碗中，再加點芥末拌勻，即可食用。

功效：此方對高血壓很有療效。

穀雨 補血益氣 養生食方

節氣諺語

穀雨相逢初一頭，
只憂人民疾病愁。

此節氣中人的消化功能正處於旺盛時期，所以正是使身體受到補益的大好時機，不過不能像冬天一樣進補，而應適當食用一些具有補血益氣功效的食物，這樣不但可以提高身體素質，抵抗春瘟，而且還可以為安度盛夏打下基礎。

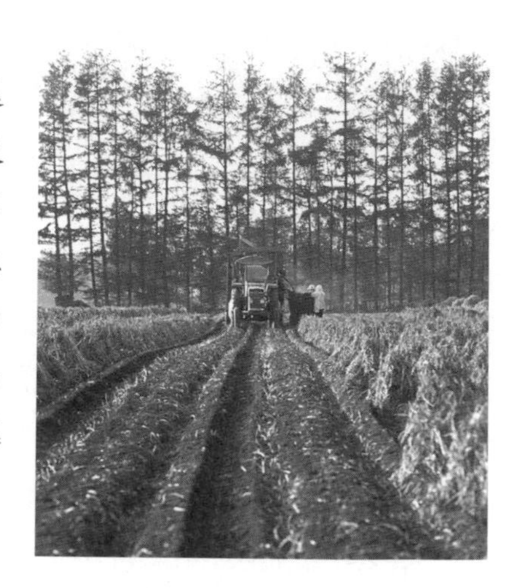

食療方

參蒸鱔段

配方：鱔魚1000克，黨參10克，當歸5克，熟火腿150克，食鹽、紹酒、胡椒粉、生薑、大蔥、味精各適量，清雞湯500克。

做法：黨參、當歸洗淨浸潤後，切片備用。鱔魚剖後除去內臟，清水洗淨，再用開水稍燙一下撈出，刮去黏液，剁去頭尾，再把肉剁成6公分長的段。熟火腿切成大片，薑、蔥洗淨切片、段備用。鍋內入清水，下入一半的薑、蔥、紹酒燒沸後，把鱔魚段倒入鍋內燙一下撈出，裝入湯缽內，將火腿、黨參、當歸放於面上，加入蔥、薑、紹酒、胡椒粉、食鹽，再灌入雞湯，用綿紙浸溼封口，上蒸籠蒸約1小時至蒸熟為止。取出啟封，挑出薑、蔥，加入味精調味即成。

功效：此方具有溫補氣血，強健筋骨，活血通絡之功效。多用於風寒溼痺引發的腰膝酸痛。

菊花鱔魚

配方：活鱔魚500克（兩條），白糖100克，番茄醬50克，黃酒、白醋、食鹽、蔥、薑、太白粉、麻油、蒜泥、花生油各適量。

做法：鱔魚宰殺，剖腹去內臟，去骨去皮，切成2.5吋長片塊，用刀頂頭斜劈成兩片（末端不劈斷），再直切成條狀（一頭不切斷），使魚片呈菊花狀，加黃酒、鹽、蔥、薑浸漬起來，然後再逐個拍上太白粉。將番茄醬、白糖、白醋、太白粉一起放入碗內，加適量水調成芡汁。燒鍋置旺火上燒熱，鍋內倒油500克，燒至八成熱，將鱔魚抖散入鍋炸至金黃色，撈出裝盤。鍋內留少餘油，投入蒜泥煸炒出香味，倒入調好的芡汁燒沸後淋入麻油，起鍋澆在菊花魚上即成。

功效：此方具有補虛損、除風溼、強筋骨之功效。對體虛乏力、風寒溼痺、痔瘡等患者尤為適宜。

三色湯

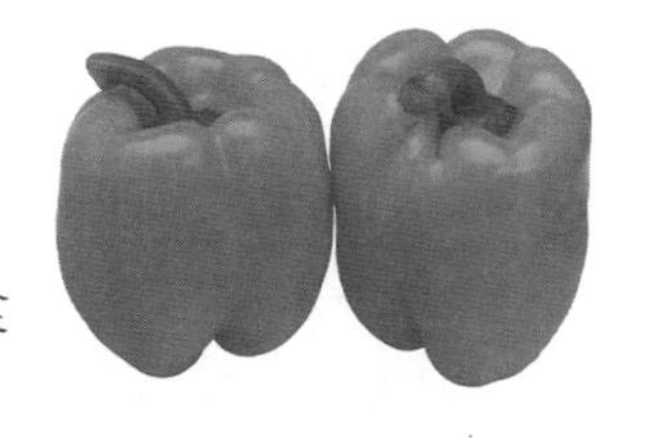

配方：黃豆芽80克，薑絲20克，紅椒1個，植物油、白醋、太白粉、雞湯、食鹽、麻油、味精各適量。

做法：將油鍋燒熱，下黃豆芽煸炒幾下，放入白醋炒至八分熟，出鍋備用。將鍋內放入雞湯、薑絲，燒開後把切好的紅椒入鍋再次滾開後，將黃豆芽、鹽、味精入鍋，再用太白粉勾芡，淋上麻油出鍋即成。

功效：此方具有祛風除溼、活血通絡之功效。對筋骨拘攣、腰膝疼痛者更為適宜。

枸杞牛肉

配方：熟牛胸脯肉500克，枸杞子50克，雞蛋1個，太白粉、麵粉少許，蔥、薑絲、蒜片各10克，花椒、鹽、味精、料酒各適量，醬油20克，清湯750克，米醋少許，植物油750克（實耗75克）。

做法：將枸杞子分為2份，一份25克用水煮，提取枸杞子濃縮汁25毫升；另一份洗淨，置小碗內上籠蒸半小時（蒸熟）備用。將牛肉切成2公分見方的小塊。雞蛋破殼打入碗內，加太白粉、麵粉、水少許攪成糊，將肉放入調勻。將鍋燒熱，加入植物油，待五成熱時，將肉下鍋炸成金黃色撈出，瀝去餘油，將蔥、薑、蒜、花椒及蒸熟的枸杞子撒在碗底，將肉放在上邊，擺整齊。將鍋放在火上，添入清湯，加入鹽、味精、料酒，嘗好味道，澆在肉碗內，用旺火蒸30分鐘取出，將汁倒在鍋內，將肉排在盤內，揀去花椒。將鍋放火上，再加入香油、醋少許及枸杞子濃縮汁，湯沸時，澆在肉上即成。

功效：此方營養豐富，具有滋陰壯陽功效。

天麻鯉魚

配方：天麻5克，茯苓10克，川芎50克，鮮鯉魚500克，料酒、精鹽、味精、白糖、胡椒粉、蔥、薑、麻油各適量。

做法：鯉魚去鱗、刮腹去鰓和內臟後洗淨，從魚背部剖開為兩半，每一半再切成三四段，每段劃幾刀，裝在蒸碗內。將川芎、茯苓等切成大片，與天麻同放在清水中約4至6小時，再撈出天麻蒸透切成薄片。將天麻片、川芎片、茯苓片分別夾在魚塊中，然後放入料酒、薑、蔥，加入適量清湯，上籠蒸30分鐘。魚蒸好後，揀去蔥、薑，把魚和天麻等扣入碗中，原湯倒入勺內，調入白糖、鹽、味精、胡椒粉、麻油、清湯，燒沸撇去浮沫，澆在碗中即成。

功效：此方可去除體中溼氣，具有滋陰強體之功效。

鴿蛋燴銀耳

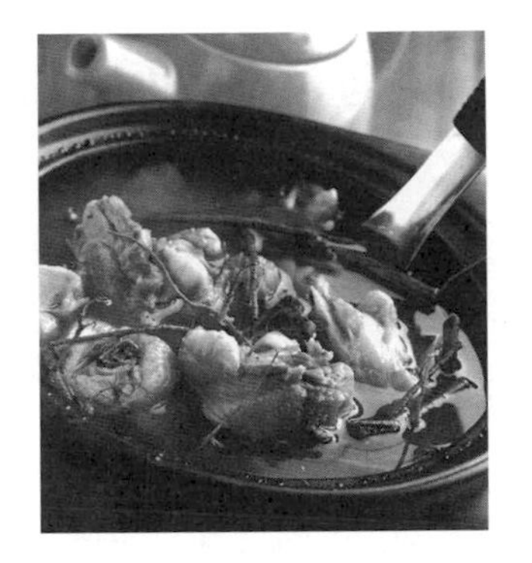

配方：乾銀耳30克，鴿蛋12顆，火腿15克，雞湯1500克，精鹽6克，料酒15克，味精、胡椒粉、香菜葉各少許，熟豬油15克。

做法：銀耳用溫水泡開，洗淨泥沙，摘去黑根，開水汆一次，再用清水泡後蒸熟。香菜葉洗淨，火腿切成末。取12個圓形鐵皮模子，內壁抹上豬油，將鴿蛋打破倒入，上面放一片香菜葉和少許火腿末，上籠蒸5分鐘（蒸透），從籠內取出放到冷水中，再將熟鴿蛋取出，泡在冷水內。將雞湯燒開，下入料酒、鹽、胡椒粉，把銀耳撈入雞湯內，再把鴿蛋撈入雞湯內，最後放入味精，即成。

功效：此方滋補陰氣，具有扶陽美容之功效。

黃耆猴頭湯

配方：猴頭菇150克，黃耆30克，雞肉250克，料酒、精鹽、薑、蔥白、胡椒粉各適量。

做法：猴頭菇沖洗後放入盆內，用溫水泡開，約30分鐘，撈出洗淨，切成薄片，浸猴頭菇的水用紗布過濾備用。雞肉洗淨後剁成約3公分長、1.5公分寬的長方塊，黃耆用溫毛巾揩淨後切成薄片，生薑、蔥白切成細節。鍋燒熱下豬油，投入黃耆、薑、蔥、雞塊共煸炒後，放入鹽、料酒、浸猴頭菇的水和少量清湯，用武火燒沸後用文火燒約1小時，然後下猴頭菇片，再煮半小時，撒入胡椒粉。先將雞塊放在碗底，再撈猴頭菇片蓋在上面，湯加鹽調好味，盛入即成。

功效：此方用於氣血虛弱，消化不良，神經衰弱，胃及十二指腸潰瘍，消渴症等疾病。尤其對胃癌有明顯的功效。

枸杞杜仲鵪鶉湯

配方：鵪鶉1隻，枸杞30克，杜仲10克，料酒、精鹽、胡椒粉、薑末、蔥末、雞清湯各適量。

做法：將枸杞、杜仲分別洗淨。將鵪鶉去毛、內臟、腳爪，洗淨、斬塊，放鍋內。注入雞湯，加入料酒、鹽、胡椒粉、薑、蔥、枸杞、杜仲共煮至肉熟爛，揀出杜仲，盛入湯盆即成。

功效：此方具有補肝益腎，強筋健骨，益精明目，降壓安胎之功效。適用於肝腎虛損、腰膝痠軟、氣短乏力之症，高血壓患者及孕婦等食之效果更佳。

◇食物禁忌

風寒溼痺之人忌食柿子、柿餅、西瓜、芹菜、生黃瓜、螃蟹、田螺、蚌肉、海帶等生冷性涼的食物；熱痺患者忌食胡椒、肉桂、辣椒、花椒、生薑、蔥白、白酒等溫熱助火之品。

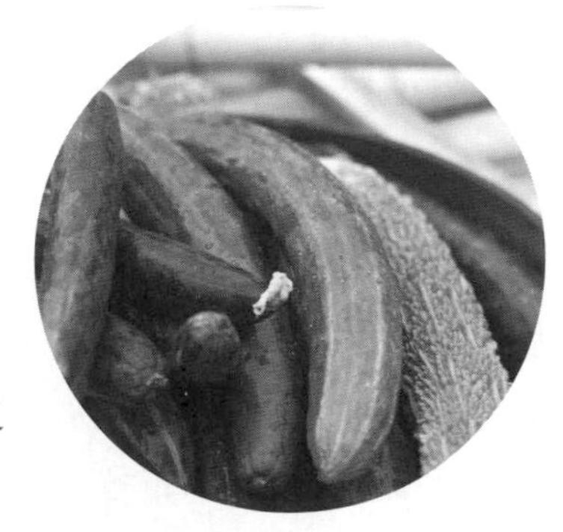

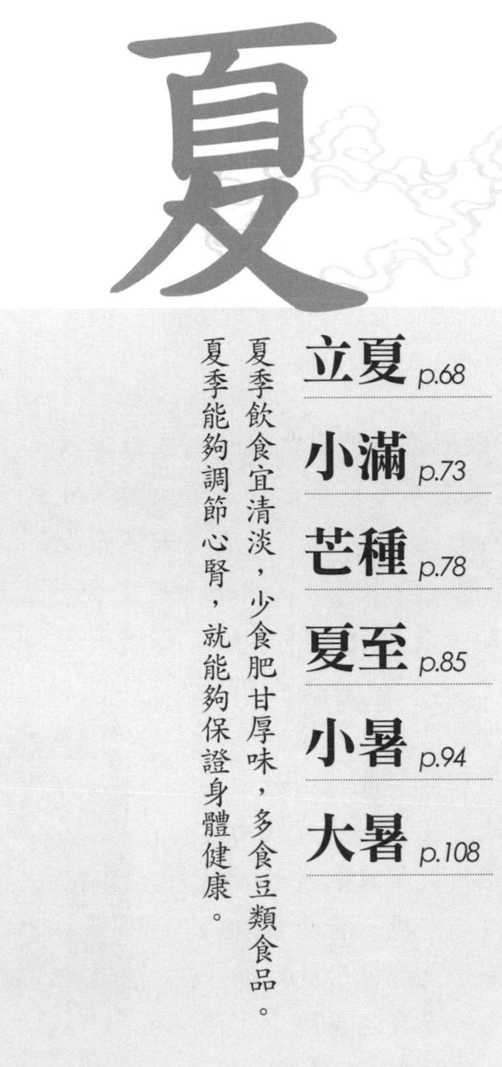

夏

夏季飲食宜清淡，少食肥甘厚味，多食豆類食品。
夏季能夠調節心腎，就能夠保證身體健康。

使志無怒，使華英成秀

立夏後，多數地區的平均氣溫達到或超過20℃，標誌著大地開始進入夏季。夏季起於農曆立夏，止於立秋，包括立夏、小滿、芒種、夏至、小暑、大暑六個節氣。

夏天豔陽普照，雨水充沛，天地之氣交合，是萬物繁榮，茂盛秀美的季節。夏季氣候特點簡言之可用一個「熱」字概括；而詳言之，又可分前後兩個階段。前一階段，自立夏至夏至結束，即農曆四、五兩個月。此時由於太陽逐漸北移，使地處北半球的我國白晝漸長，夜間逐短，天氣日漸炎熱，萬物生長茂盛。後一階段，特指農曆六月，節氣屬小暑、大暑。當此之時，氣溫進一步升高，晝夜溫差縮小，降雨量大而集中，天氣酷熱而蒸悶。

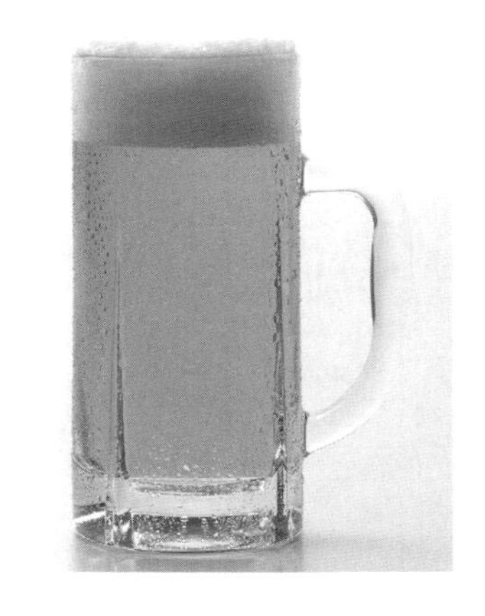

這種潮溼悶熱的天氣與前一段的乾熱明顯不同，故中醫學中將農曆六月稱之為「長夏」。但無論是初夏、仲夏或是長夏，氣溫為一年中之最高，是三夏的共同特徵。故中醫學以五行中的「火」來概括夏季氣候特點，並且認為，熱屬陽，熱甚為陽盛，熱極為陽極，陽極則陰生。故夏季自然界陰陽消長的特徵是陽氣日隆，至長夏陽極而陰生。養生者，一定要了解夏季陰陽盛衰的特點而適應之。

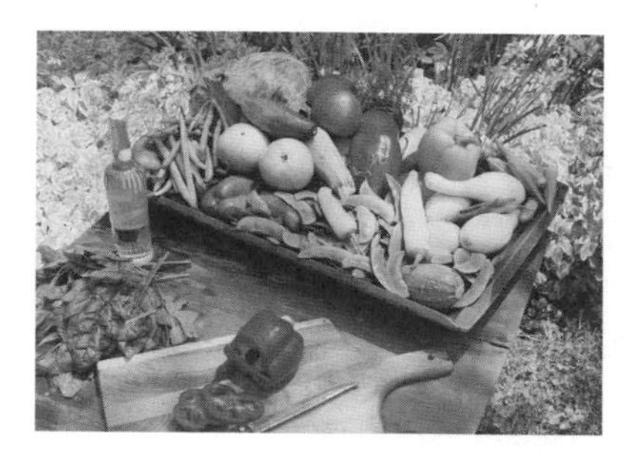

由春過渡到夏，人體已經適應了春溫的氣候，為適應夏季氣候做了準備，這是有利的條件。夏季人體陽氣趨向體表，形成陽氣在外，陰氣內伏的生理狀態。這時人體生理活動與外界環境的平衡往往容易遭到破壞，從而引起多種疾病。人體要全面適應夏季氣候，就必須做好保健，增強體質，以提高人體適應能力。在夏季，氣溫常常高達30℃左右，超出人體平常耐熱的程度，人們生活在如此高溫的季節，只有適應了，才能安然地度過高熱的夏季。

夏季暑熱為陽邪，易傷人之陰，陰傷人則病。病勢急速，病程短，多有壯熱，面紅目赤，口渴心煩，甚者狂躁、譫語、昏迷。人的體力強，能夠適應暑熱的高溫，就不會患病。人體的內熱向外排泄是靠出汗散熱的，氣溫在28至30℃時，人體內熱就能順利外洩。如外界溫度超過了30℃以上，出汗受阻，體內大量內熱蓄積，很容易中暑。只有體強者才能適應這種高溫，能夠散洩內熱，也不受外熱的侵侮而致病。人體適應了夏天氣候，體內調節功能不因外界高溫而失職，能夠調節心腎，不使心偏盛，不使腎衰，就能保證身體健康。

《內經．素問．四氣調神大論》中說：「夏三月，此為蕃秀，天地氣交，萬物華實，夜臥早起，無厭於日，使志無怒，使華英成秀，使氣得洩，若所受在外，此夏氣之應，養長之道也。」

《內經》的養生思想注重精神調攝，從本段經文中可以明顯體現出來。本段文字中除「夜臥早起」一句講述起居外，餘皆為調攝精神情志的論述。所謂「無厭於日」，是說長晝酷暑，傷津耗氣，人易疲乏，情易煩膩。而養生之人，確應順應夏天陽氣旺盛的特點，振作精神，勿生厭倦之心，使氣宣洩，免生鬱結。所謂「使志無怒，使華英成秀」，是要人注意調整情緒，莫因事繁而生急躁、惱怒之情，免助陽起暴沖而傷正氣。所謂「使氣得洩，若所受在外」，是前兩句的解釋：勿厭倦之心，則內無鬱結，氣得宣洩；而無急怒之志，則氣之宣洩是和平的、愉悅的，若其所受在外一樣舒暢。在夏令暑蒸氣耗的季節，若能自我調整出這樣的心境，自然可以涼從心生，健康長壽了。

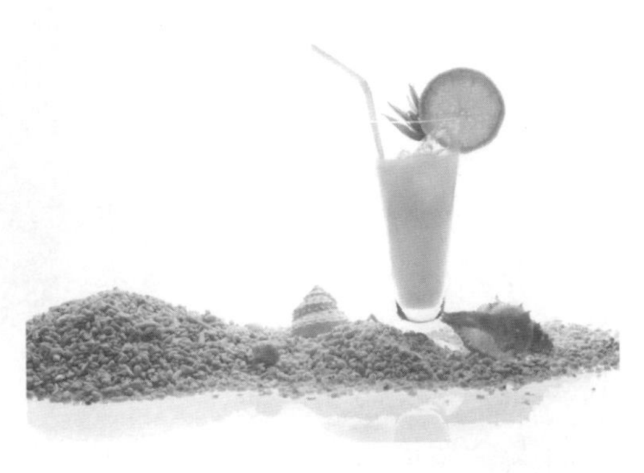

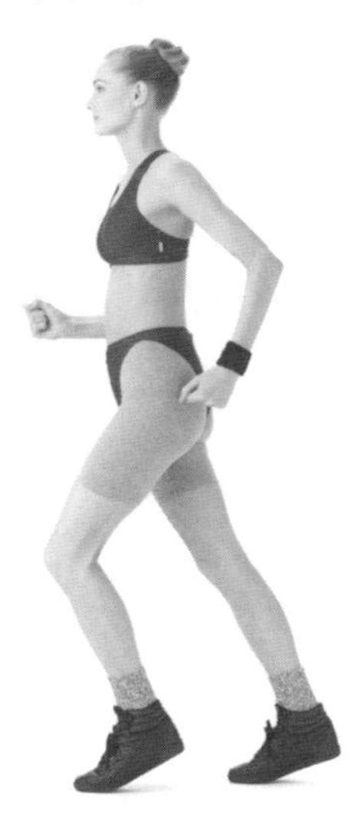

《醫書》中記載：「善攝生者，不勞神，不苦形，神形既安，禍患何由而致也。」因此，要使精神愉樂，切忌發怒，使機體的氣機宣暢，通洩自如，情緒向外，呈現出對外界事物有濃厚的興趣，這才是適應夏季的養生術。在萬物欣欣向榮的夏天，應有廣泛的興趣愛好，利用業餘時間參加一些有意義的文化娛樂活動，如下棋、游泳、打撲克等。如果條件許可，還可以參加夏令營、外出旅遊、消夏避暑等活動，這樣既使人們陶冶性情，又可以鍛鍊身體。

夏季的飲食起居較之其他季節更為重要。因為夏季陽氣盛於外，而陽極陰生，陰氣居於內，加之夏季食物易腐敗，稍有不慎，即可導致腹痛、腹瀉。故夏季飲食宜清淡，少食肥甘厚味，多食豆類食品，如綠豆、紅豆、扁豆、豆製品之類，以解暑利溼、健脾益腎。另一方面，夏季青壯年喜愛食生冷、冰品，老年人切莫傚尤，不可縱口腹之慾致傷脾胃。在起居上，雖悶熱難眠，亦應避免對扇當窗，或臥睡席地、涼床，或空調溫度過低，或赤膊不加遮蓋。這些對老年人來說皆非所宜，犯之，病生難禁。

此外，夏天是細菌、黴菌大量滋生的時期，食物、餐具極易受污染。故飲食方面尚須留心消毒，生熟刀砧、案板須分開，外購熟食宜再加熱後食用。

總之，夏季是個陽氣旺盛、萬物生機活躍的季節，人們要順應這一時令特點，精神上力避懈怠厭倦之心；情緒上要平和愉悅，免生燥熱；生活上既要防暑驅熱又要謹防貪涼受寒；作息上宜晚睡早起（午後可根據個人情況補足睡眠），另加注意飲食衛生，就可以避虛邪、遠疾病，安度盛夏了。

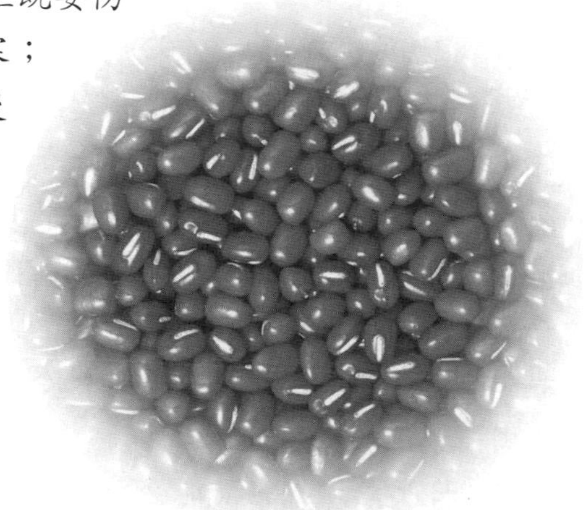

立夏養生食方

補水、低脂、低鹽、多維、清淡

節氣諺語

立夏的雨水潺潺，
米粟刈到無處置。

盛夏酷暑，人體出汗多，需補充水分，以保持機體平衡。人們除用開水外，也常飲些飲料來清暑消渴，清心醒腦，生津除煩。當然，大多數人喜歡冷飲，圖個爽快，但是選用飲料也應因人，同時因地合理享用。目前市場上的飲料主要有糖類、糖鹽類、中草藥類三種，在高溫環境的勞動者宜飲用糖鹽類飲料，氣虛津少的人喝中草藥類飲料為宜。而對於嬰幼兒，中老年體弱者，切不可貪吃冷飲，以免驟冷驟熱，使機體平衡失調。

夏日炎熱，胃腸功能受暑熱刺激相對減弱，為此，保證胃腸功能正常，選用食物滋養補益，抵禦暑熱侵襲，是夏季養生的重要一環。古代醫藥學家李時珍曾提出，食粥一大碗是夏季最佳飲食。如將綠豆、蓮子、荷葉、蘆根、扁豆等加入粳米中一併煮粥，並擱涼後食用，可起到健脾胃、祛暑熱的功效。

泥鰍也是適宜夏季食用的食品。泥鰍的肉質細嫩，味美富於營養，據測定，其含蛋白質高於一般魚、肉類，含胺基酸更高，還含有大量的維生素B1、維生素A和維生素C，也含高鈣等微量元素，被譽為「水中人參」。夏季多食泥鰍，有助於小孩生長發育；老人多食泥鰍，可抵抗血管衰老，對高血壓等心血管病有抑制緩解作用；中醫認為，泥鰍具有補中氣、祛溼邪，泥鰍滑液還有較好的抗菌消炎作用。

夏季裡，蔬菜市場琳琅滿目，其中以黃瓜與番茄最具有保健作用。番茄甜酸適中，烹調涼拌都鮮美可口，且營養豐富，其中含維生素C最多，而且不容易被烹調破壞，據計算，成人每天吃300克左右的番茄，基本可以滿足對維生素和礦物質的需要。番茄也是一種良藥，其中的維生素C對控制和提高身體抗癌能力有明顯作用；中醫認為，番茄有生津止渴、健胃消食的功效。黃瓜纖維素豐富，食之能促進腸蠕動、通利大便和排泄腸內毒素等。另外，吃黃瓜還可以降低血脂，並且鮮黃瓜中的丙醇二酸還具有減肥的作用。

夏季飲食，要注意衛生，不可過食或濫食，否則，會傷害胃腸消化功能，引起消化不良，發生腹瀉等病症。清晨可食蔥頭少許，晚飯宜飲紅酒少量，以暢通氣血。具體到膳食調養中，我們應以低脂、低鹽、多維、清淡為主。

食療方

荷葉鳳脯

配方：鮮荷葉2張，火腿30克，剔骨雞肉250克，蘑菇50克，玉米粉12克，食鹽、白糖、雞油、紹酒、蔥、薑、胡椒粉、味精、香油各適量。

做法：雞肉、蘑菇均切成薄片，火腿切成10

片，蔥切短節，薑切薄片。荷葉洗淨，用開水稍燙一下，去掉蒂梗，切成10塊三角形備用。蘑菇用開水焯透撈出，用涼水沖涼。把雞肉、蘑菇一起放入盤內加鹽、味精、白糖、胡椒粉、紹酒、香油、雞油、玉米粉、蔥節、薑片攪拌均勻，然後分放在10片三角形的荷葉上，再各加一片火腿，包成長方形包，放在盤內，上籠蒸約2小時，若放在高壓鍋內只須15分鐘即可。出籠後可將原盤翻於另一乾淨盤內，拆包即可食用。

功效：此方具有清芬養心、升運脾氣之功效。可作為常用補虛之品，尤適宜夏季食補。

魚腥草拌萵筍

配方：魚腥草50克，萵筍250克，大蒜、蔥各10克，薑、食鹽、醬油、醋、味精、香油各適量。

做法：魚腥草摘去雜質老根，洗淨切段，用沸水焯後撈出，加食鹽攪拌醃漬待用。萵筍削皮去葉，沖洗乾淨，切成1寸長粗絲，用鹽醃漬瀝水待用。蔥、薑、蒜擇洗後切成蔥花、薑末、蒜米待用。將萵筍絲、魚腥草放在盤內，加入醬油、味精、醋、蔥花、薑末、蒜米攪拌均勻，淋上香油即成。

功效：此方具有清熱解毒、利溼祛痰之功效。對肺熱咳嗽、痰多黏稠、小便黃少熱痛等症，均有較好的療效。

桂圓粥

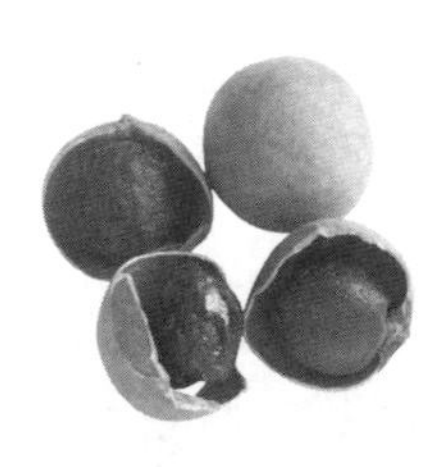

配方：桂圓25克，粳米100克，白糖少許。

做法：將桂圓同粳米共入鍋中，加適量的水，熬煮成粥，調入白糖即成。

功效：此方具有補益心脾、養血安神之功效。尤其適用於勞傷心脾、思慮過度、身體瘦弱、健忘失慮、月經補調等症。

按注：喝桂圓粥忌飲酒、濃茶、咖啡等物。

美顏茶

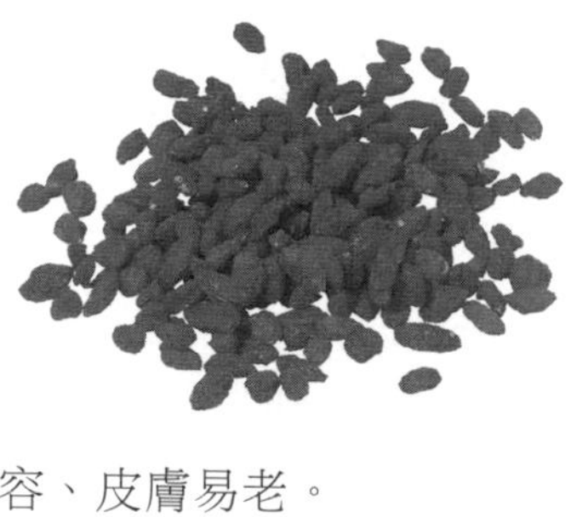

配方：青果、龍眼肉各5克，枸杞子6克冰糖適量。

做法：將青果、龍眼肉、枸杞子加冰糖，用沸水沖泡，代茶飲。

功效：此方具有美容功效，主治顏面無容、皮膚易老。

豬脂薑酒飲

配方：豬脂、生薑各30克，黃酒60克。

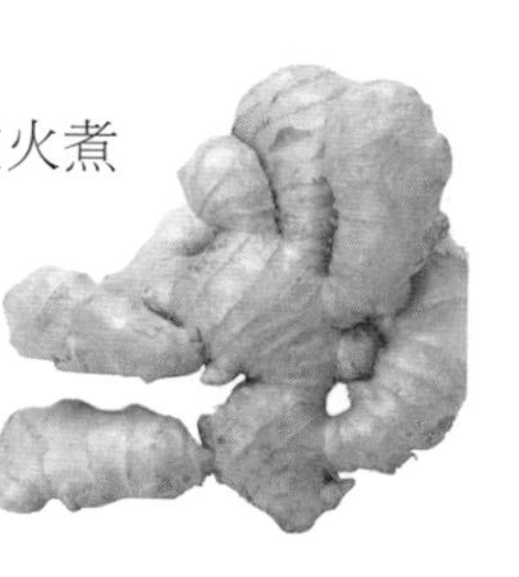

做法：將生薑水煎取汁，加入豬油、黃酒，文火煮沸至約一小碗。

服法：分三次溫服，每日一劑。

功效：此方具有美容功效，主治體虛、皮膚枯槁無光澤。

百合杏仁粥

配方：糯米60克，杏仁30克，鮮百合60克，白糖和蜂蜜各適量。

做法：淘洗糯米，並浸泡2小時。杏仁用溫水浸溼去皮。鮮白合掰開花瓣，焯水後洗去皮膜。糯米、杏仁放入鍋內，注入適量清水，置旺火上至煮沸，改用文火熬煮，待粥熟後加入百合，再煮至粥稠後調入白糖，起鍋待涼時調入蜂蜜，即可食之。

功效：此方具有顧護肺陰、安神保健之功效。

按注：百合性平味甘微苦，含澱粉、蛋白質、維生素等，具有潤肺止咳、清心安神的作用。杏仁苦溫，具有潤肺止咳的作用。

百合粥

配方：薏苡仁50克，百合10克，白糖或蜂蜜各適量。

做法：洗淨薏苡仁、百合，加適量水微火煮1小時即可，也可加白糖蜂蜜調食之。

功效：此方具有精肺去溼之功效，主治雀斑、痤瘡、溼疹。

荷葉綠豆粥

配方：粳米100克，綠豆50克，鮮荷葉兩張，冰糖適量。

做法：粳米、綠豆淘洗乾淨。鮮荷葉洗淨、撕碎。荷葉放入鍋內，注入適量清水，置旺火上熬至湯呈綠色後，撈去荷葉，加入粳米、綠豆煮至沸，改用文火熬煮至粥稠後，調入冰糖即可食之。

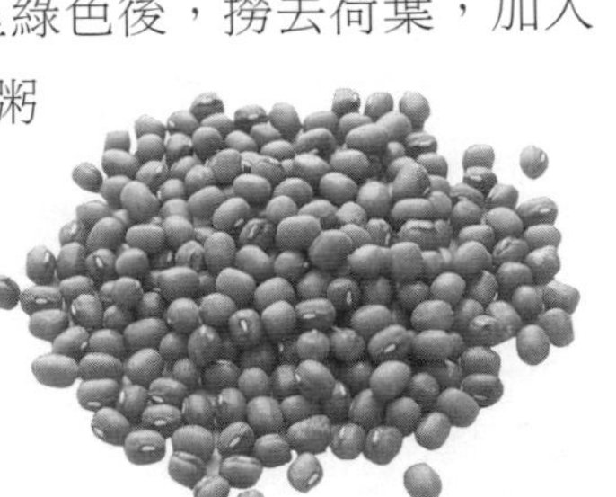

功效：此方具有清暑利溼、生津止渴、健脾益腎之功效。

小滿 宜食清熱利濕之食品 養生食方

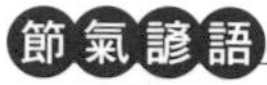

小滿梅雨在本島，
種植花木接成實。

由於此節氣是皮膚病的易發期，所以飲食調養宜以清爽清淡的素食為主，常吃具有清利溼熱作用的食物，如紅豆、薏苡仁、綠豆、冬瓜、絲瓜、黃瓜、黃花菜、水芹、荸薺、黑木耳、藕、胡蘿蔔、番茄、西瓜、山藥、鯽魚、草魚、鴨肉等；忌食膏粱厚味、甘肥滋膩、生溼助溼的食物，如動物脂肪、海腥魚類、酸澀辛辣、性屬溫熱助火之品及油煎熏烤之物，如生蔥、生蒜、生薑、芥末、胡椒、辣椒、茴香、桂皮、韭菜、茄子、蘑菇、海魚、蝦、蟹、牛、羊、鵝等。

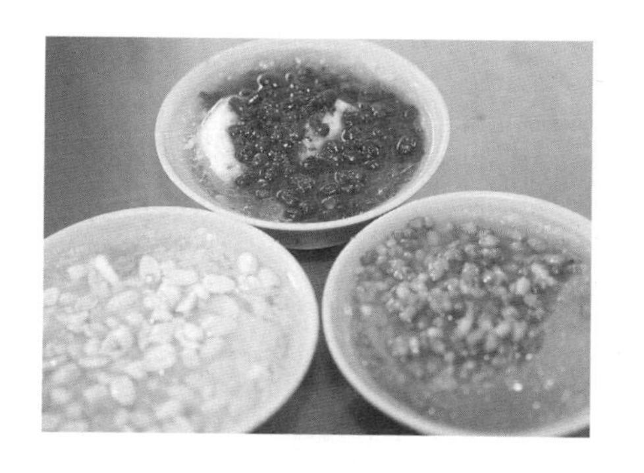

食療方

芹菜拌豆腐

配方：芹菜150克，豆腐1塊，食鹽、味精、香油少許。

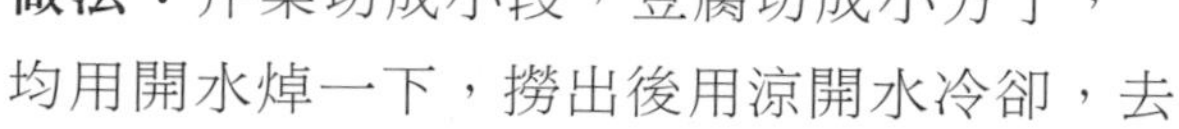

做法：芹菜切成小段，豆腐切成小方丁，均用開水焯一下，撈出後用涼開水冷卻，去

水待用。將芹菜和豆腐攪拌，加入食鹽、味精、香油攪拌均勻即成。

功效：此方具有平肝清火、利溼解毒之功效。清涼適口，是適宜夏令食用的菜餚。

冬瓜草魚煲

配方：冬瓜500克，草魚250克，食鹽、味精、植物油適量。

做法：冬瓜去皮，洗淨切成三角塊。草魚剖淨，留尾洗淨待用。先用油將草魚（帶尾）煎至金黃色，取沙鍋一個，其內放入清水適量，把魚、冬瓜一同放入沙鍋內，先武火燒開後，改用文火燉至2小時左右，湯見白色，加入食鹽、味精調味即可食用。

功效：此方具有平肝、祛風、利溼、除熱之功效。

青椒炒鴨塊

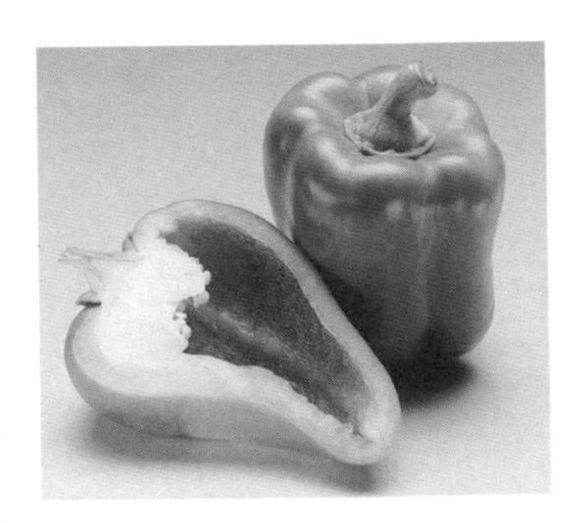

配方：青椒150克，鴨胸肉200克，雞蛋1個，黃酒、鹽、太白粉、鮮湯、味精、植物油各適量。

做法：鴨胸肉劈成2寸長、6分寬的薄片，用清水洗淨後瀝乾。將雞蛋取清與和水太白粉、鹽攪勻，與鴨片一起拌勻上漿。青椒去籽、去蒂，洗淨後切片。鍋燒熱後加油燒至四成熱，將鴨片下鍋，用勺劃散，炒至八成熟時，放入青椒，待鴨片炒熟倒入漏勺瀝油。鍋內留少許油，加入鹽、酒、鮮湯，燒至滾開後，再將鴨片、青椒倒入，用太白粉勾芡，翻炒幾下，裝盤即成。

功效：此方具有溫中健脾、利水消腫之功效。

荸薺冰糖藕羹

配方：荸薺250克，藕150克，冰糖適量。

做法：荸薺洗淨去皮，藕洗淨切小塊。沙鍋加水適量，將荸薺、藕同入鍋內文火煮燉20分鐘時，加入冰糖再燉10分鐘，起鍋即可食用。

功效：此方具有清熱利溼、健脾開胃、止瀉固精之功效。

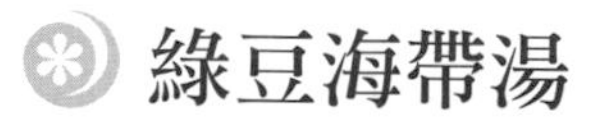

綠豆海帶湯

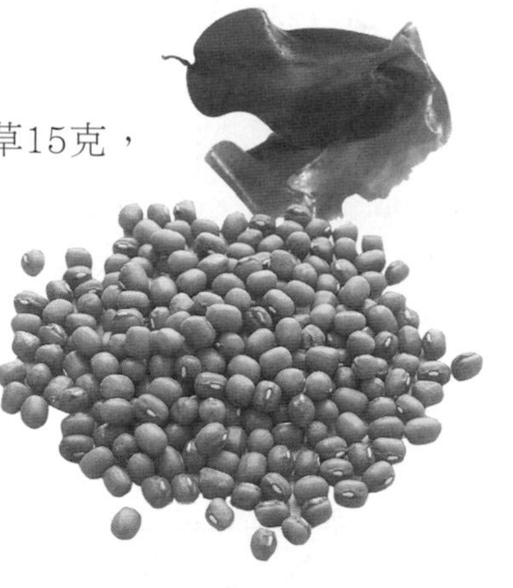

配方：綠豆30克，海帶20克，魚腥草15克，白糖適量。

做法：洗淨綠豆、海帶，同魚腥草放鍋內加水煎湯。

服法：飲湯吃海帶、綠豆，每日一劑，連用一週。

功效：此方可治療皮膚溼疹。

馬鈴薯粥

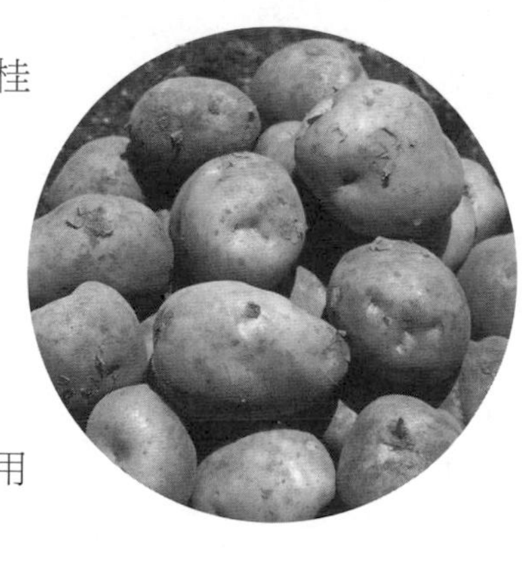

配方：馬鈴薯100克，米100克，桂花100克，白糖100克。

做法：將馬鈴薯削洗乾淨，切成小塊。洗淨米，放入鍋內，加適量水煎煮，燒沸後加入馬鈴薯熬煮成粥，然後再調入桂花、白糖。

服法：作早餐頓食。每日一劑，連用十日。

功效：此方可治療皮膚溼疹。

冬瓜米粥

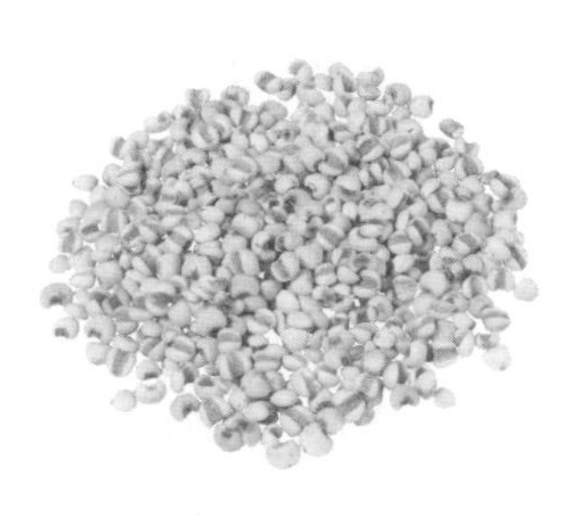

配方：冬瓜30克，薏米50克。

做法：二者同煮為粥。

服法：每日一劑，早晚服用，每七至十天為一療程。

功效：此方可治療皮膚溼疹。

薏米紅豆粥

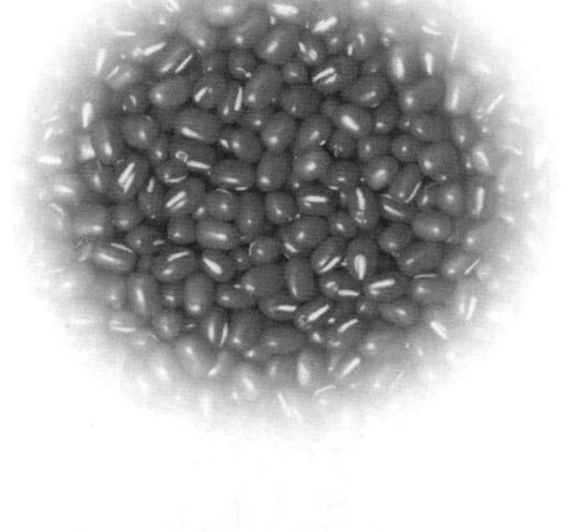

配方：薏米30克，紅豆15克。

做法：紅豆用水浸半日，與玉米鬚、薏米同煮為粥。

服法：每日一劑，早晚服食。

功效：此方可治療皮膚溼疹。

綠豆海帶湯

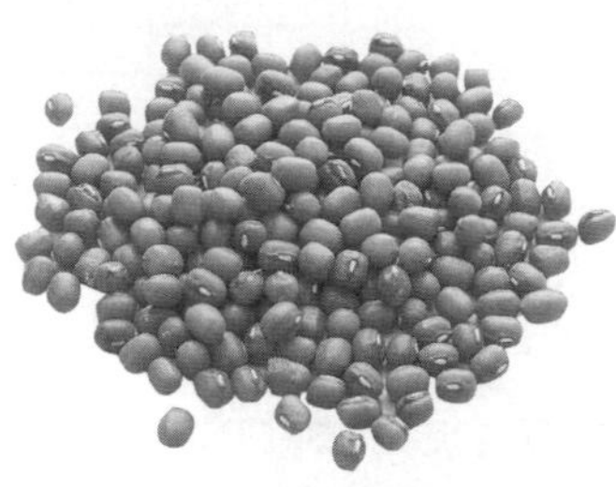

配方：綠豆50克，海帶50克。

做法：煮湯而食。

功效：此方可治療皮膚溼疹及皮膚搔癢。

桑椹百合青果湯

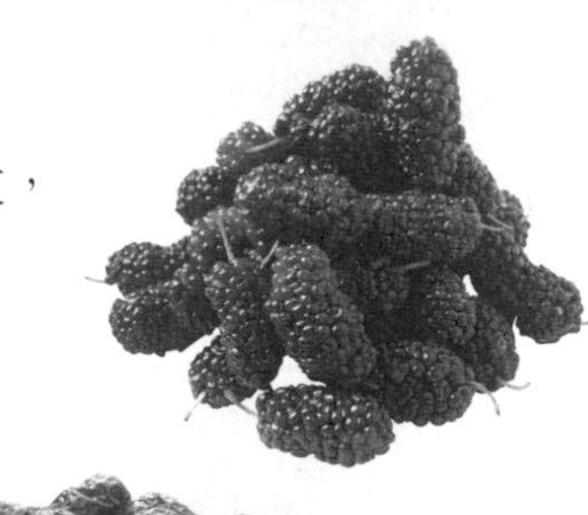

配方：桑椹30克，百合30克，大棗10枚，青果9克。

做法：上述各材料共同煎服。

服法：每天一劑，連服十至十五劑。

功效：此方可治療皮膚慢性溼疹。

芹菜煮豆腐

配方：芹菜20克，豆腐30克，鹽適量。

做法：共同煮熟，加食鹽調味服食。飲湯吃芹菜、豆腐。

功效：此方可治療陰囊溼症。

按注：一方單用芹菜加油鹽治溼疹也可。

車前瓜皮米粥

配方：冬瓜皮30克，薏米30克，車前草15克。

做法：三者洗淨一同煮粥，煮熟後揀去車前草。飲湯吃薏米。

功效：此方可治療陰囊溼疹。

紅杞活鯽魚

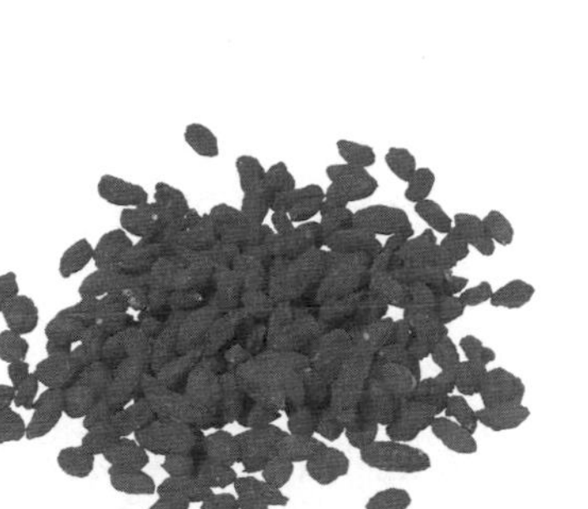

配方：枸杞15克，活鯽魚750克，香菜6克，蔥、醋、料酒、胡椒粉、薑末、鹽、味精、香油、豬油、清湯各適量。

做法：將鯽魚去雜，香菜切成段，蔥切成蔥絲。鍋放豬油燒熱，依次放入胡椒粉、蔥、薑，隨後放入清湯、鹽、味精，放入鯽魚。待燒沸後，將枸杞下鐵鍋，移文火上燉20分鐘，灑入香油即成。佐餐食，飲湯吃魚肉。

功效：此方可治療陰囊溼疹。

芒種養生食方

少食肉，多食穀菽菜果

節氣諺語

芒種雨，水流坑；
芒種晴，日曬路。

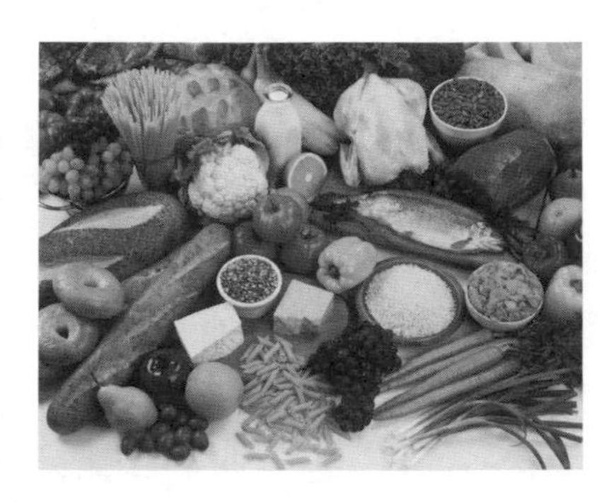

歷代養生家都認為夏三月的飲食宜清補。《呂氏春秋・盡數篇》指出：「凡食無強厚味，無以烈味重酒。」唐朝的孫思邈提倡人們「常宜輕清甜淡之物，大小麥曲，粳米為佳」，又說：「善養生者常須少食肉，多食飯。」元代醫家朱丹溪的《茹談論》上說：「少食肉食，多食穀菽菜果，自然沖和之味。」

從營養學角度看，飲食清淡在養生中起著重要的作用，如蔬菜、豆類可為人體提供所必須的醣類、蛋白質、脂肪和礦物質等營養素及大量的維生素，維生素又是人體新陳代謝中不可缺少的，而且可預防疾病、防止衰老。瓜果蔬菜中的維生素C，還是體內氧化還原的重要物質，它能促進細胞對氧的吸收，在細胞間和一些激素的形成中是不可缺少的成分。除此之外，維生素C還能抑制病變，促進抗體的形成，提高身體的抗病能力。

對老年朋友來說，多吃瓜果蔬菜，從中攝取的維生素C對血管有一定的修補保養作用，還能把血管壁內沉積的膽固醇轉移到肝臟變成膽汁酸，這對預防和治療動脈硬化也有一定的作用。蔬菜中的纖維素對保持人體大便通暢、減少毒素的吸收、防止早衰、預防由便祕引起的直腸癌等都是至關重要的。

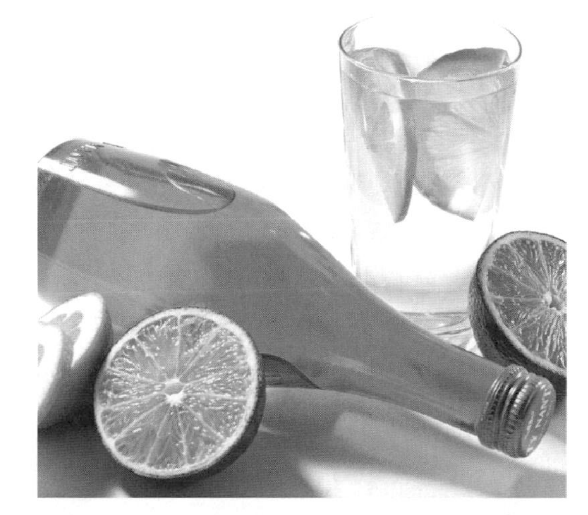

另外，我們在強調飲食清補的同時，告誡人們食勿過鹹、過甜。飲食過鹹，會使體內鈉離子過剩，由於年齡大者活動量小，會使血壓升高，甚者可造成腦血管功能障礙。吃甜食過多，對人體健康也不利，隨著年齡的增長，體內碳水化合物的代謝能力逐漸降低，引起中間產物如蔗糖的積累，而蔗糖可導致高脂血症和高膽固醇症，嚴重者還可誘發糖尿病。

由此可見，飲食是養生防病極其重要的一種手段。因此，在夏季人體新陳代謝旺盛、汗易外洩、耗氣傷津之時，宜多吃具有祛暑益氣、生津止渴的飲食。老年人因機體功能減退，熱天消化液分泌減少，心腦血管不同程度的硬化，飲食宜清補為主，輔以清暑解熱、護胃益脾和具有降壓、降脂的食品。女士在月經期或產後期間，雖天氣漸熱，也忌食生冷性涼之品，以防由此引發其他疾病。

夏季，各種水果相繼上市，水果不僅含有豐富的維生素、水分以及礦物質，而且果糖、果膠的含量明顯優於其他食品，這些營養成分對人體健康無疑是有益的。可是根據不同人的不同體質，也應當有所選擇，因為水果也有寒、熱、溫、冷、平五種屬性。

食物屬性，即所謂「四氣」，是指食物進人體內，會產生「寒、熱、溫、冷」的作用。介於四者之間既不溫不熱，又不寒不涼，則歸屬於「平」性。

虛寒體質的人基礎代謝率低，體內產熱量少，四肢即便在夏季也是冷的。由於他們的副交感神經興奮性高，所以面色較常人白，他們很少口渴，也不喜歡接觸涼的東西，包括進空調間。中醫歷來均衡、陰陽調和，所以體質偏寒的人，在吃水果時，自然要擇食溫熱性的，這類水果包括荔枝、龍眼、番石榴、櫻桃、椰汁、榴蓮、杏、栗子、胡桃等。

實熱體質的人代謝旺盛，產熱多，交感神經占優勢，容易發熱，經常臉色紅赤，口渴舌燥，喜歡吃冷飲，易煩躁，常便祕。這樣的人要多吃寒涼性的食物，如香瓜、西瓜、水梨、香蕉、奇異果、芒果、蓮藕、番茄、柿子、荸薺、甜瓜、黃瓜、柚子等等。

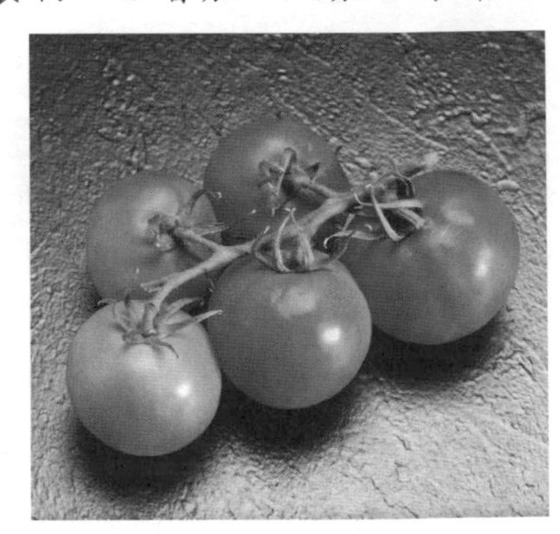

平和類的水果，如葡萄、鳳梨、木瓜、蘋果、椰肉、梨、橙、西瓜皮、芒果、橄欖、白果、李子等等，不同體質的人則均可食用。

食療方

番茄炒雞蛋

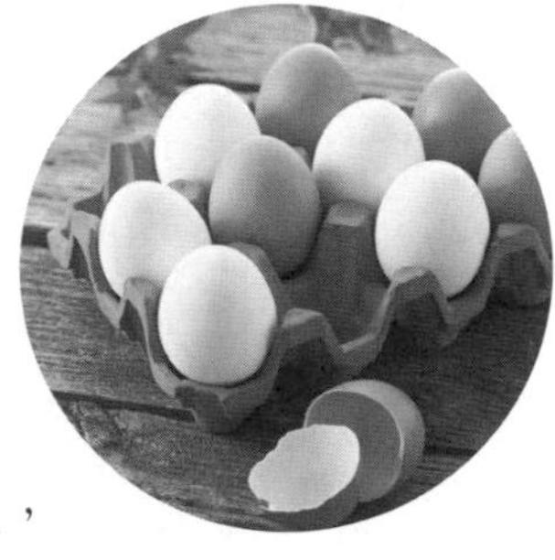

配方：番茄300克，雞蛋3個，精鹽、味精、白糖各適量。

做法：番茄洗淨切片，雞蛋打入碗內攪勻。油鍋燒熱，先將雞蛋炒熟，盛入碗內；炒鍋洗淨，燒熱放油，白糖入鍋融化，把番茄倒入鍋內翻炒2分鐘後，將雞蛋、鹽入鍋同炒3分鐘，放少許味精出鍋即可。

功效：此方具有生津止渴、養心安神之功效。

按注：糖尿病人不放白糖。

香菇冬瓜球

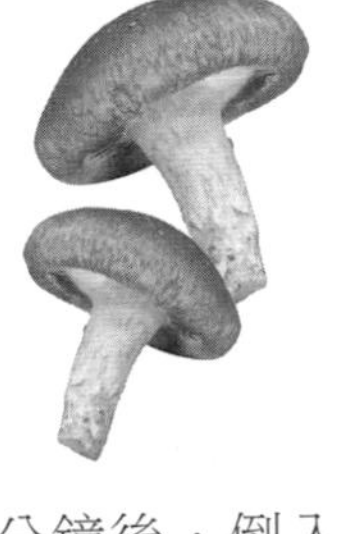

配方：香菇、雞湯、太白粉各適量，冬瓜300克，植物油、精鹽、薑、味精、麻油各適量。

做法：香菇浸水漲發、洗淨；冬瓜去皮洗淨，用鋼球勺挖成圓球待用；薑洗淨切絲。鍋內放入適量植物油燒熱，下薑絲煸炒出香味，入香菇繼續煸炒數分鐘後，倒入適量雞湯煮開後，將冬瓜球下鍋燒至熟時，用太白粉勾芡，翻炒幾下，放入味精，淋上香油，即可出鍋。

功效：此方具有補益腸胃、生津除煩之功效。

五味枸杞飲

配方：醋炙五味子5克，枸杞子10克，白糖適量。

做法：五味子和剪碎的枸杞子放入瓷杯中，以沸水沖泡，溫浸片刻，再入白糖，攪勻即可飲入。

功效：此方具有滋腎陰、助腎陽之功效。適用於「夏虛」之症，是養生補益的有效方劑。

芥菜牛肉湯

配方：牛肉200克，芥菜300克，生薑絲25克，熟豬油30克，精鹽5克，醬油2克，味精3克。

做法：先將適量水燒開，放入全部用料及熟豬油、精鹽等，改用文火煲1至2小時，加入味精調味，即可。

服法：單食或佐餐，隨量食用。

功效：此方滋陰清熱，對夏季感冒很有療效。

玉竹豬心

配方：玉竹50克，豬心500克，生薑、蔥、花椒、食鹽、白糖、味精、香油各適量。

做法：將玉竹洗淨，切成節，用水稍潤，煎熬兩次，收取汁液1000克。將豬心剖開，洗淨血水，與玉竹液、生薑、蔥、花椒同置鍋內，在火上煮到豬心六成熟時，將它撈出放涼。將豬心放在滷汁鍋內，用文火煮熟撈起，揩淨浮沫。在鍋內加滷汁適量，放入食鹽、白糖、味精和香油，加熱成濃汁，將其均勻地塗在豬心裡外即成。

功效：此方具有養心安神之功效。

桂圓童子雞

配方：童子雞1隻（約重1000克），乾桂圓肉10克，料酒100克，蔥、薑各10克，精鹽5克。

做法：將乾淨的雞剁去爪，把雞頸和雞腿別在雞翅下面，使其團起來，放入沸水鍋中燙一下，以去血水，撈出洗淨。桂圓肉亦用清水洗淨。把雞放入湯鍋，再放入桂圓、料酒、蔥、薑、鹽和清水500克，上籠蒸約1小時左右，取出薑、蔥即可。

功效：此方具有養心安神之功效。

翡翠紅螺

配方：紅螺肉250克，鴨肫200克，蘑菇片25克，料酒、精鹽、味精、白糖、胡椒粉、薑片、蔥段、麻油、豬油、雞湯各適量。

做法：將螺肉去雜質洗淨，切成片，螺片中間用刀劃開一條縫。

鴨腕剝去老皮，切成與螺片大小相等的片，中間亦劃一條縫。將螺片、肫片疊起，再翻轉過來成螺捲，盛入碗中。在碗中放入雞湯、味精、鹽、白糖、麻油、胡椒粉，調成湯待用。燒熱鍋放入豬油，燒至六七成熱時，將螺卷下鍋，待熟後撈出瀝去油。原鍋內放入薑片、蔥段、蘑菇片，略煸一下後投放螺捲，烹入料酒，倒入芡湯，加入豬油拌勻，裝盤即成。

功效：此方具有養心安神之功效。

炒胡蘿蔔醬

配方：瘦豬肉300克，胡蘿蔔100克，豆腐乾1塊，蝦米10個，黃醬6克，醬油3克，料酒3克，熟豬油50克，玉米粉（溼）6克，香油3克，味精、蔥末、薑末、食鹽各適量。

做法：把胡蘿蔔、豆腐乾切成0.6公分見方的丁；蝦米用水泡透；將胡蘿蔔用熟豬油炸透撈出。把鍋燒熱後，倒入熟豬油，隨即放入切好的肉丁進行煸炒，待肉丁內的水分炒出來時，鍋內響聲增大，便把鍋移到小火上，到響聲漸小，肉的水分已盡時，再移到大火上，炒到肉的顏色由深變淺時，即放入蔥末、薑末和黃醬，待醬放到肉中發出醬味時，加入料酒、味精、醬油，稍炒一會，加入胡蘿蔔、豆腐乾、蝦米等，再炒一下，淋上香油炒勻即成。

功效：此方具有養心安神之功效。

枸杞滑溜里脊片

配方：豬里脊肉250克，枸杞子50克，木耳、筍片、豌豆各30克，1個雞蛋的蛋清，調料適量。

做法：將枸杞子分兩份，一份加水煮，提取枸杞子濃縮汁約25毫克，另一份洗淨蒸熟。豬里脊肉抽去白筋切成片，用蛋清、太白粉、食鹽拌勻漿好，投入熱油中，待滑透撈出瀝油。等鍋內油熱時放入木耳、筍片和豌豆、蔥、薑、蒜、香醋、料酒、食鹽翻炒片刻，加入熟枸杞子、肉片、枸杞子濃縮汁和清湯，翻炒片刻即成。

功效：此方具有養心安神之功效。

長春鵪鶉蛋

配方：鵪鶉蛋3顆，銀耳3克，蓮子10克，冰糖30克，百合10克。

做法：在鐵鍋中加適量水煮沸，加入漲發後去掉皮和芯的蓮子、洗淨的百合、發漲洗淨的銀耳，煮爛後，加冰糖溶化，最後加入蒸熟去殼的鵪鶉蛋即成。

功效：此方具有養心安神之功效。

龍眼紙包雞

配方：龍眼肉20克，胡桃仁100克，嫩雞肉400克，雞蛋2個，火腿20克，調料適量。

做法：取玻璃紙（澱粉製成的成品）10張，分別擺於案上，雞肉去皮，切成1公分厚的片，用食鹽、白砂糖、味精、胡椒粉等適量調拌醃製後，置太白粉、蛋清、清水調成糊狀上漿，分別擺於玻璃紙上，並加少許薑、蔥細末和一片火腿。胡桃仁沸水泡後去皮，在油鍋內炸熟，與龍眼肉均切成細粒，然後把兩者分擺於雞肉片上。將玻璃紙分別折成長方形紙包，置油鍋中炸熟，撈出裝盤。

功效：此方具有養心安神之功效。

夏至養生食方

宜食酸鹹，勿餐冰雪

節氣諺語

夏至響雷三伏熱，
重陽無雨一冬晴。

夏時心火當令，心火過旺則克肺金（五行的觀點），故《金匱要略》有「夏不食心」的說法，即是說夏天不能對心臟補益太過的意思。根據五行（夏為火）、五成（夏為長）、五臟（屬心）、五味（宜苦）的相互關係，味苦之物亦能助心氣而制肺氣。

夏季又是多汗的季節，出汗多，則鹽分損失也多，若心肌缺鹽，心臟搏動就會出現失常。中醫認為此時宜多食酸味，以固表，多食鹹味以補心。《素問·藏氣法時論》上說：「心主夏，心苦緩，急食酸以收之」，「心欲耎，急食鹹以耎之，用鹹補之，甘瀉之」。就是說藏氣好軟，故以鹹柔軟也。

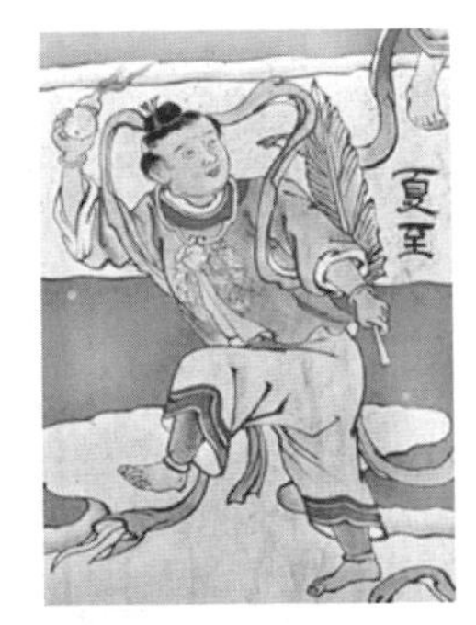

從陰陽學角度看，夏月伏陰在內，飲食不可過寒，如《頤身集》所說：「夏季心旺腎衰，雖大熱不宜吃冷淘冰雪，蜜水、涼粉、冷粥。飽腹受寒，必起霍亂。」心旺腎衰，即外熱內寒之意，因其外熱內寒，故夏季冷食不宜多吃，少則猶可，貪多定會寒傷脾胃，令人吐瀉。西瓜、綠豆湯、烏梅小豆湯，雖為解渴消暑之佳品，但不宜冰鎮飲用。按中醫學的臟與臟之間的關係講「腎無心之火則水寒，心無腎之水則火熾。心必得腎水以滋潤，腎必得心火以溫暖」，從中不難看出心腎間的重要關係。

夏季氣候炎熱，人的消化功能相對較弱，因此，飲食宜清淡不宜肥甘厚味，要多食雜糧以寒其體，不可過食熱性食物，以免助熱；冷食瓜果當適可而止，不可過食，以免損傷脾胃；厚味肥膩之品宜少勿多，以免化熱生風，激發疔瘡之疾。

盛夏暑熱最使人傷津耗氣，加之體表毛細血管擴張，血液多集中於體表，胃腸血液相對不足，更易使老弱者消化不良食慾減退。因此老弱者度盛夏應多吃清暑、益氣、生津、易消化的食物。綠豆粥能清熱解毒利水消腫；蓮子粥（蓮子20克，薏米、芡實各10克，白木耳少許）能滋陰養神，清熱解暑，還能醫治燥熱失眠；紫菜湯（紫菜15克，冬菇50克，蘆筍10克，味精、料酒適量）不僅能清暑熱、補身體，對動脈硬化、高血壓也有醫療作用；每天吃點帶有酸味、苦味的食品，能防止出汗過多，對汗腺有收斂作用。

盛夏強調老弱者飲食宜清淡，但過於清淡也不好，因為隨著大量汗水排出的不僅是水和鹽，更有大量的蛋白質、維生素，特別是鈣和鋅也會隨汗液排出，老弱者盛夏適當吃些瘦肉、魚類、蛋類還是很有必要的。

夏季應當補充水分，防止血液濃縮給身體帶來的各種疾患。水在人體內起著至關重要的作用：水維持著人體內正常的生理功能；水和其他物質構成血液、淋巴液，負責把營養輸送給全身；由水參與的各種消化液能幫助身體攝取營養；體內代謝物的清除也有賴於水的幫助；水能保持肺泡的溼潤，有利於呼吸；水是全身各關節的潤滑劑，更是神經系統的緩衝劑。

盛夏人常常大汗淋漓，特別是勞動鍛鍊之後，體液消耗極多，若不及時補水會嚴重影響健康。體內缺水，一則會使血液濃縮、血流變緩、出現血栓，從而增加大腦血栓、冠心病的發病率；二則會使尿液濃縮，影響腎臟對毒素的清除，易形成尿結石和尿路感染；三則易使皮膚乾燥，皺紋增多，加速人體衰老；四則會使津液減少，使胃腸分泌物更加不足，引起大便乾燥，產生內毒素，引發腹脹、頭暈等中毒症狀。因此，老弱者度盛夏要及時補水。

老年人對體內缺水反應能力低，若到渴急了才喝水已為時過晚，應採用「多次少飲」的補水方法，這是因為人的體液是逐漸消耗的，所以一次喝水不能過多，否則會出現胃腸不適、頭暈等症狀。

老弱者活動量較少，體內含水量也相對少些，每天補水2500毫升足矣。晨起空腹飲水500毫升，不但能沖刷胃腸利於通便，更能將已經濃縮了的血液稀釋，減少心血管病的發生。飲水半小時後，水已經吸收入血，此時進食會吃得更香。據美國生理學博士約翰研究發現：20℃至25℃的白開水與生物體內細胞中的水性質很相似，極易被身體所吸收，代謝速度也快，並能使血液中血紅蛋白量增加，這不僅能增強人體的免疫功能，還能促使體內的酵素活性增強，及時清除肌肉中的乳酸，消除疲勞。此外，豆漿、淡茶水也為盛夏補水佳飲。

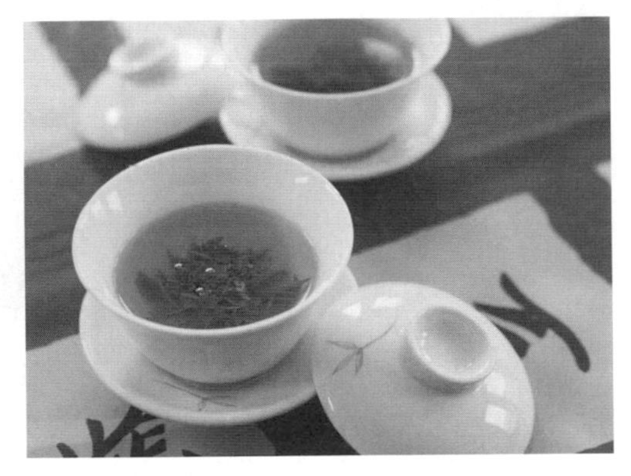

夏季人們喜愛飲用啤酒。啤酒素有「液體麵包」之譽，在墨西哥召開的世界第九次營養食品會議上被正式列為營養食品。不過，啤酒並非人人皆宜，有些人則不宜喝啤酒，如痛風患者絕對不能喝啤酒。痛風是嘌呤代謝失常，使嘌呤核酸的最終代謝產物尿酸增多，引起高尿酸血症，導致發生痛風性關節炎、尿酸性腎結石、腎功能減退，而啤酒內含大量嘌呤核酸，可誘使痛風急性發作。另外慢性胃炎患者也不宜喝啤酒，原因是啤酒進入人體後，會使胃壁減少分泌可保護胃黏膜的前列腺素E2，造成胃黏膜損害，引起食慾減退、上腹脹滿，所以萎縮性胃炎患者絕對不能喝啤酒。還有心臟功能不好的患者也不宜喝啤酒。因為啤酒含有大量水分，會增加心臟負擔，使心臟組織出現脂肪細胞，引起心肌肥厚，會造成人的心力衰竭。

夏季還要預防「冰箱病」。盛夏，箱門啟閉頻繁，箱溫驟變，為細菌大量繁殖創造了適宜環境；很多家庭使用電冰箱很少進行過認真的清洗、消毒，更為細菌的繁殖創造了條件。吃了這種被細菌污染，而又未煮透的食物，就會染上腸炎，其症狀為噁心、腹疼、腹瀉，並伴有發熱，極容易誤診為闌尾炎。

要預防這類腸炎，一是定期對冰箱進行清洗、消毒，夏季每月一次。可用0.5%的漂白水擦洗，特別注意擦洗箱縫、拐角、隔架，然後再用乾淨溼布抹乾淨。二是生熟分倉分放，並用塑膠袋加以封裝，防止互相感染。三是存放時間不宜過長，存放的熟食一定要加熱煮沸再吃，存放的瓜果要洗滌乾淨後再吃。患有胃炎、心臟病的人宜少吃或不吃長時間在冰箱中存放過的食物。

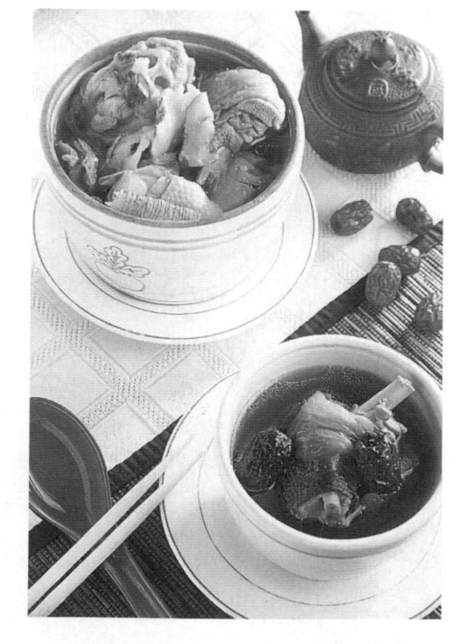

夏令喝湯既可獲得養料，又能補足水分，一舉兩得。有兩種湯餚最值得提倡：一種是雞湯（母雞湯更優），因含有特殊抗病成分，有防治感冒、支氣管炎的作用；二是番茄湯（燒好待冷卻後再喝），所含茄紅素有一定的抗前列腺癌和保護心臟的功效，最適合於男子。

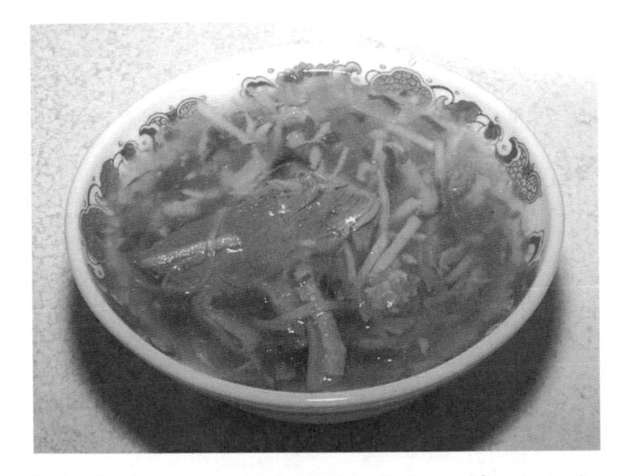

夏季飲食也可進補，關鍵在於選準補品。比如鴨肉就是很適宜夏季的補品，鴨肉不僅富含人在夏天急需的蛋白質等營養，而且能防疾療病。奧妙在於鴨屬水禽，性寒涼，從中醫「熱者寒之」的治病原則看，特別適合體內有熱、上火的人食用，如低燒、虛弱、食少、大便乾燥和水腫等，而這類疾病多見於夏季。如鴨與火腿、海參共燉，燉出的鴨汁善補五臟之陰；鴨肉同糯米煮粥，有養胃、補血、生津之功，對病後體虛大有裨益；鴨同海帶燉食，能軟化血管、降低血壓，可防治動脈硬化、高血壓、心臟病；鴨肉和竹筍燉食，可治痔瘡出血。可見夏季應多吃些鴨肉類食品。

食療方

荷葉茯苓粥

配方：荷葉1張，茯苓50克，粳米或小米100克，白糖適量。

做法：先將荷葉煎湯並去渣。把茯苓、洗淨的粳米或小米加入荷葉藥湯中，同煮為粥，出鍋前將白糖入鍋。

功效：此方具有清熱解暑、寧心安神、止瀉止痢之功效。另外對心血管疾病、神經衰弱者亦有療效。

涼拌萵筍

配方：鮮萵筍350克，蔥、香油、味精、鹽、白糖各適量。

做法：萵筍洗淨去皮，切成長條小塊，盛入盤內加精鹽攪拌，醃1小時，去除水分，加入味精、白糖拌勻。將蔥切成蔥花撒在萵筍上，鍋燒熱放入香油，待油熱時澆在蔥花上，攪拌均勻即可。

功效：此方具有利五臟、通經脈之功效。

奶油冬瓜球

配方：冬瓜500克，煉乳20克，熟火腿10克，精鹽、鮮湯、香油、太白粉、味精各適量。

做法：冬瓜去皮、洗淨，削成見圓小球，入沸水略煮後，倒入冷水使之冷卻。將冬瓜球排放在大碗內，加鹽、味精、鮮湯上籠用武火蒸30分鐘取出。把冬瓜球復入盆中，湯倒入鍋中加煉乳煮沸後，用太白粉勾芡，冬瓜球入鍋內，淋上香油攪拌均勻，最後撒上火腿末出鍋即成。

功效：此方具有清熱解毒、生津除煩、補虛損、益脾胃之功效。

鯽魚糯米粥

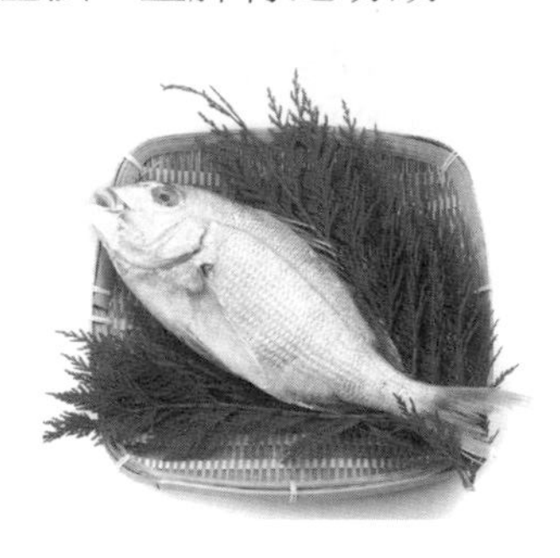

配方：鯽魚1條（約150克），糯米50克。

做法：將魚洗淨去肚雜，與糯米同放鍋中煮粥。

服法：每週服二次，兩個月為一個療程。

功效：此方滋補體質，對低血壓病很有療效。

紅棗栗子燜雞

配方：紅棗15克，栗子150克，雞一隻。

做法：將雞洗淨切成塊，猛火煸炒，後加佐料，至八成熟，加入紅棗、栗子燜熟食之。

功效：此方滋補體質，對低血壓病很有療效。

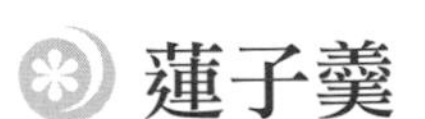

蓮子羹

配方：新鮮蓮子300克，冰糖50克，桂花醬6克，太白粉3克，櫻桃10多個。

做法：將蓮子煮熟、去蕊，鍋內放入冰糖，煮化後放入蓮子及用開水調開的太白粉，熄火後放入桂花醬、櫻桃攪勻後即可食用。

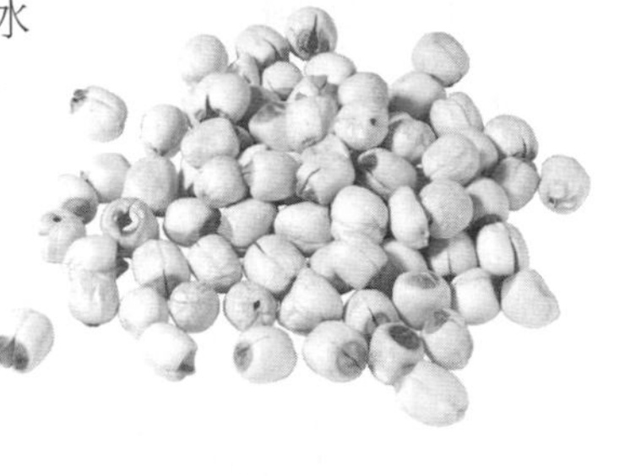

功效：此方滋補體質，對低血壓病很有療效。

可可煉乳茶

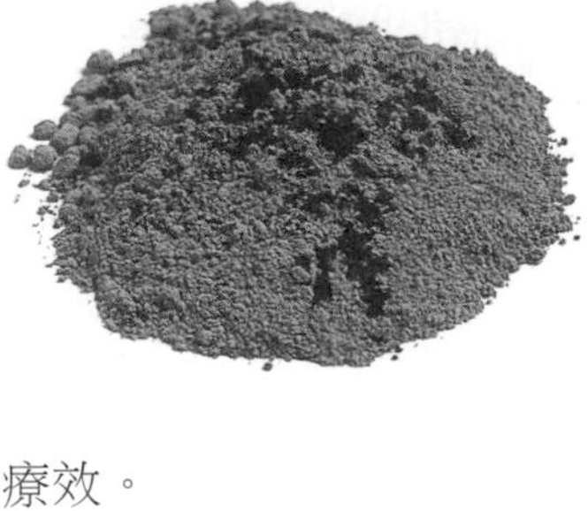

配方：可可粉10克，煉乳20毫升，白糖15克。

做法：可可粉加入煉乳和白糖，熱開水沖服。

功效：此方滋補體質，對低血壓病很有療效。

荔枝乾煲粥

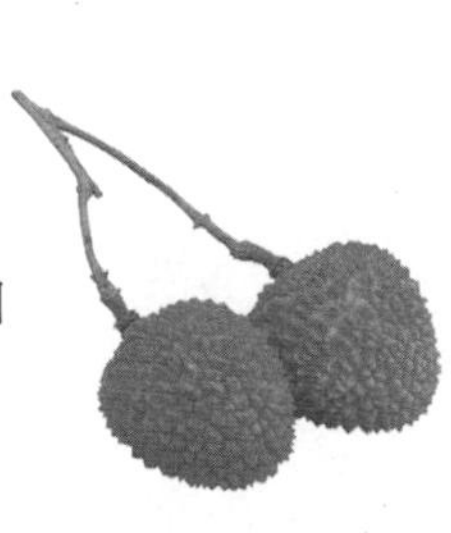

配方：荔枝乾10至15個，粳米適量。

做法：荔枝乾去殼除核，與粳米同煮粥（酌加淮山、蓮子同煮，功效更佳）。

功效：此方滋補體質，對低血壓病很有療效。

百合煮豆

配方：綠豆30克，紅豆15克，百合15克。

做法：共洗淨加水煮熟，頓食。

服法：早晚各一劑，常食。

功效：此方主治體質虛弱、低血壓及面斑。

胡桃豆漿

配方：胡桃仁30克，牛乳200克，豆漿200克，黑芝麻20克，白糖適量。

做法：將胡桃仁、黑芝麻研末，與牛乳、豆漿混合均勻，入鍋煎煮，煮沸後加入白糖即可。

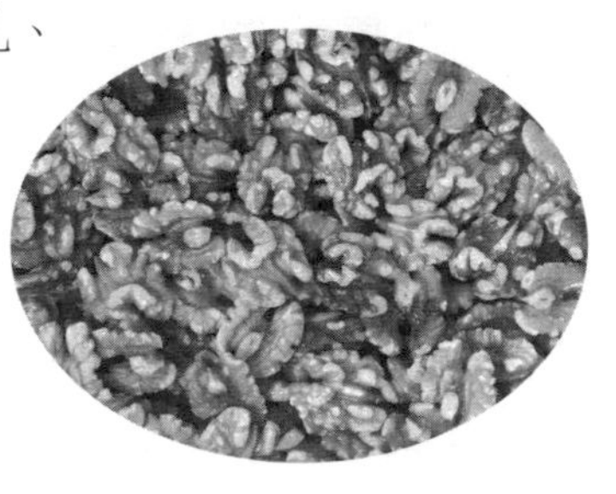

服法：每次一碗，每日二次，常服。

功效：此方主治腎虛體弱、低血壓及面斑。

健脾褪斑湯

配方：薏苡仁50克，蓮子30克，龍眼肉8克，芡實30克，蜂蜜適量。

做法：前四味配料洗淨入鍋，加水適量，旺火燒沸後，微火煮1小時，最後調入蜂蜜即成。

服法：頓食，吃蓮子飲湯，每日一劑，常食。

功效：此方主治體質虛弱、低血壓及面斑。

豬腎粥

配方：豬腎1對，粳米200克，山藥100克，薏苡仁50克，鹽、味精適量。

做法：將豬腎去筋膜、臊脾，切碎，洗淨，與山藥、薏苡仁、粳米共加水適量，用旺火燒沸後，改小火煨爛成粥，加入食鹽、味精即成。

服法：每日一劑，分二次食用，可常食。

功效：此方主治肝腎虛弱及面斑。

蓮子單食

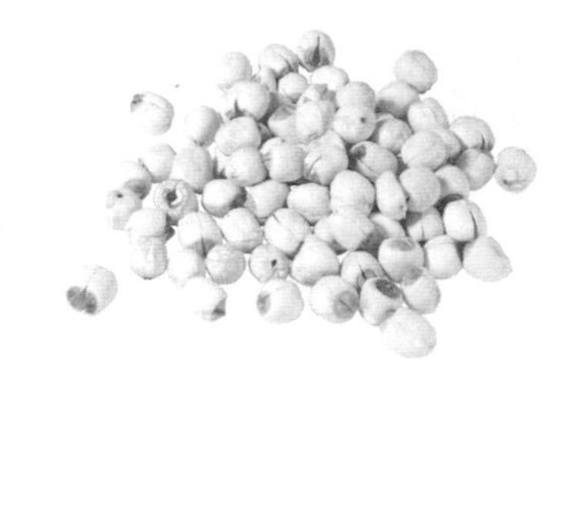

配方：蓮子10餘枚。

服法：生吃。

功效：可美容，去除眼角皺紋。

荷蓮丸

配方：荷花210克，蓮藕240克，蓮子270克。

做法：上述三味採收後陰放半乾，用鍋蒸熟後曬乾，共研細末，煉蜜為丸，每丸9克。

服法：每次服一丸，早晚開水送服。

功效：此方具有美容功效，可去除面部皺斑。

小暑養生食方

飲食勿過，膳食多樣

節氣諺語

小暑一聲雷，
翻轉倒黃梅。

夏季飲食不潔是引起多種胃腸道疾病的元兇，如痢疾、寄生蟲等疾病，若進食腐敗變質的有毒食物，還可導致食物中毒，引起腹痛、吐瀉，重者出現昏迷或死亡。飲食偏嗜則會造成營養不良；飲食偏嗜有過寒過熱之偏、五味之偏。多食生冷寒涼，可損傷脾胃陽氣，因寒溼內生發生腹痛腹瀉；偏食辛溫燥熱，可使胃腸積熱，出現口渴、腹滿脹痛、便祕，最終釀為痔瘡；五味之偏是說人的精神氣血都由五味滋生，五味對應五臟，如酸入肝、苦入心、甘入脾、辛入肺、鹹入腎。

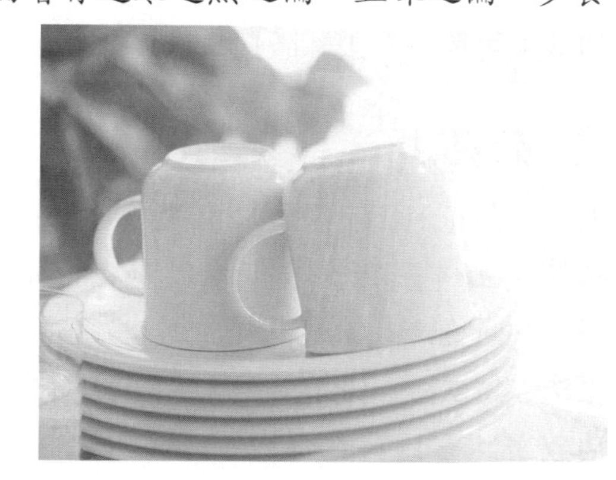

若長期嗜好某種食物，就會使臟腑機能偏盛偏衰，久而久之可損傷內臟而發生疾病。如偏食鹹味，會使血脈凝滯、面色無華；多食苦味，會使皮膚乾燥而毫毛脫落；多食辛味，會使筋脈拘急而爪甲枯槁；多食酸味，會使皮肉堅厚皺縮、口唇乾薄而掀起；多食甘味的食物，則骨骼疼痛、頭髮易脫落。重要的是由於嗜好偏過，不但會導致營養不良，而且還能傷及脾胃以及其他臟腑，而導致腳氣病、夜盲症和癭瘤等疾病。

所以，在食療養生中，飲食五味（酸、苦、甘、辛、鹹）要適宜，平時飲食不偏食，病時飲食講禁忌。如《千金要方・養性序》所說：「不欲極饑而食，食不可過飽；不欲極渴而飲，飲不可過多。飽食過多，則結積聚，渴飲過多，則成痰澼。」人在大饑大渴時，最容易過飲過食、急食暴飲。所以在飢渴難耐之時，亦應緩緩進食，另外在沒有食慾的情況下，也不能勉強進食、過分強食，梁代醫家陶弘景在《養性延命錄》中指出：「不渴強飲則胃脹，不饑強食則脾勞。」

人們都知道冬令進補，對夏天可否進補、如何進補卻不太了解，其實此節氣正是夏季進補的時機，例如：老人們冬天老發慢性支氣管炎、哮喘、肺氣腫，此時這些病正好緩解，正是進補的好時機。夏令進補得好，冬季就可少發病或不發病。

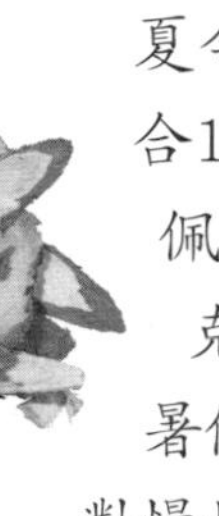

夏令進補對肺腎陰虛者可選用百合10克、蓮心10克、香薷10克、佩蘭10克、熟地10克、當歸12克、甘草6克，以水蒸服，有去暑健脾、養陰潤燥的作用。

對慢性支氣管炎、支氣管擴張、哮喘、肺陰虛的老人，可取豬肺一個，反覆灌洗清潔，至汽鍋中蒸，取其汁服用。一個豬肺可蒸2至3次，淡食。豬肺有滋陰、益肺、潤燥的功用，久食豬肺湯對上述疾病有很好的防治作用。

對冠心病、高血壓、肥胖症或膽固醇、三酸甘油脂高者，可用鴨肉作滋陰、清虛熱、補血、解毒之用。熟鴨肉與西瓜裡皮切成細絲置於盤內，加入適量鹽、味精、麻油、蒜末即可食用。西瓜皮有清熱降火、利尿消暑的功用，二者合服是老人夏令進補消暑的佳品。

當氣溫高時，人體消化液分泌減少，胃酸降低，食慾神經受到抑制，故飲食營養的調理和水分的補充至關重要，膳食應多樣化。從營養學觀點出發，煮沸後自然冷卻的涼開水最容易透過細胞膜促進新陳代謝，增加血液中血紅蛋白含量，促進身體免疫功能，增強人體的抗病能力。習慣於喝白開水的人，體內酵素活性高，肌肉內乳酸堆積少，不易產生疲勞。純淨的白開水容易解渴，但為了健康，不渴時也要主動喝點水。

此外，夏天喝綠豆湯可以解熱毒、止煩渴；茶葉水防癌；荷葉粥、薄荷粥、百合粥、菊花粥等對風熱感冒者、高血壓患者及患有眼科炎症者均較適宜。另外，一些新鮮涼拌菜，加些蒜泥、薑末、醋及些許辛辣調味品，既可增進食慾，又能防腸道傳染病，吃時切忌一次過量和過涼，同時還要注意吃新鮮瓜果、蔬菜、豆製品及瘦肉、魚和蛋，這樣既保持鉀、鈉平衡，又補充水分，又能保持對蛋白質和多種維生素的需要。

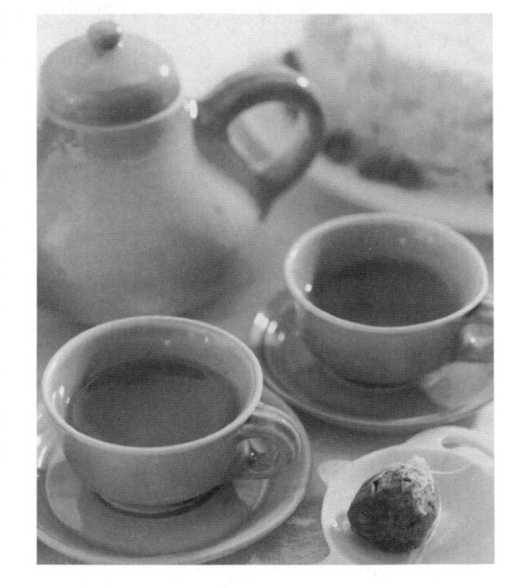

食療方

炒綠豆芽

配方：新鮮綠豆芽500克，花椒少許幾粒，植物油、白醋、食鹽、味精適量。

做法：豆芽洗淨，瀝乾水。油鍋燒熱，花椒入鍋，烹出香味，將豆芽下鍋爆炒幾下，倒入白醋繼續翻炒數分鐘，起鍋時放入食鹽、味精，裝盤即可。

功效：此方具有清熱解毒之功效，可療瘡瘍諸疾。

素炒豆皮

配方：豆皮二張，植物油、食鹽、蔥、味精各適量。

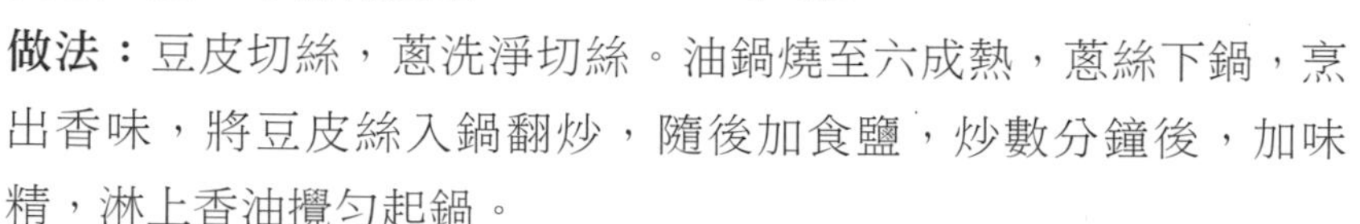

做法：豆皮切絲，蔥洗淨切絲。油鍋燒至六成熱，蔥絲下鍋，烹出香味，將豆皮絲入鍋翻炒，隨後加食鹽，炒數分鐘後，加味精，淋上香油攪勻起鍋。

功效：此方具有補虛、止汗之功效，適合多汗、自汗、盜汗者食用。

3.素燴麵筋

配方：水麵筋500克，蔥、薑、食鹽、太白粉、植物油、味精各適量。

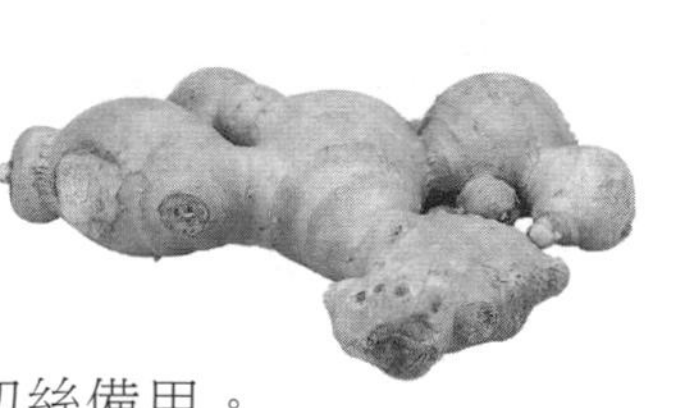

做法：水麵筋切薄片；蔥、薑洗淨，切絲備用。

油鍋燒熱，將水麵筋入鍋，煸炒至焦黃，加蔥、薑煸炒數分鐘，兑水一碗，加食鹽，待麵筋熟透後，放入味精，再用太白粉勾芡，湯汁明透即可。

功效：此方具有解熱、除煩、止渴之功效。

蠶豆燉牛肉

配方：蠶豆120克，瘦牛肉250克，食鹽少許，味精、香油適量。

做法：牛肉切小塊，先在水鍋內汆一下，撈出瀝水，將砂鍋內放入適量的水，待水溫時，牛肉入鍋，燉至六成熟，將蠶豆入鍋，開鍋後改文火，放鹽煨燉至肉、豆熟透，加味精、香油，出鍋即可。

功效：此方具有健脾利溼、補虛強體之功效。

糖漬龍眼

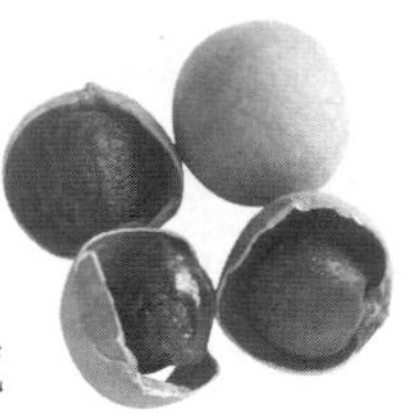

配方：鮮龍眼500克，白糖50克。

做法：將鮮龍眼去皮和核，放入碗中，加白糖，上籠蒸、晾三次，使色澤變黑，將變黑的龍眼拌白糖，裝入瓶中即成。

服法：每日服龍眼四粒，日服二次。

功效：此方可治療心力衰竭。

蓮子百合煨豬肉

配方：蓮子50克，百合50克，豬肉200克。

做法：將豬肉切成小塊，把蓮子、百合放入鍋內加水，再加入調料，用旺火煮沸後，轉用文火燉1小時即成，食蓮子、百合、豬肉，喝湯。

功效：此方清心利肺，對心力衰竭有療效。

豬心燉大棗

配方：豬心1個，大棗15枚。

做法：將豬心剖開洗淨，放入大棗，置碗內加水，蒸熟食用。

功效：此方滋補心血，主治心力衰竭。

葡萄汁

配方：鮮葡萄汁1500毫升。

做法：葡萄汁以文火煎熬，濃縮至稠黏如膏，加蜂蜜1倍，至沸停火，冷卻裝瓶備用。

服法：每次1湯匙，以沸水沖化代茶飲。

功效：此方潤肺治虛，對食慾不振、消化不良有很好的療效。

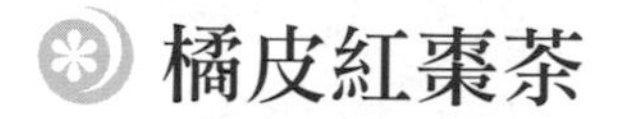

橘皮紅棗茶

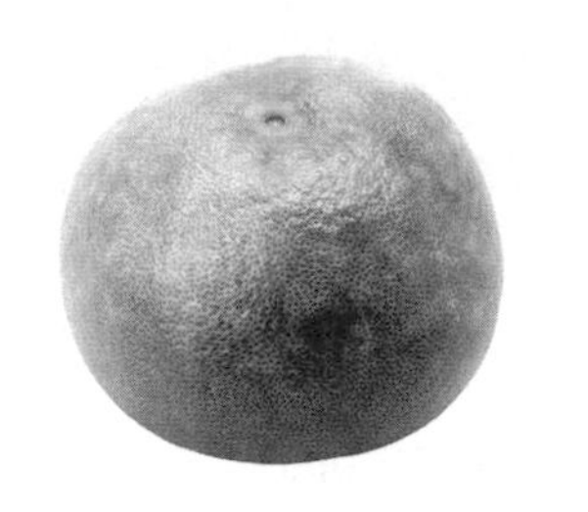

配方：鮮橘皮10克，大紅棗10枚。

做法：橘皮與紅棗用鍋炒焦，放入保溫杯內，以沸水浸泡10分鐘，飯前代茶頻飲。

功效：主治食慾不振、消化不良。

粟米山藥糊

配方：粟米20克，山藥10克。

做法：上述二味研細末，加水煮成糊，再加白糖適量調味服食。

功效：主治小兒消化不良。

蘿蔔炒豆腐皮

配方：豆腐皮1張，白蘿蔔100克，素油、鹽、蔥適量。

做法：清水泡漲豆腐皮後切成細絲，白蘿蔔洗淨切絲，共用素油煸炒後，加蔥、鹽等調味品佐餐，每日一劑。

功效：主治小兒乳食積滯、消化不良。

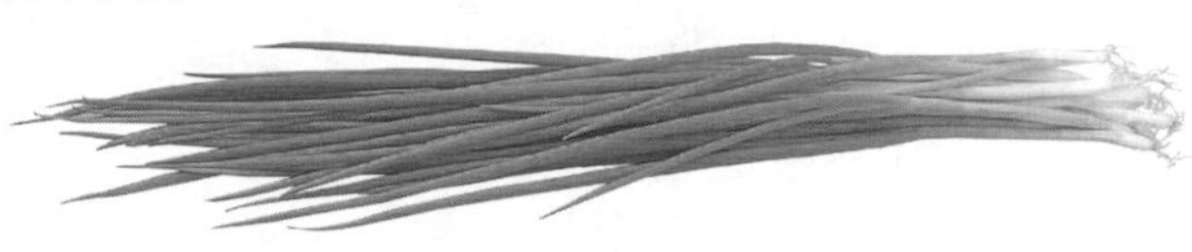

蘿蔔蔥白汁

配方：白蘿蔔、蔥白等量。

做法：共打汁，多量飲服。

功效：主治小兒食物積滯。

鹽蘿蔔湯

配方：胡蘿蔔250克，鹽3克。

做法：在胡蘿蔔中加鹽，並煮爛、去渣取汁，一天分三次服完，連服兩天。

功效：主治小兒消化不良。

按注：一方單用胡蘿蔔加水煎湯也可。

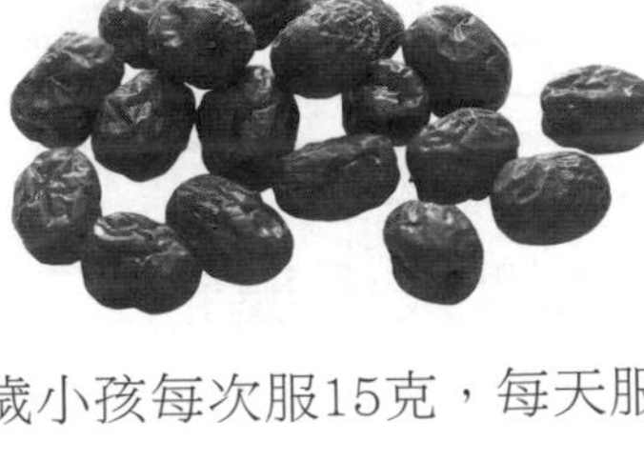

大棗高粱粉

配方：紅高粱50克，大棗10枚。

做法：將大棗去核炒焦，高粱炒黃，共研細末。

服法：兩歲小孩每次服10克，三至五歲小孩每次服15克，每天服二次。

功效：主治小兒消化不良。

龍眼橘餅糖

配方：龍眼肉100克，橘餅100克，白糖500克。

做法：將白糖入鍋，加適量水，用小火熬稠，加入龍眼肉、橘餅，攪勻，再熬至鍋鏟挑起成絲狀時停火，倒入塗有熟菜油的盤內，推平，稍冷，用刀切成小塊食用，每日50至100克，常食。

功效：主治不寐、健忘。

按注：一方不用桔餅而用鴿蛋。

小米棗仁粥

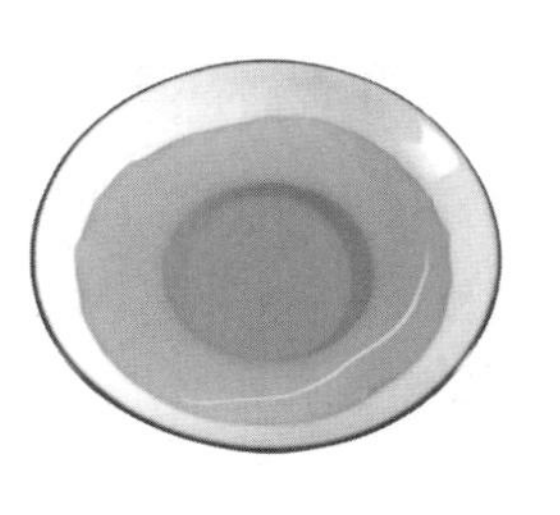

配方：小米100克，棗仁10克，蜂蜜30克。

做法：小米煮粥候熟，入棗仁，攪勻，食時加蜂蜜，日服二次。

功效：主治失眠。

小麥胚牙口服油

配方：小麥胚芽油300毫克。

服法：每日口服小麥胚芽油適量，可以改善腦細胞功能，從而提高記憶力和集中能力。

功效：主治健忘、失眠。

鹽蓮子菜

配方：蓮子芯30個，鹽少許。

做法：將蓮子芯用水煎之，放入鹽，每晚臨睡前服用。

功效：主治失眠多夢。

按注：一方無鹽，一方以蓮子加粳米煮粥食。

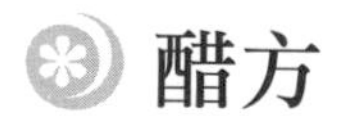

醋方

配方：食醋適量。

服法：臨睡前倒1杯冷開水，加一湯匙醋喝下，可較快入睡。

功效：主治失眠。

牛奶方

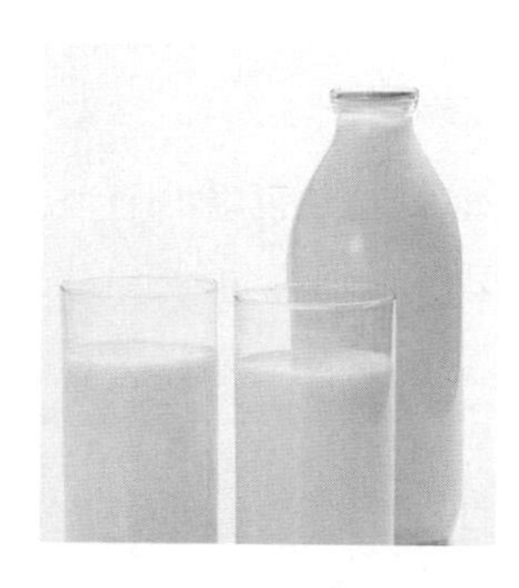

配方：熱牛奶1杯。

服法：每天臨睡前飲用，可使人酣睡。

功效：主治失眠症。

雞黃杞棗湯

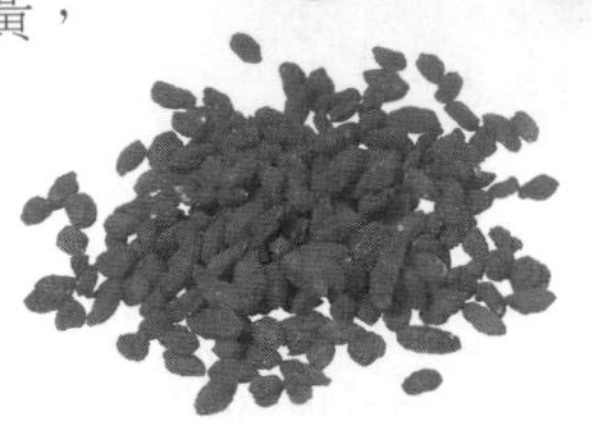

配方：雞子黃（雞蛋黃）1枚，大紅棗15枚，杞子15克。

用法：將大紅棗、杞子煎湯沖雞子黃，睡前溫服。

功效：主治入睡困難、睡而易醒。

按注：一方以龍眼肉易紅棗杞子。

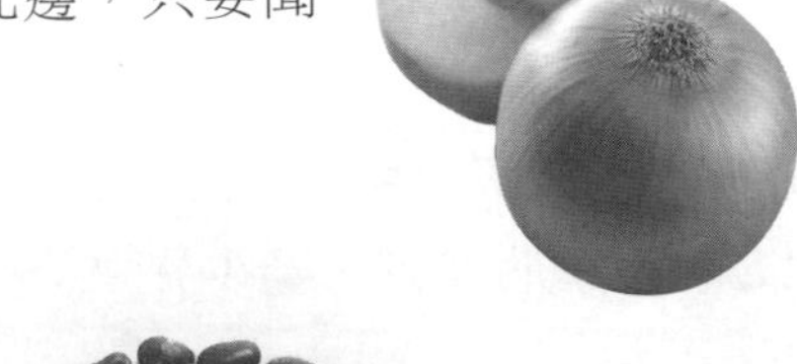

洋蔥

配方：洋蔥頭1個。

用法：橫切成數片，睡前放於枕邊，只要聞其氣味，便很快入睡。

功效：主治失眠。

黑豆湯

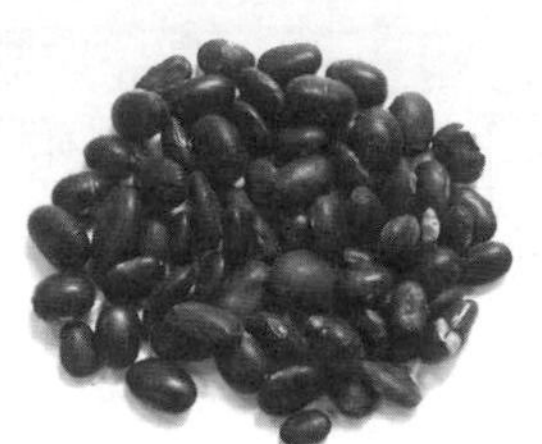

配方：黑豆50至100克。

做法：水煮黑豆，一次服完，每天二至三次。

功效：主治神經衰弱。

棗豆桂圓湯

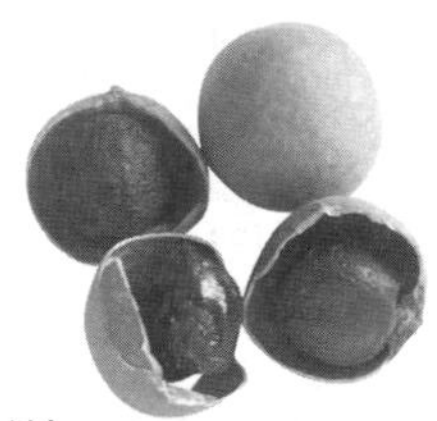

配方：大棗50克，桂圓肉15克，烏豆50克。

做法：加1500毫升水煎至1000毫升左右，分早晚兩次服用。

功效：主治血虛心悸、陰虛盜汗、腎虛腰痛、鬚髮早白、脾虛足腫。

健腦粥

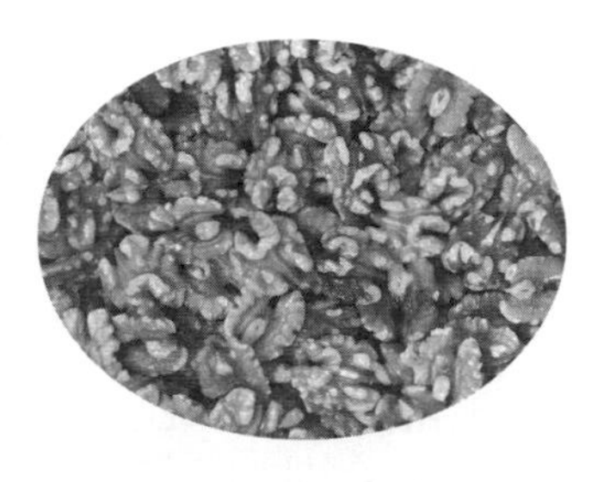

配方：粳米100克，核桃仁25克，乾百合10克，黑芝麻20克，冰糖少許。

做法：將前四者洗淨同入砂鍋，加適量清水及少許冰糖，文火燉熟煮透即可。

功效：主治健忘智衰。

豬腦黑木耳湯

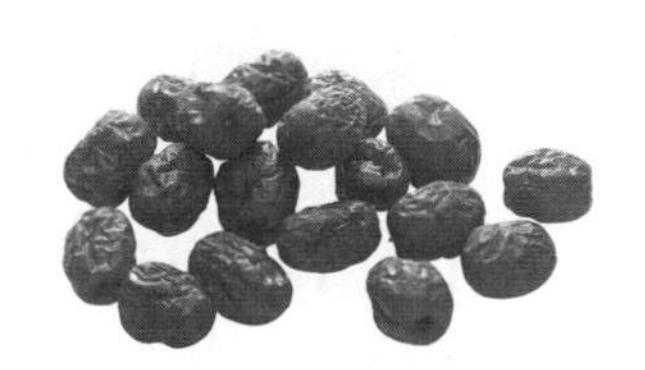

配方：豬腦1個，黑木耳15克，植物油、細鹽、黃酒、香蔥、味精適量。

做法：豬腦挑去血筋，洗淨；黑木耳冷水泡漲，洗淨，去雜質，仍浸泡在冷水中備用。起油鍋，放植物油1匙，中火燒熱，倒入木耳，翻炒3分鐘，加黃酒1匙，細鹽半匙，冷水少許，焖3分鐘，豬腦放入，加冷水1碗半，小火慢燉半小時後，加香蔥、味精少許，盛碗佐餐。

功效：主治健忘。

麥棗草湯

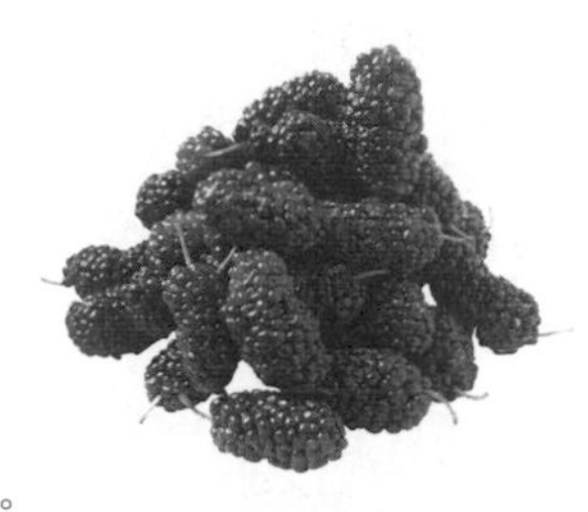

配方：麥仁60克，大棗15枚，甘草15克。

做法：上述配料加水三碗煎至一碗。

服法：睡前半小時服用，一次飲服。

功效：主治失眠。

桑椹蜜膏

配方：鮮桑椹1000克，蜂蜜300克。

做法：先將桑椹洗淨，放入砂鍋內，加水煎熬2次，過濾去渣，用文火濃縮後，再加蜂蜜收膏，冷卻後，裝瓶備用。

服法：每次一匙，一日兩次，以沸水沖服。

功效：適用於肝腎陰虛、失眠健忘、遺精耳鳴、鬚髮早白。

按注：一方用酸棗仁，無蜂蜜。

龍眼蓮子粥

配方：龍眼肉15克，蓮子15克，紅棗20克，江米（糯米）50克，白糖適量。

做法：蓮子去皮、芯，與紅棗、江米一同煮成粥，將熟時，加入龍眼肉，繼續煮至粥成，加白糖攪勻服用。

功效：主治失眠、健忘。

按注：一方用龍眼肉、大棗，一方用蓮子、江米加瘦豬肉。

栗子桂圓粥

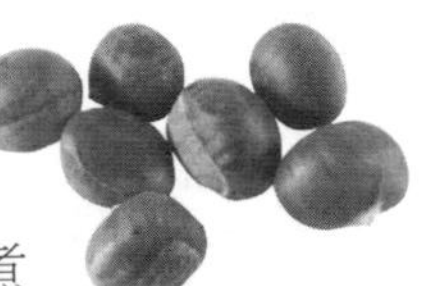

配方：栗子10個，桂圓肉15克，粳米50克。

做法：栗子去殼、切碎，與桂圓肉、粳米同煮粥，熟爛後，加白糖。

服法：每次一劑，早晚溫熱食。

功效：主治失眠、健忘。

百合雞子黃湯

配方：百合45克，雞蛋1枚。

做法：百合浸一宿，出白沫，去其水。以清水適量，煮約20分鐘，去百合，加雞蛋黃攪勻，再煮，放白糖少許調味即可。

功效：主治心肺陰液耗傷之失眠。

按注：還可治焦躁、驚悸。一方以瘦豬肉易雞蛋。一方以干貝易百合，或干貝再加瘦豬肉均可。一方用百合、棗仁。一方用百合、蜂蜜。

山藥杞子豬肉煲

配方：豬肉250克，淮山藥15克，杞子30克。

做法：豬肉、山藥加杞子，同煲食用。

功效：主治失眠。

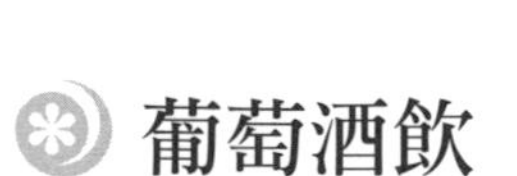

葡萄酒飲

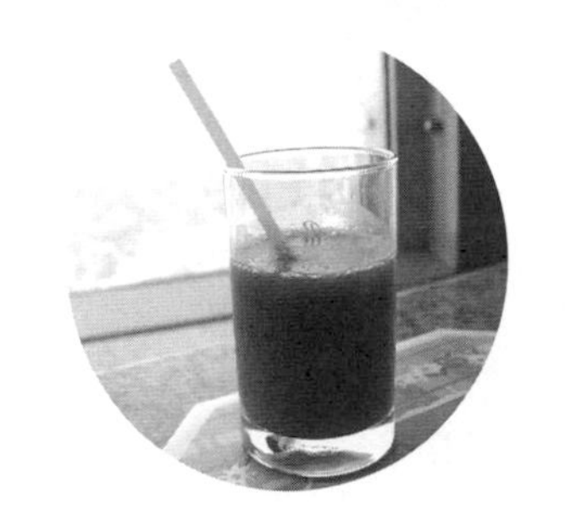

配方：葡萄酒一杯。

服法：每天晚上喝一杯葡萄酒。

功效：主治失眠。

芝麻核桃肉

配方：黑芝麻15克，核桃仁15克。

做法：將白糖適量地加入黑芝麻與核桃仁中，每日一次，連續吃半個月。

功效：主治神經衰弱。

蜂蜜棗仁飲

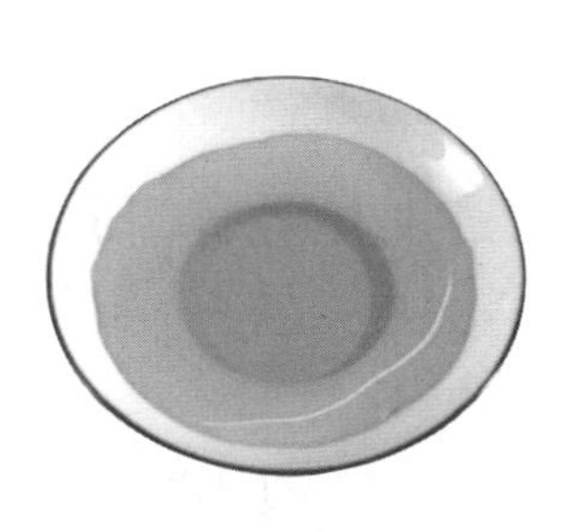

配方：蜂蜜30克，炒棗仁15克。

服法：蜂蜜棗仁分兩次沖水服。

功效：主治神經衰弱。

按注：如加入五味子9克、胡桃仁9克，還可增強記憶力、改善健忘。

猴頭菇湯

配方：猴頭菇75克。

做法：猴頭菇放水適量，煮湯服食。

功效：主治神經衰弱、失眠。

棗杞蛋湯

配方：紅棗10枚，枸杞子30克，雞蛋2個。

做法：加水煎煮，雞蛋熟後去殼取蛋，再煮片刻。

服法：食蛋飲湯，每日或隔天一次，連服三至五次。

功效：主治神經衰弱、失眠多夢、心悸眩暈。

鮮奶玉液

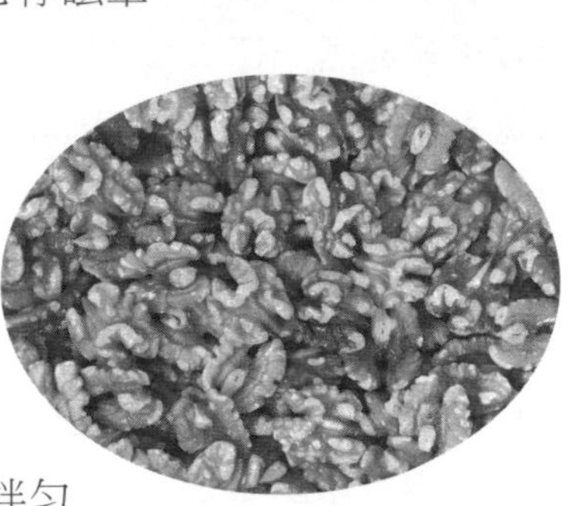

配方：粳米60克，炸胡桃仁80克，生胡桃仁45克，牛奶200克，白砂糖12克。

做法：粳米洗淨後，濾乾水分，和生胡桃仁、炸胡桃仁、牛奶、清水拌勻磨細，燒沸，加入白糖全溶化後，過濾去渣再燒沸，攪勻即成。

功效：主治神經衰弱。

百合蓮子燉蛋肉

配方：百合50克，蓮子50克，瘦豬肉30克，雞蛋3個，冰糖適量。

做法：上料入鍋，文火隔開水燉60至80分鐘，即可食用。

服法：早、晚各吃一次。

功效：主治心煩不寐。

牛乳麻油芝麻膏

配方：鮮牛乳、麻油、芝麻、冰糖、蜂蜜、胡桃仁各120克，大小茴香各12克。

做法：將芝麻、胡桃、大小茴香研末，然後加入牛乳、蜂蜜等。

置文火上燉約2小時左右，使之成膏，冷後裝瓶內備用，為一料。

服法：每次服一湯匙，日服三次，連服二至三料。

功效：主治陰血不足、血不養心所致的心悸、失眠、咽乾口燥、神經衰弱等症。

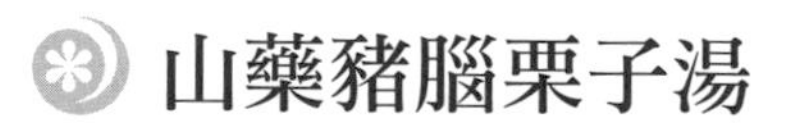

山藥豬腦栗子湯

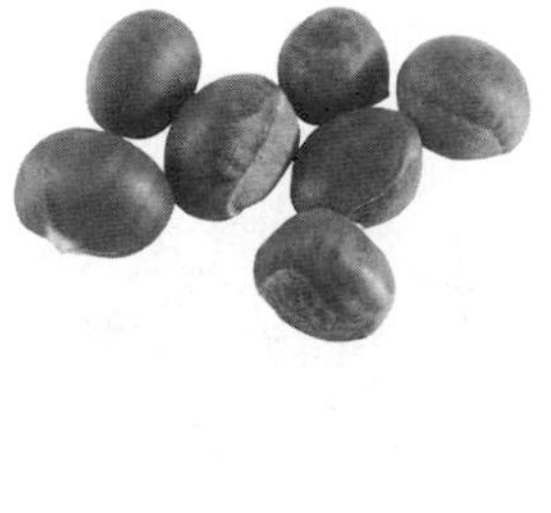

配方：山藥30克，栗子10克，豬腦1副。

做法：將山藥、栗子與豬腦加入適量水燉湯。

功效：主治神經衰弱。

八寶粥

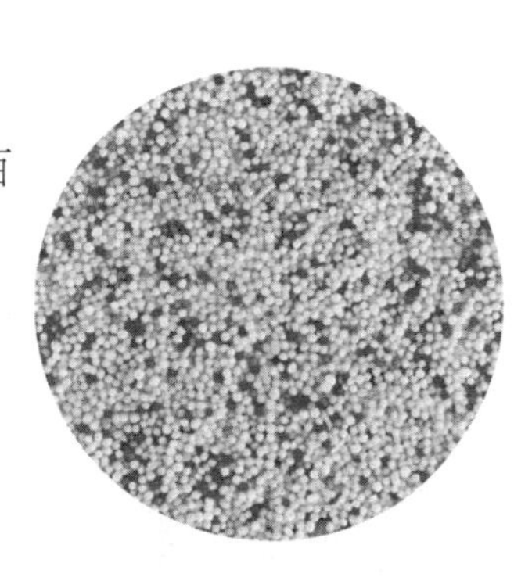

配方：蓮肉、山藥、紅棗、桂圓肉、百合、扁豆、米仁、芡實各6克，粳米100克。

做法：將前八味加水適量，煮40分鐘，再入粳米煮成粥，分頓加糖服食。

功效：主治神經衰弱。

按注：另一方為桂圓肉加糖、米煮粥。

大暑養生食方

清熱解暑食療方

節氣諺語

大暑公好年冬，
大暑母老鼠滿田走。

大暑節氣是大熱天，民俗中人們往往吃羊肉等屬於熱性的食物。據醫家稱：大暑節氣是在梅雨季節剛過後不久的月份，此時天氣雖熱，但暑主陰，人體容易為暑、溼、邪所侵，甚至發病；吃了這些食物，能增強身體抗病的能力，以驅除暑溼。由此可見民俗中的這種飲食方法也是有根據的。

暑天，運用飲食的營養作用養生益壽，是減少疾病、防止衰老的有效保證。夏季的飲食調養是以暑天的氣候特點為基礎，由於夏令氣候炎熱，易傷津耗氣，因此常可選用藥粥滋補身體。《黃帝內經》有「藥以去之，食以隨之」、「穀肉果菜，食養盡之」的論點。著名醫家李時珍尤其推崇藥粥養生，他說：「每日起食粥一大碗，空腹虛，谷氣便作，所補不細，又極柔膩，與腸胃相得，最為飲食之妙也。」藥粥對老年人、兒童、脾胃功能虛弱者都是適宜的，所以古人稱「世間第一補人之物乃粥也」。《醫藥六書》讚：「粳米粥為資生化育坤丹，糯米粥為溫養胃氣妙品。」可見粥養對人之重要。藥粥雖說對人體有益，也不可通用，要根據每人的不同體質、疾病，選用適當的藥物配製成粥方可達滿意的效果。

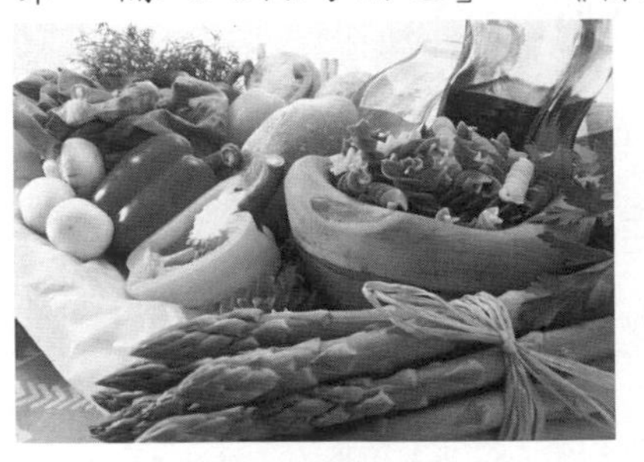

盛夏陽熱下降，氤氳熏蒸，水氣上騰，溼氣充斥，故在此季節，感受溼邪者較多。在中醫學中，溼為陰邪，其性趨下，重濁黏滯，易阻遏氣機，損傷陽氣，故食療藥膳以清熱解暑和溫熱升陽為宜。

食療方

清拌茄子

配方：嫩茄子500克，香菜15克，蒜、米醋、白糖、香油、醬油、味精、精鹽、花椒各適量。

做法：茄子洗淨削皮，切成小片，放入碗內，撒上少許鹽，再投入涼水中，泡去茄褐色，撈出放蒸鍋內蒸熟，取出晾涼。蒜搗末，將炒鍋置於火上燒熱，加入香油，下花椒炸出香味後，連油一同倒入小碗內，加入醬油、白糖、米醋、精鹽、味精、蒜末，調成汁，澆在茄片上。香菜洗淨切段，撒在茄片上，即成。

功效：此方具有清熱通竅、消腫利尿、健脾和胃之功效。

熗拌什錦

配方：豆腐1塊，嫩豆角50克，番茄50克，木耳15克，香油、植物油、精鹽、味精、蔥末各適量。

做法：將豆腐、豆角、番茄、木耳均切成丁。鍋內加水燒開，將豆腐、豆角、番茄、木耳分別焯透（番茄略燙即可），撈出瀝乾水分，裝盤備用。炒鍋燒熱，入植物油，把花椒下鍋，熗出香味，再將蔥末、鹽、番茄、味精同入鍋內，攪拌均勻，倒在燙過的豆腐、豆角、木耳上，淋上香油攪勻即可。

功效：此方具有生津止渴、健脾清暑、解毒化溼之功效。

綠豆南瓜湯

配方：綠豆50克，南瓜500克，食鹽少許。

做法：綠豆清水洗淨，趁水氣未乾時加入食鹽少許（3克左右）攪拌均勻，醃製幾分鐘後，用清水沖洗乾淨。南瓜去皮、瓤用清水洗淨，切成2公分見方的塊待用。鍋內加水500毫升，燒開後，先下綠豆煮沸2分鐘，淋入少許涼水，再煮沸，將南瓜入鍋，蓋上鍋蓋，用文火煮沸約30分鐘，至綠豆開花，加入少許食鹽調味即可。

功效：此方中綠豆甘涼，能清暑、解毒、利尿，配以南瓜生津益氣，可說是夏季防暑最佳膳食。

苦瓜菊花粥

配方：苦瓜100克，菊花50克，粳米60克，冰糖100克。

做法：將苦瓜洗淨去瓤，切成小塊備用。粳米洗淨，菊花漂洗，二者同入鍋中，倒入適量的清水，置於武火上煮，待水煮沸後，將苦瓜、冰糖放入鍋中，改用文火繼續煮至米開花時即可。

功效：此方具有清利暑熱、止痢解毒之功效。適用於中暑煩渴、下痢等症。

按注：喝此粥時，忌食一切溫燥、麻辣、厚膩之物。

焦麥茶

配方：大麥100克。

做法：將大麥炒焦，再加1500至2000毫升水煮開，晾涼後飲用。

功效：此茶非常可口又能降溫防暑。

藿香降溫茶

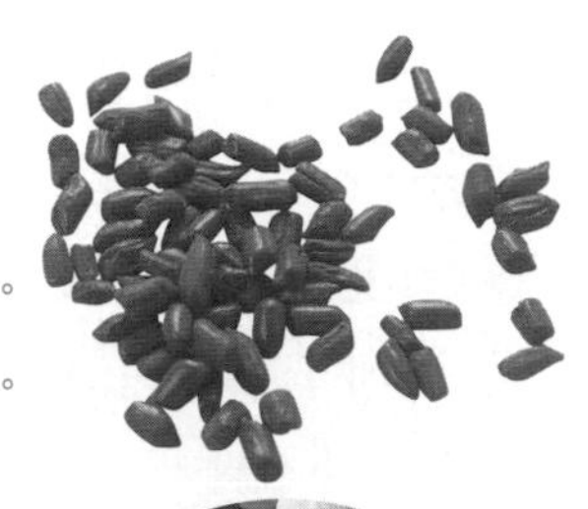

配方：藿香和決明子適量。

做法：將兩種藥材用沸水沖泡，晾涼後飲用。

功效：此茶具有防暑降溫、清肝明目的作用。

菊花竹葉茶

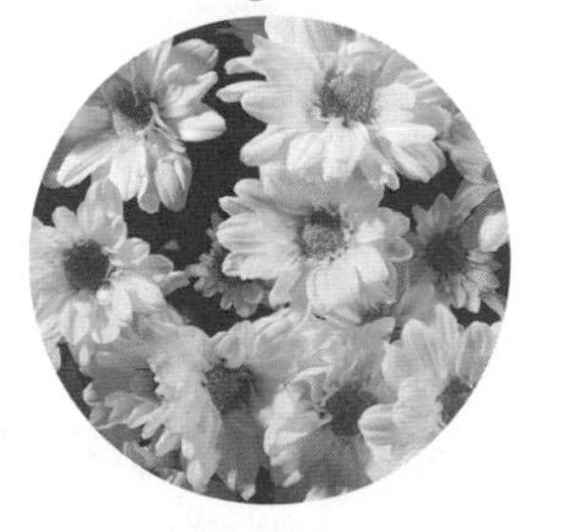

配方：白菊花、橘皮、山楂、鮮竹葉各5至10克。

做法：用500至1000毫升沸水沖泡後飲用。

功效：此茶清熱祛溼、開胃健脾。

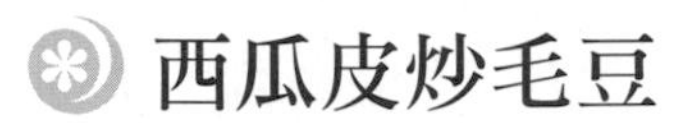

西瓜皮炒毛豆

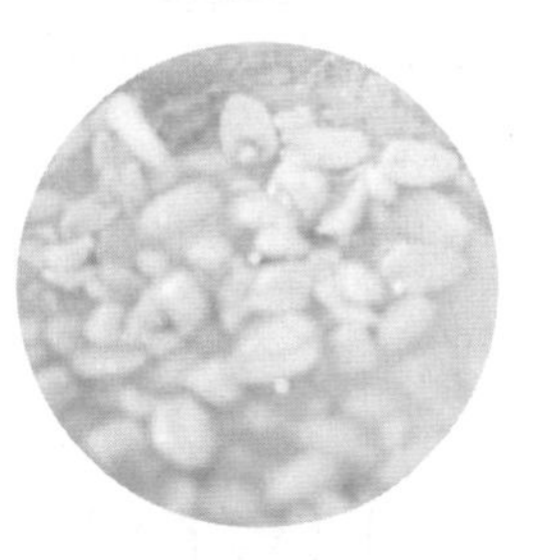

配方：西瓜皮適量，毛豆250克。

做法：將西瓜皮去外面青綠硬皮、內部紅瓤，然後用鹽醃漬一夜，去水分，稍晾乾，切成細條，與毛豆同炒，加糖少許，佐餐。

功效：主治中暑。

綠豆豬肘

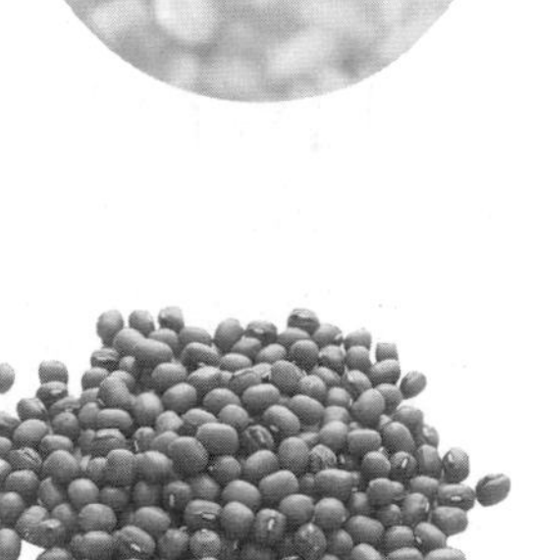

配方：去骨豬肘1000克，綠豆500克，蔥、薑、鹽、白礬少許。

做法：將豬肘刮洗乾淨，加水放入鍋中，下綠豆和白礬適量，用微火煮至用筷子一扎即透時取出放涼，然後把煮透的肘子皮朝下放在大碗內，上面放蔥、薑、鹽，再倒入原湯，（不要綠豆），用旺火上鍋蒸爛，取出再晾涼。將連湯的肘子放在冰箱，待凝結成凍時取出切片，即可食用。

功效：主治中暑。

海帶冬瓜蠶豆湯

配方：海帶100克，冬瓜500克，去皮蠶豆100克，香油及鹽適量。

做法：將海帶洗淨切成條塊狀，和蠶豆一起下鍋，用香油煸炒，然後加500毫升清水，加蓋燒煮，待蠶豆將熟時，再把切成塊狀的冬瓜和鹽一併放入，繼續繞至冬瓜熟，即可食用。

功效：主治中暑。

食鹽生薑湯

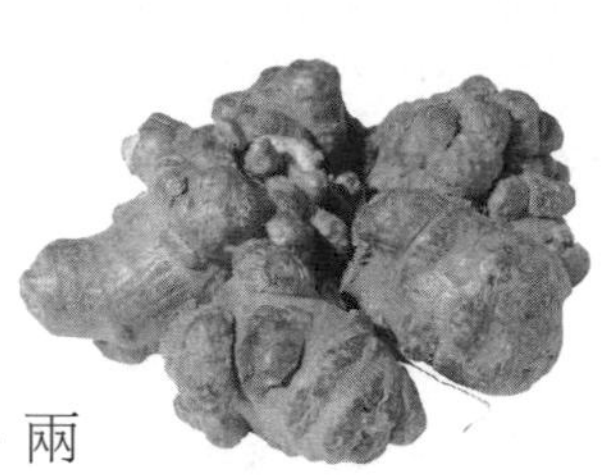

配方：食鹽30克，生薑15克，水1碗。

做法：食鹽、生薑同炒，加水煎服，或以鹽一小撮，揉擦病人兩手腕、兩足心、兩脅、前後背等處，以出紅點及覺有輕鬆感時為度。

功效：主治中暑。

扁豆荷葉粥

配方：扁豆50克，冰糖30克，鮮荷葉1張，粳米100克。

做法：將扁豆入鍋內燒焦，水沸後，入粳米，待扁豆黏軟，放入冰糖及洗淨的荷葉，再煮20分鐘即成。

功效：主治中暑。

楊梅甜酒

配方：鮮楊梅500克洗淨，白糖50克。

做法：共同搗爛放入瓷罐中，自然發酵一週成酒。用紗布濾汁，即為12度楊梅甜酒。如甜度不夠可加適量白糖，再置鍋中煮沸，停火待冷裝瓶，密閉保存，陳久為良。夏季佐餐隨量飲用。

功效：預防中暑，治療腹瀉。

西瓜番茄汁

配方：西瓜1個，番茄1000克。

做法：西瓜取瓤，去子，番茄用沸水沖燙，去皮及種子，用潔淨紗布絞取汁液飲用。

功效：主治暑熱及溫病發熱。

鳳梨汁

配方：鳳梨1個。

做法：搗爛擠汁，涼開水沖服。

功效：主治中暑發熱煩渴。

麥芽茶

配方：麥芽適量。

做法：炒黃，配鮮蒿放茶中。對高溫下勞動者尤宜。

功效：主治中暑（起預防作用）。

西瓜雞丁湯

配方：西瓜1個，雞肉適量。

做法：西瓜去瓤，留完整瓜殼，雞肉切丁放入瓜殼內，加適量清水，隔水燉至雞肉熟。

功效：主治中暑。

清暑扁豆粥

配方：扁豆15克，紅豆30克，淮山藥15克，木棉花15克，薏米30克，鮮荷葉半張，燈芯草少許。

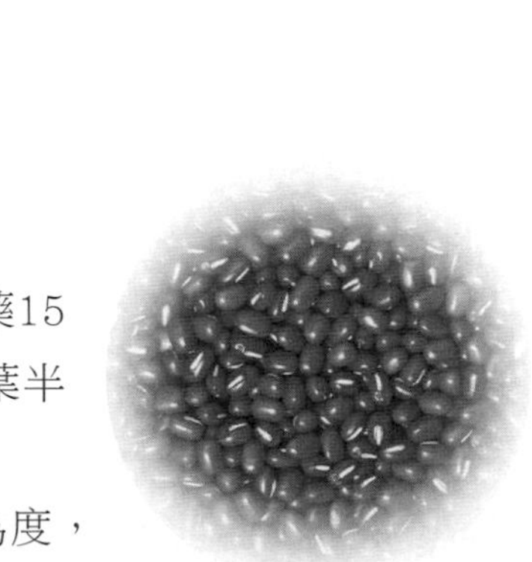

做法：上諸味慢火煮粥，以豆熟透為度，每日兩次服用。

功效：主治中暑。

四色粥

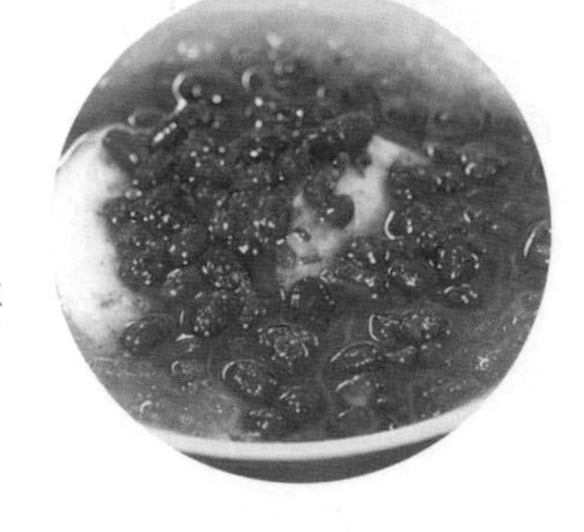

配方：綠豆、紅豆、麥片、黑芝麻等份，白糖或冰糖適量。

做法：先將上四味加水共煮粥，候熟，將白糖調入，空腹溫服。

功效：主治中暑。

瓜豆茶

配方：綠豆衣40克，西瓜翠衣40克。

做法：煎水飲服。

功效：主治中暑煩渴。

蜜棗薺菜湯

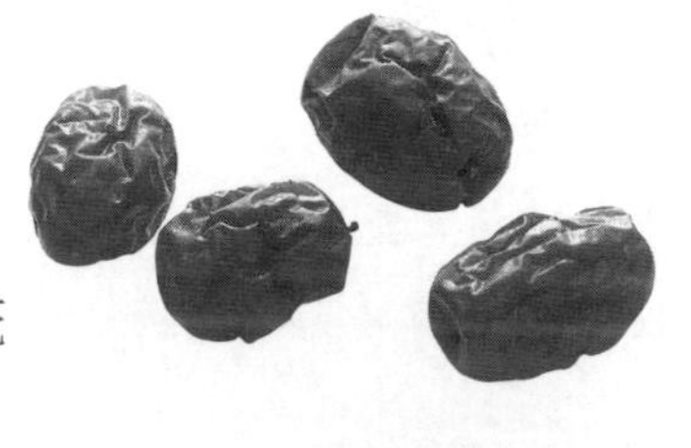

配方：薺菜90克，蜜棗5至6枚。

做法：將鮮薺菜、蜜棗加水1500毫升煎至500毫升，去渣留湯服用。

功效：主治暑熱傷胃、鼻衄。

西瓜露

配方：西瓜2至3公斤，蜂蜜150克，香油150克，鮮薑片100克，大紅棗10枚。

做法：挑選一個2至3公斤重的西瓜，切開一個小口，把中間西瓜肉挖出來，留瓜瓤3公分厚左右，然後放入蜂蜜、香油、薑片、紅棗（去核）。再把切開的小蓋扣上，放進鍋裡，固定好，然後往鍋裡加水，水面應當低於西瓜切口部分，用火燉一個半小時，趁熱喝西瓜裡的露汁，一邊喝西瓜露，一邊吃少許薑片，但不要吃西瓜中的大棗。最好能一次吃完，並馬上平臥休息半小時。如果一次喝不完，下次再喝時要燉熱後再服用。

功效：主治暑熱不退、煩渴。

杞米魚香茄子

配方：茄子250克，鹹魚25克，枸杞子10克，薏苡仁20克。

做法：茄子洗淨，切去頭尾，切成條塊狀。鹹魚切成小塊狀。將茄子與鹹魚在油中炒一下盛起，放砂鍋中，加杞子、薏苡仁，及醬油、糖、酒、薑、蒜泥、適量水，用文火煲熟即成。

功效：主治暑熱。

蓮蓉涼糕

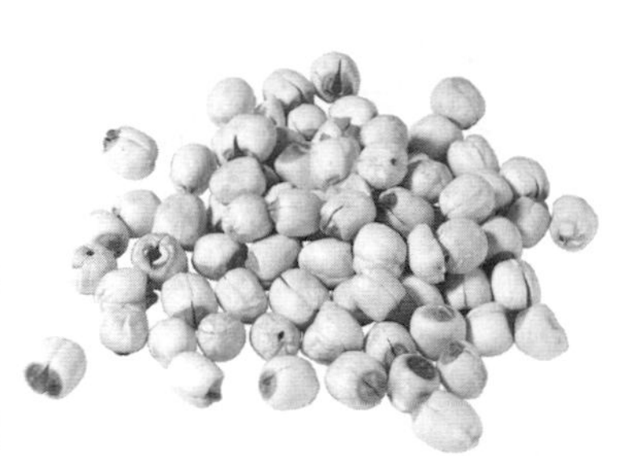

配方：蓮子50克，荸薺粉150克，洋菜10克，白糖60克。

做法：蓮子做成蓉（泥狀），洋菜加適量水加熱熔化。將荸薺粉、蓮蓉、糖加入洋菜液混合，放在模中蒸熟即可。

功效：主治暑熱不解。

酸梅綠豆湯

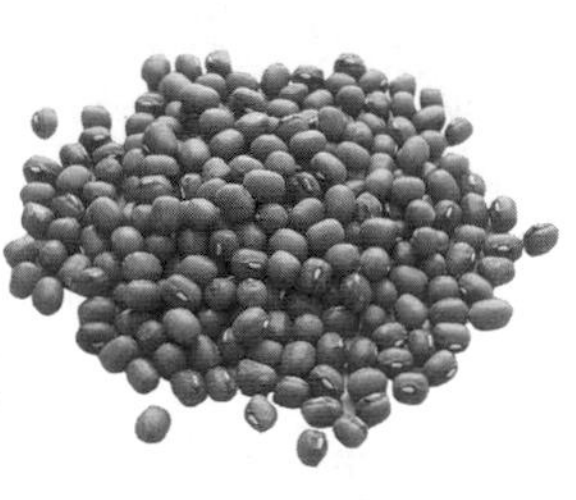

配方：酸梅30克，綠豆100克，白糖50克。

做法：先將綠豆加水燒開後再加入酸梅，煮至豆化梅爛，再加入白糖和勻即成。

功效：主治暑熱。

糖醋嫩藕

配方：嫩藕500克，醋、白糖、精鹽各適量。

做法：先將嫩藕洗淨去皮，對切成兩半，再切成片狀放入盆內，用沸水連泡兩次使發軟，然後倒去開水，加入醋、白糖、精鹽調拌，醃漬3小時即成。

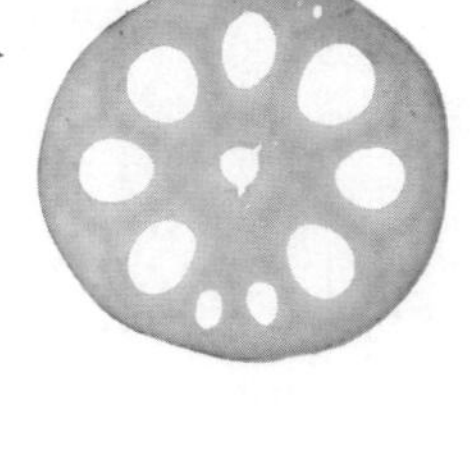

功效：主治暑熱煩渴。

綠豆海蜇湯

配方：綠豆50克，海蜇50克。

做法：加水熬成湯。

功效：主治暑熱、降血壓、咳喘。

糖尿病食療偏方

菠菜銀耳煎

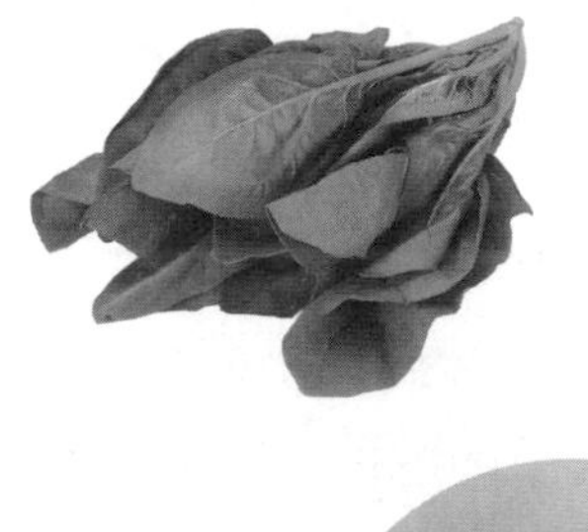

配方：鮮菠菜150克，銀耳9克。

做法：上述二味水煎調味服。

功效：主治消渴（即糖尿病）。

按注：一方用菠菜根更好。

牛乳山藥飲

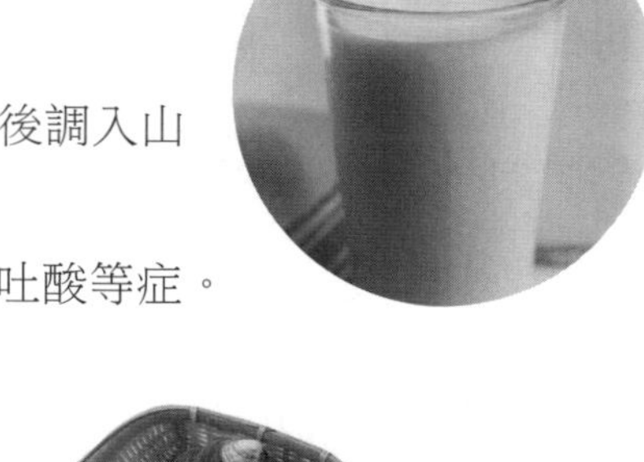

配方：牛乳500毫升，山藥30克。

做法：將山藥炒黃研末，牛乳煮沸後調入山藥粉，拌勻服用，每日一劑。

功效：主治口燥咽乾、消渴、反胃吐酸等症。

蚌肉湯

配方：蚌肉連水100克。

做法：蚌肉加溫，煮熟服之。

功效：主治糖尿病。

果仁苡米湯

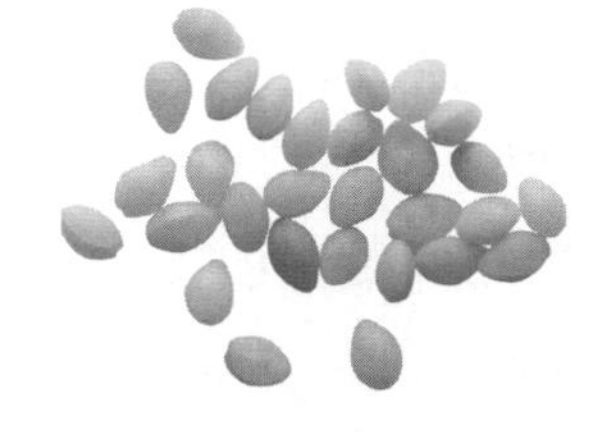

配方：去殼白果仁10粒，苡米60克。

做法：去殼白果仁、苡米加適量水煮熟，放入冰糖或白糖調味食用。

功效：主治糖尿病。

桑椹煎

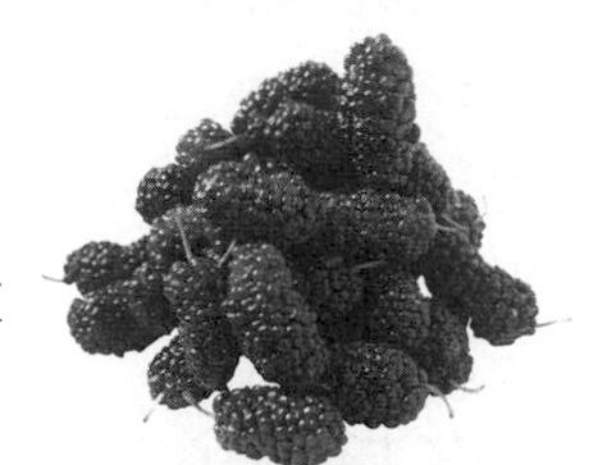

配方：桑椹10克。

做法：桑椹加水煎服，或服桑椹膏，每次30克，每天二至三次。

功效：主治消渴。

苦瓜炒肉片

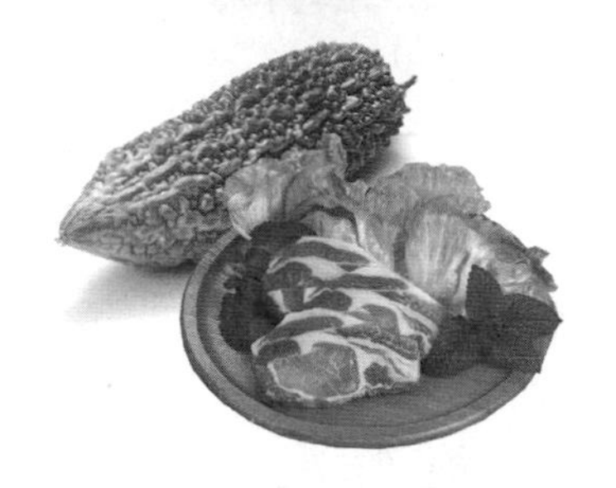

配方：苦瓜250克，瘦豬肉100克。

做法：苦瓜與瘦肉同炒佐餐。

功效：主治陰虛燥熱之糖尿病。

豬髓羹

配方：豬髓100克，紅棗150克，蓮子100克，木香3克，甘草10克。

做法：先將蓮子去芯，洗淨；紅棗洗淨；木香、甘草洗淨，裝入紗布袋內，連同豬髓放入鍋內，加水適量。再將鍋置武火上燒沸，再改用文火熬煮至湯濃、蓮子酥爛即成。

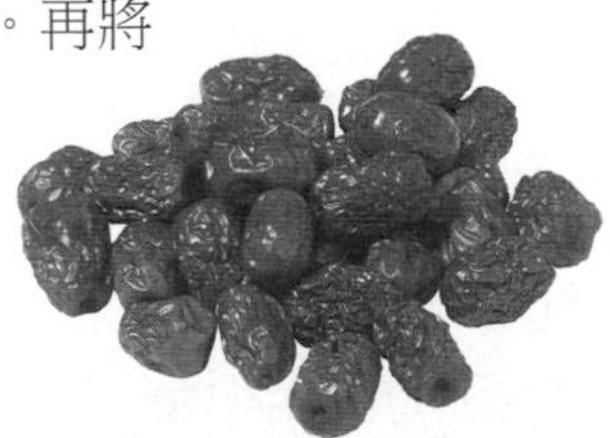

功效：主治消渴。

煮豌豆

配方：青豌豆或豌豆苗適量。

做法：青豌豆煮熟淡吃，或豌豆苗煮食。

功效：主治糖尿病。

玉米鬚方

配方：玉米鬚30克。

做法：煎成一碗，分兩次一天服完，連服十日，常用有效。

功效：主治糖尿病。

冬瓜單方

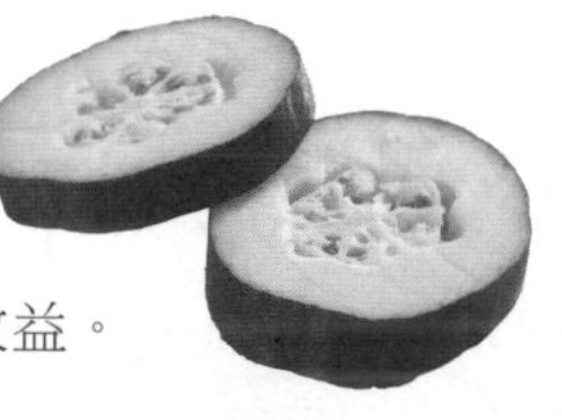

配方：冬瓜1個。

做法：先去皮，埋在溼地中一個月取出，破開，取清汁飲之。堅持常服，定有收益。

功效：主治糖尿病。

雞醋湯

配方：大白公雞1隻，陳醋200克。

做法：將雞宰殺洗淨，內加陳醋200克，不加油鹽，燉熟吃下，連吃數天見效。

功效：主治糖尿病。

按注：忌吃甜食和葡萄糖多的食物。

黑豆單方

配方：黑豆適量。

做法：用水煮熟，每次嚼50克，每天二至三次。若連服1個月，療效不佳者，可停服一切食物，而改黑豆為主食主菜。黑豆可碾麵做成麵條、烙餅、餃子皮、糕點等，黑豆長豆芽可做餃子餡或涼菜、熱菜等。總之，一日三餐均以黑豆為主，連服三個月顯效。

功效：主治糖尿病。

南瓜湯

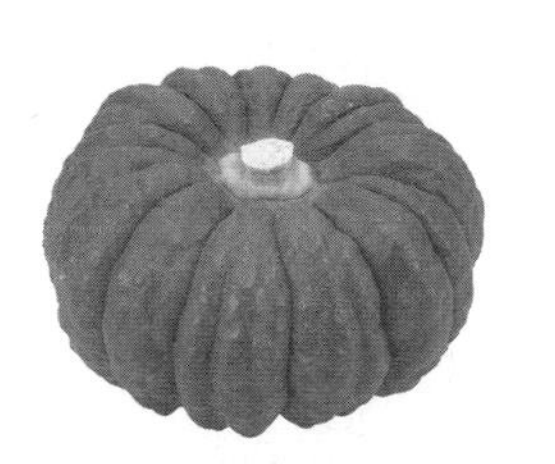

配方：南瓜250克。

做法：煮湯，飲湯食瓜，早晚各一次，連食一個月。

功效：主治糖尿病。

冬瓜皮蠶豆湯

配方：冬瓜皮50克，蠶豆60克。

做法：清水三碗，煎至一碗，去渣飲用。

功效：主治糖尿病。

薏米杏仁粥

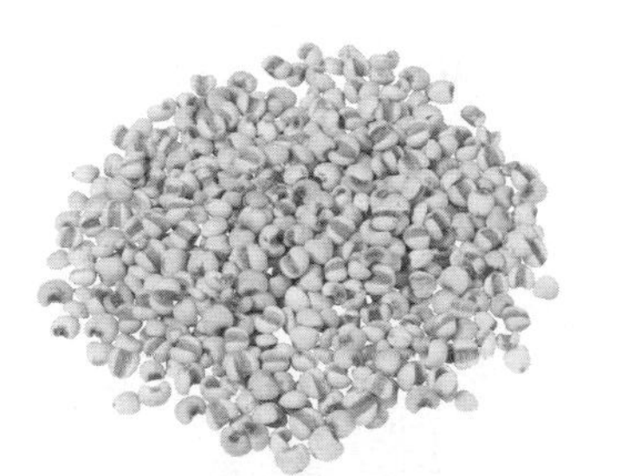

配方：薏米30克，杏仁10克。

做法：加水適量煮粥，冰糖調味，每日一次，宜常服。

功效：主治糖尿病。

胡蘿蔔粥

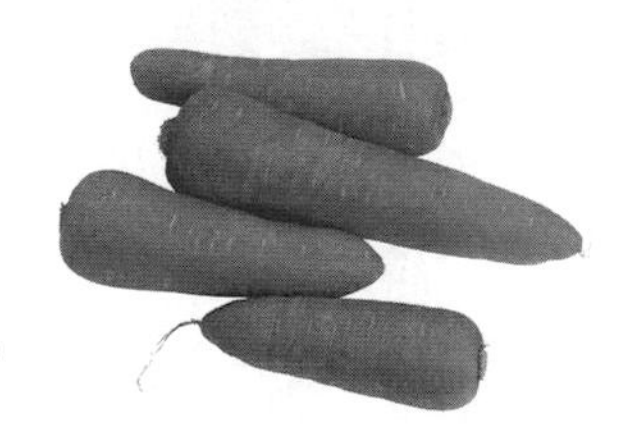

配方：粳米150克，胡蘿蔔5個。

做法：胡蘿蔔絞取汁，用汁加水煮粥食之。

功效：主治糖尿病。

泥鰍荷葉粉

配方：泥鰍10條，乾荷葉3張。

做法：將泥鰍陰乾，去頭尾，燒灰，研為細末，乾荷葉也研末，等量混勻。每次10克，涼開水送下，每日三次，以不思水為止。

功效：主治糖尿病。

田螺水

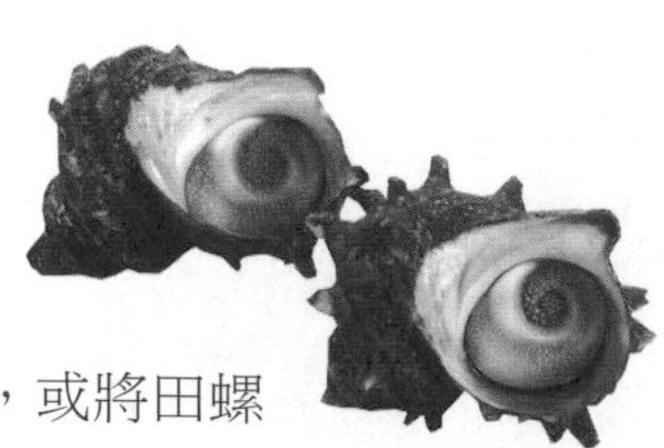

配方：田螺適量。

做法：將田螺養於清水中去污水和泥穢，換清水再浸一夜，取其水煮沸飲服，或將田螺帶殼煮熟，飲服煮田螺的水。

功效：主治糖尿病。

韭黃煮蛤肉

配方：韭黃（韭菜也可）150至250克，蛤蜊肉250至350克，味精、料酒適量。

做法：韭黃揀洗乾淨，同蛤蜊肉加水適量並加入少許料酒煮熟即成，服食時加鹽及味精調味。

功效：主治糖尿病。

豬脊羹

配方：豬脊骨500克，紅棗150克，蓮子（去芯）100克。

做法：一起加水適量，小火燉煮4小時。以喝湯為主，並可吃肉、棗和蓮子。

功效：主治糖尿病。

預防糖尿病類食譜

清蒸茶鯽魚

配方：鯽魚500克，綠茶適量。

做法：將鯽魚去腮、內臟，留下魚鱗，腹內裝滿綠茶，然後放入盤中，上蒸鍋清蒸熟透即可。淡食魚肉，每日一次。

功效：此方可預防糖尿病。

山藥燉豬肚

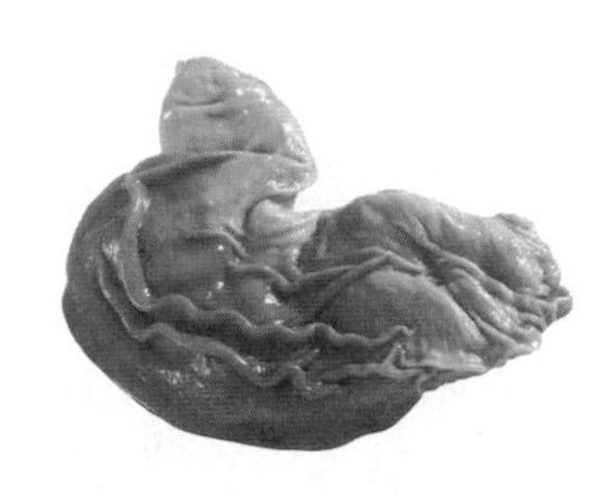

配方：豬肚、山藥各適量。

做法：將豬肚煮熟，再與山藥同燉至爛，稍加鹽調味。空腹食用，每日一次。

功效：此方可預防糖尿病。

酸辣田螺

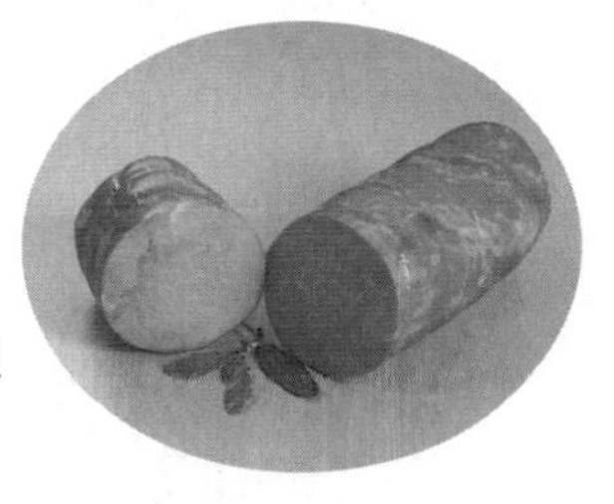

配方：田螺肉400克，火腿肉100克，雞肉50克，紅胡蘿蔔絲50克，醃酸辣椒50克，蛋黃絲50克，胡椒粉、醬油、醋、芝麻油、肉湯、食鹽、味精各適量。

做法：先將田螺肉洗淨，入沸水鍋中汆透，反覆用涼水沖洗乾淨，雞肉洗淨切絲，酸辣椒切絲。鍋內注入肉湯，放入雞肉絲、胡蘿蔔絲、火腿絲、蛋黃絲、辣椒絲煮沸，再放入田螺肉和各種佐料，煮入味後盛入盤中即可。

功效：此方可預防糖尿病。

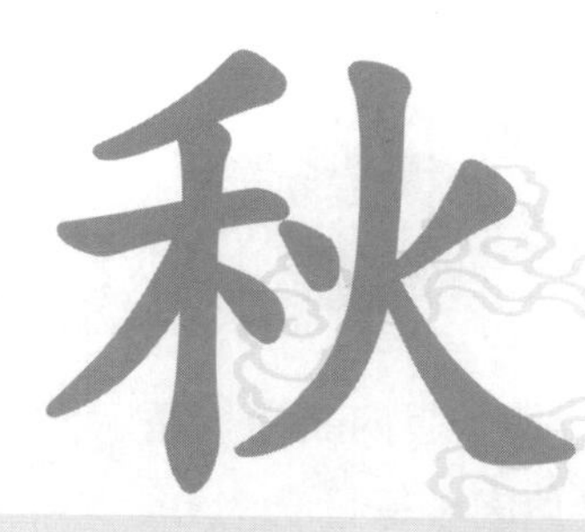

秋季氣燥，要注意滋陰潤肺，禁冷飲及穿寒溼內衣。

秋季宜多喝開水以及補充水溶性維生素B和C。

收斂神氣，使秋氣平

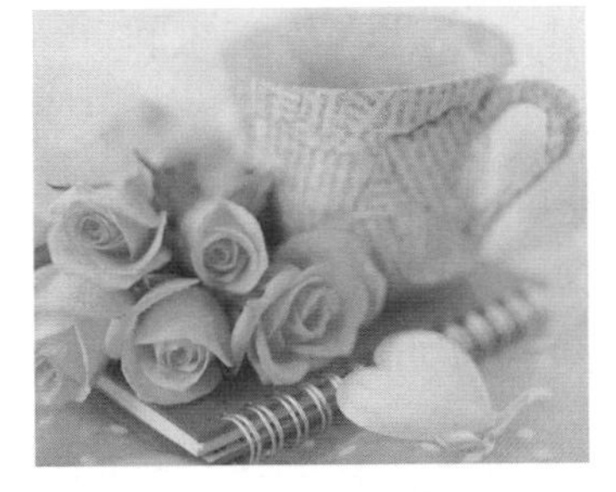

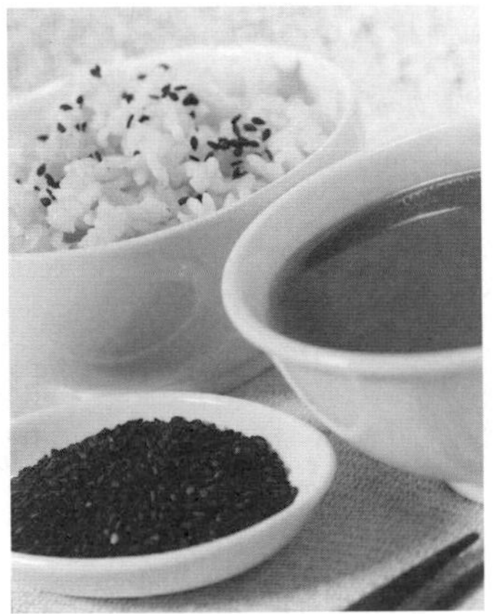

秋季包括立秋、處暑、白露、秋分、寒露、霜降6個節氣，是由熱轉涼，再由涼轉寒的過渡性季節，氣候變化經歷了由熱轉涼，由涼轉寒兩個階段。立秋、處暑、白露的四十五天，其氣候特點是：一方面暑熱未消，秋陽似火，另一方面早晚有秋涼；在秋分、寒露、霜降的四十五天內，其氣候特點是：暑熱已消，秋涼逐漸加重而轉寒。這個季節，雨水少了，自然界萬物收藏，枝枯葉黃，碧草乾枯，一片肅殺景象。

秋季氣候與自然界變化的主要特點是秋燥。其次是自然界由「生長」轉向「收藏」。此季節，宜早臥早起，與雞俱興，收斂神氣，使志安寧。肺旺肝弱，飲食宜減辛增酸，以養肝氣。因秋氣燥，所以宜食麻（芝麻）以潤其燥，禁冷飲及穿寒溼內衣。

《素問·四氣調神大論》中說：「秋三月，此謂容平，天氣以急，地氣以明。早臥早起，與雞俱興；使志安寧，以緩秋刑；收斂神氣，使秋氣平；無外其志，使肺氣清，此秋氣之應，養收之道也。逆之則傷肺，冬為飧泄，奉藏者少。」這裡所說的是秋天的養生之道，亦即秋天的養陰之道。意思是說，秋季七、八、九月，陰氣已升，萬物果實已成，自然界一派容態平定的氣象。秋風勁急，物色清明，肅殺將至。人們要早睡，並要早起，雞鳴時即起，使志意安逸寧靜，以緩和秋季肅殺之氣的刑罰；應當收斂神氣，以應秋氣的收斂清肅；意志不要受外界干擾，以使肺氣清靜，這是應秋季收斂之氣，調養人體「收氣」的道理。如果人體違逆了秋季收斂之氣，就要傷害肺氣。秋季傷害了肺氣，到了冬季，就要發生腹瀉的病變，這是因為人在秋季養「收氣」不足，到冬季奉養「藏氣」力量不夠的緣故。

秋季由於早晚溫差變化大，許多人鼻黏膜、嘴唇、口腔和皮膚就顯得乾燥，甚至流鼻血、唇乾裂、皮膚乾裂出血。秋季乾咳的患者也特別多，抱怨喉嚨很乾燥，怎麼喝水也都無法止渴，咽喉中痰亦很黏難以咳出，這就是燥咳。我國中醫認為「肺主肅降、失常易生喘咳；肺通調水道，失序則影響水液代謝；肺朝百脈，若病則易生心血管疾病；肺主皮毛，失調則引起皮膚炎。」六淫之一便是燥邪，因此，入秋就引起乾燥症狀，如呼吸、過敏異位性皮膚炎和腸胃炎及心血管疾病。為符合「春夏養陽，秋冬養陰」的養生原則，所以要注意滋陰潤肺，保津尤要，要多喝開水，多食用補氣養陰之藥品如西洋參、麥門冬、玉竹、百合、生地、沙參等。不宜過度食用陽熱辛燥的藥物，如鹿茸、十全大補、肉桂、附子等。

秋燥咳嗽有溫燥與涼燥之分。溫燥的主要症狀為咳嗽少痰、咽乾不適、鼻燥口乾、手腳心熱等。治療宜辛涼甘潤，常用中藥為桑葉、杏仁、沙參、玉竹、麥冬、花粉、貝母、淡豆豉等。涼燥的主要症狀有乾咳痰少、咽乾唇燥、鼻塞、無汗、怕冷、頭痛、不發熱或發熱輕微等。治療宜化痰潤燥，常用中藥為紫蘇、杏仁、半夏、陳皮、前胡、桔梗、瓜蔞、生薑、甘草等。

除藥物治療外，不少蔬菜和水果也有生津潤燥的作用。例如，可用生梨1個（去核）加冰糖10克隔水蒸服；或用紅蘿蔔250克，洗淨後切成薄片，放在碗里加白糖30克，醃上幾小時後取汁飲服；或取鮮藕200克，隔水蒸熟後服用，亦可與粳米熬粥後服用。

秋燥是因自然界變化和人體體質互相作用而致，因此預防的方法主要是精神調攝與飲食調攝。秋風落葉，萬物凋零，常使人觸景生情，尤其是老年人易引起垂暮之感。為此，應調攝精神，保持神志安寧，收斂神氣，不使神思外馳。白天宜以平素所好的事物，隨意玩樂，並積極參加一些有益而力所能及的社會活動，保持樂觀向上的情緒，以走出淒涼低落的窘境。在飲食上應多補充些水分以及水溶性維生素B和C，平時可多吃蘋果和綠葉蔬菜，以助生津防燥，滋陰潤肺。但秋天不應貪食瓜果，以防壞肚而損傷脾胃。也應少用蔥、薑、蒜、韭菜及辣椒等溫燥熱食物，否則夏熱未清，又生秋燥，易患溫病熱症。還應適當吃些高蛋白食物，如牛奶、雞蛋和豆類等，使人的大腦產生一種特殊物質，可消除抑鬱情緒。在生活起居上，除了注意天氣變化，適當增添衣物外，為了提高人體對冬天的禦寒能力，某些呼吸道抵抗力較弱而易患氣管炎的人，特別應當進行秋凍，以保證機體從夏熱順利的與秋涼「接軌」。以增強體質提高人體對氣候變化的適應性與抗寒能力。此外還應該加強身體鍛鍊，以調整陰陽，提高身體對氣候變化的適應性，如可通過健身體操、跳舞、郊遊登山、氣功鍛鍊等方法來增強肺臟的生理功能。同時還應注意消除和避免誘發咳嗽的一些因素，如吸菸、喝酒以及煙霧、灰塵和有害氣味的刺激等。

立秋養生食方

滋陰潤燥宜食麻

節氣諺語

立秋無雨最堪憂，
作物從來只半收。

《素問．藏氣法時論》說：「肺主秋……肺收斂，急食酸以收之，用酸補之，辛瀉之。」可見酸味收斂肺氣，辛味發散瀉肺，秋天宜收不宜散，所以要盡量少吃蔥、薑等辛味之品，適當多食酸味果蔬。秋時肺金當令，肺金太旺則克肝木，故《金匱要略》又有「秋不食肺」之說。秋季燥氣當令，易傷津液，故飲食應以滋陰潤肺為宜。《飲膳正要》說：「秋氣燥，宜食麻以潤其燥，禁寒飲。」更有主張入秋宜食生地粥，以滋陰潤燥者。總之，秋季時節，可適當食用芝麻、糯米、粳米、蜂蜜、枇杷、鳳梨、乳品等柔潤食物，以益胃生津。

食療方

生地粥

配方：生地黃25克，米75克，白糖少許。

做法：生地黃鮮品洗淨細切後，用適量清水在火上煮沸約30分鐘後，瀝出藥汁，再煮一次，兩次藥液合併後濃縮至100毫升，備用。將米洗淨煮成白粥，趁熱加入生地黃藥液，攪勻，食用時加入適量白糖調味即可。

功效：滋陰益胃，涼血生津。本方還可作肺結核、糖尿病患者之膳食。

黃精煨肘

配方：黃精9克，黨參9克，大棗5枚，豬肘750克，生薑15克，蔥適量。

做法：黃精切薄片，黨參切短節，裝紗布袋內，紮口。大棗洗淨待用。豬肘刮洗乾淨，入沸水鍋內焯去血水，撈出待用。薑、蔥　洗淨拍破待用。以上食物同放入沙鍋中，注入適量清水，置武火（大火）上燒沸，撇盡浮沫，改文火（小火）繼續煨至汁濃肘黏，去除藥包，肘、湯、大棗同時裝入碗內即成。

功效：補脾潤肺。對脾胃虛弱、飲食不振、肺虛咳嗽、病後體弱者尤為適宜。

五彩蜜珠果

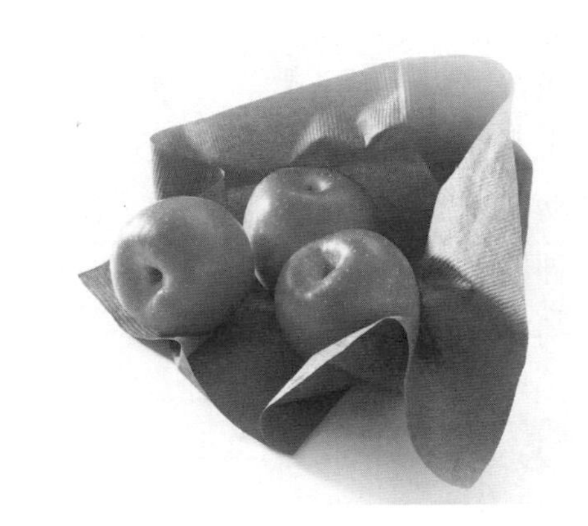

配方：蘋果1個，梨1個，鳳梨半個，楊梅10粒，荸薺10粒，檸檬1個，白糖適量。

做法：蘋果、梨、鳳梨洗淨去皮，分別用圓珠勺挖成圓珠，荸薺洗淨去皮，楊梅洗淨待用。將白糖加入50毫升清水中，置於鍋內燒熱溶解，冷卻後加入檸檬汁，把五種水果擺成喜歡的圖案，食用時將糖汁倒入水果之上，即可。

功效：生津止渴，和胃消食。

醋椒魚

配方：黃魚1條，香菜、蔥、薑、胡椒粉、黃酒、麻油、味精、鮮湯、白醋、鹽、植物油各適量。

做法：黃魚洗淨後剞成花刀紋備用，蔥、薑洗淨切絲。油鍋燒熱，魚下鍋兩面煎至見黃，撈出瀝乾油。鍋內放少量油，熱後，將胡椒粉、薑絲入鍋略加煸炒，隨即加入鮮湯、酒、鹽、魚，燒至魚熟，撈起放入深盤內，散上蔥絲、香菜。鍋內湯汁燒開加入白醋、味精、麻油攪匀倒入魚盤內即可。

功效：健脾開胃，填精，益氣。

百合銀耳蓮子粥

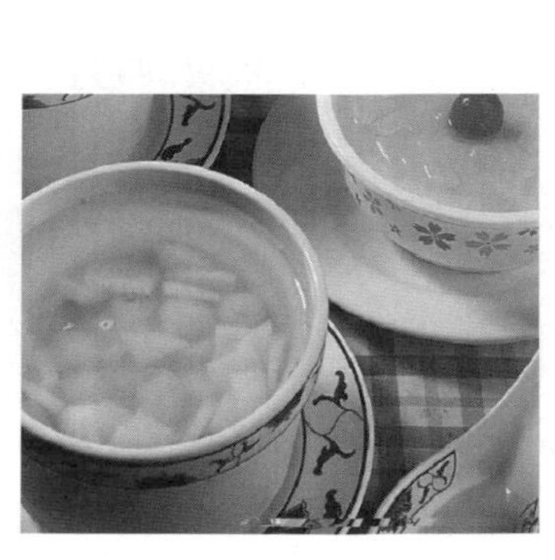

配方：百合20克，銀耳40克，蓮子15克，糯米80克，冰糖適量。

做法：將百合、銀耳、蓮子、糯米洗淨煮粥，熟時加入冰糖食用。

功效：其中百合潤肺止咳、清心安神，銀耳潤肺生津、養胃提神，蓮子健脾止瀉、清心安神，粳米補中益氣、健脾益胃。

楊梅煎

配方：楊梅15克。

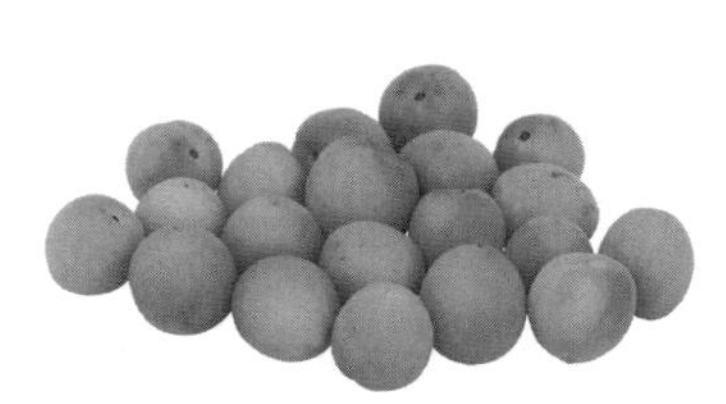

服法：楊梅煎服，或燒研，用米湯服下，每次5克，每日2次。

功效：治腹痛、泄瀉。

麻油蔥油汁

配方：蔥白10根，生麻油適量。

做法：蔥白洗切，搗絞汁，調入生麻油一匙。

服法：空腹服，每天2次，連服3天。

功效：治腹痛。

胡椒細末

配方：白胡椒10粒，酒適量。

做法：將白胡椒研成細末，用酒沖服。

功效：治因食生冷或受寒所致的腹痛。

蔥粥方

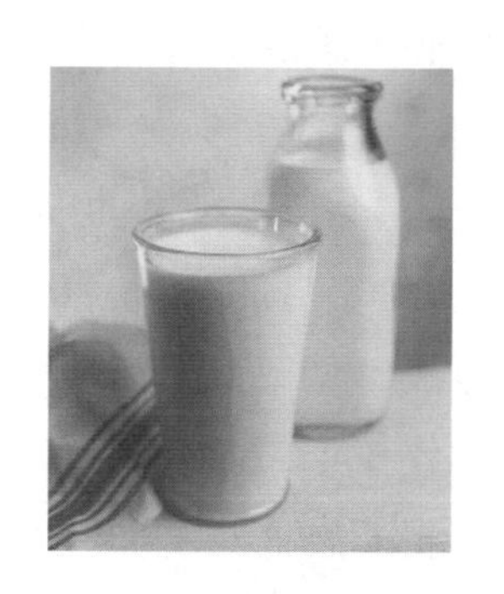

配方：蔥白10根，牛乳200毫升，米60克。

做法：將蔥白、米洗淘乾淨，蔥白切細，放入牛乳中煮沸，然後放入米及水適量，煮為稀粥服食。

功效：治血虛寒凝之臍下急痛等症。

鯽魚生薑湯

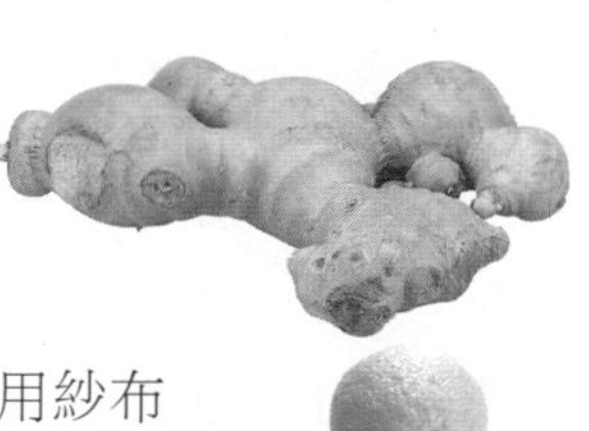

配方：生薑30克，桔皮10克，胡椒3克，鯽魚1條（約250克）。

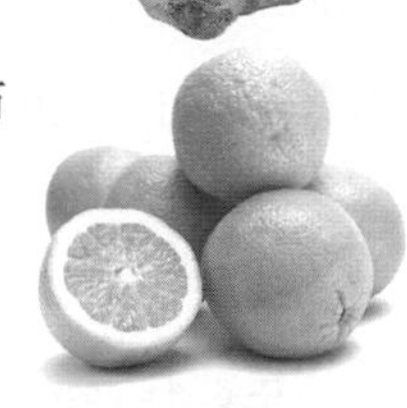

做法：魚去雜洗淨，將生薑、桔皮、胡椒用紗布包紮放入魚肚中，加適量水文火煨煮，熟時放入少許食鹽調味。

服法：空腹喝湯食魚。

功效：治中寒型腹痛、食慾不振、消化不良、虛弱無力。

杞春酒

配方：常春果200克，枸杞子200克。

做法：將上藥搗破裂，置於淨瓶中，以好酒1.5公斤浸之，經7日後開取。

服法：每日3次，每次1～2杯。

功效：治腹中冷痛。

甜蕎麥麵

配方：蕎麥麵6克，砂糖適量。

服法：蕎麥麵炒後加砂糖、水調服之，或當飯吃。

功效：治絞腸痧痛。

百合芡實粥

配方：芡實60克，百合60克。

做法：將芡實與百合煮成稀粥食用。

功效：治慢性泄瀉、五更瀉（黎明前出現腹痛下瀉症狀）。

按注：一方用芡實配淮山藥，其效更佳。

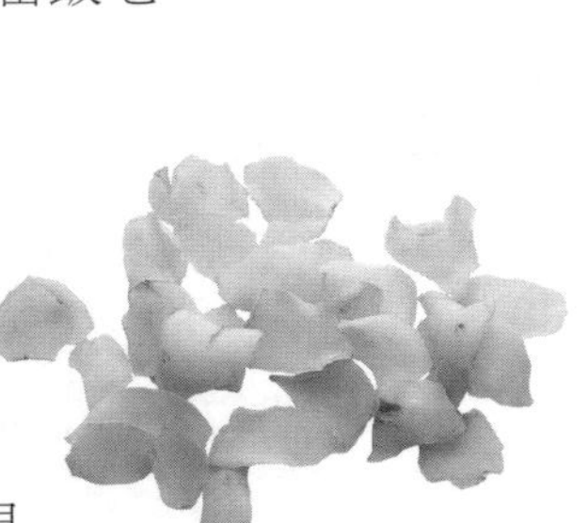

小米湯

配方：小米適量。

做法：將小米加水煮服。

功效：治腹痛。

焦米湯

配方：米適量。

做法：將米（或小米）炒焦，然後熬稀粥。

功效：治腹瀉。

榴皮玉米

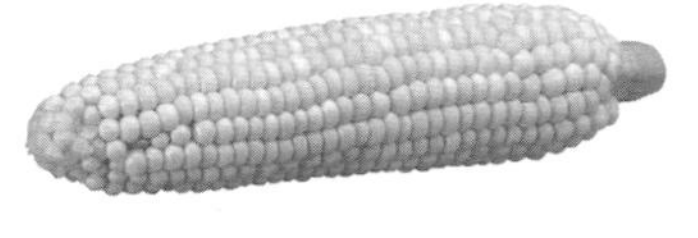

配方：玉米500克，石榴皮125克。

服法：將玉米和石榴皮炒黃研成細末，日服3次。根據兒童年齡大小，每次適當服數克。

功效：治小兒消化不良性腹瀉。

紅糖饅頭

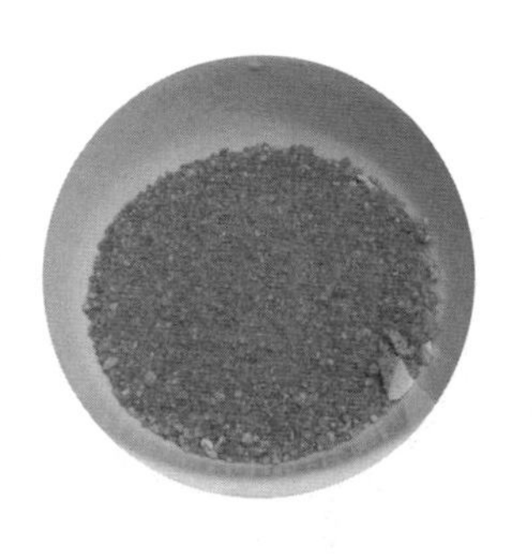

配方：饅頭、紅糖適量。

做法：饅頭烤焦壓成末，加紅糖適量，開水沖服。

服法：一日3次。

功效：治腹瀉。

棗米薬糖粥

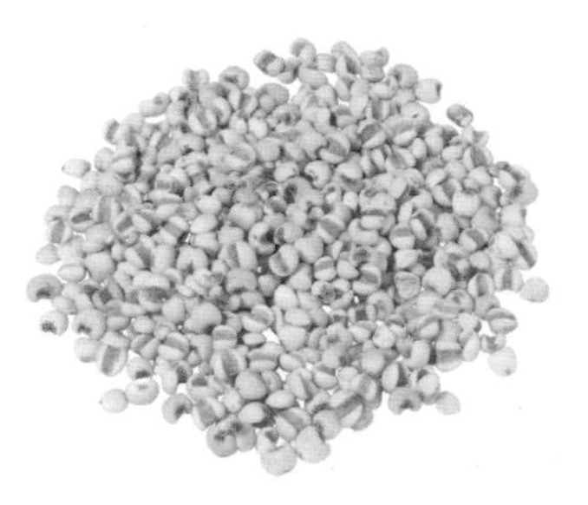

配方：紅棗10枚，薏米20克，山藥30克，乾薑3片，紅糖15克，糯米30克。

做法：按常法共煮作粥服食。

功效：治慢性腹瀉。

大棗薏梅湯

配方：大棗、薏米、扁豆各一兩。

做法：用中型碗舀兩碗水於鍋中，將上述三味放入水內，小火煮至一碗趁熱食用。

服法：以傍晚食用為佳，輕者一次即癒，重者加次。

功效：治便溏。

煨栗子

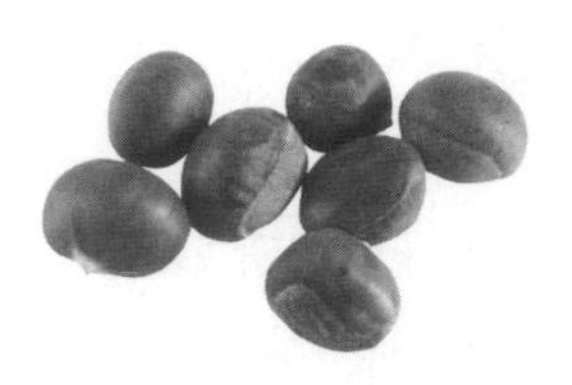

配方：栗子30顆。

做法：文火煨栗，分二次食完。

功效：治輕度腹瀉。

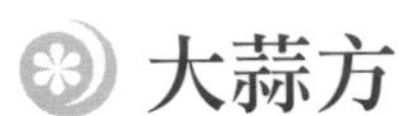

大蒜方

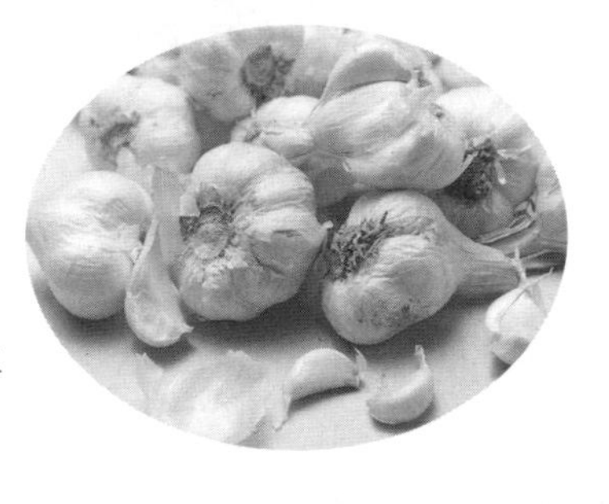

配方：大蒜適量。

服法：每次1瓣蒜，每天3次，連續食用或將大蒜15克搗爛，用白糖水沖服，每次服5～20毫升。

功效：治腹瀉。

山楂方

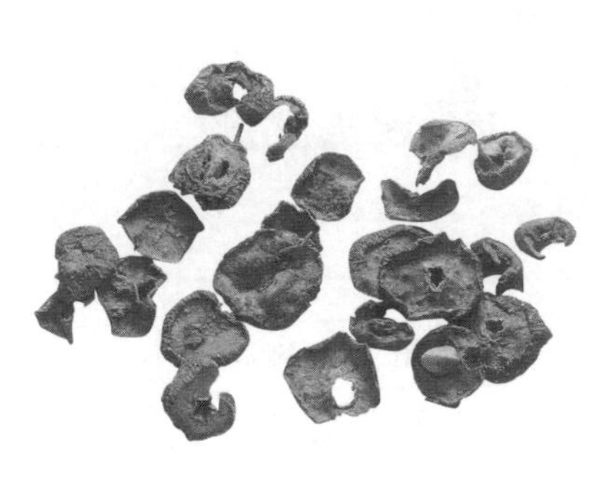

配方：焦山楂10克。

做法：研末，開水沖服。

功效：治傷食（飲食不當）、腹瀉。

按注：一方加綠豆。

核桃方

配方：核桃數個。

做法：核桃（帶殼）放火上燒透研細，用溫開水沖服。

服法：每天2次，3天為1療程，成人每次3個核桃，7～14歲每次2個核桃，3～6歲每次1個核桃，3歲以下每次半個核桃。

功效：治腹瀉、水瀉。

蘋果方

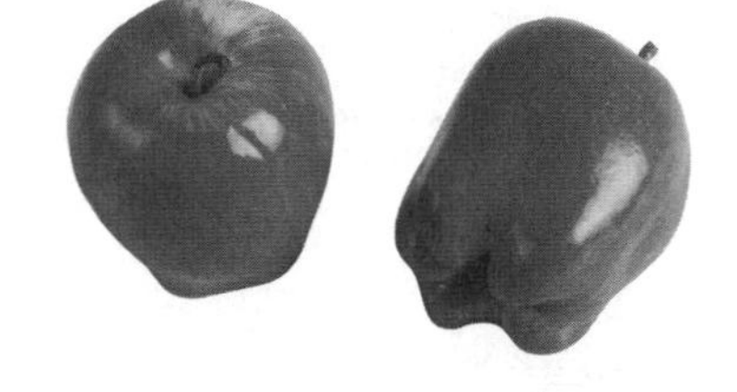

配方：蘋果乾粉15克。

做法：空腹時，溫開水調服。

服法：每天2～3次。

功效：治慢性腹瀉。

艾葉蛋

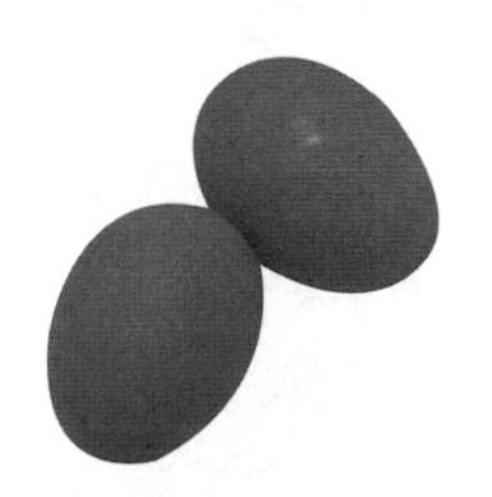

配方：鮮雞蛋2個、艾葉適量。

做法：鮮雞蛋用艾葉包好放灶火內燒熟，去艾食蛋。

功效：治腹瀉。

莧菜葉湯

配方：莧菜葉60克。

做法：將莧菜葉用水煎湯服用。

功效：治腹瀉。

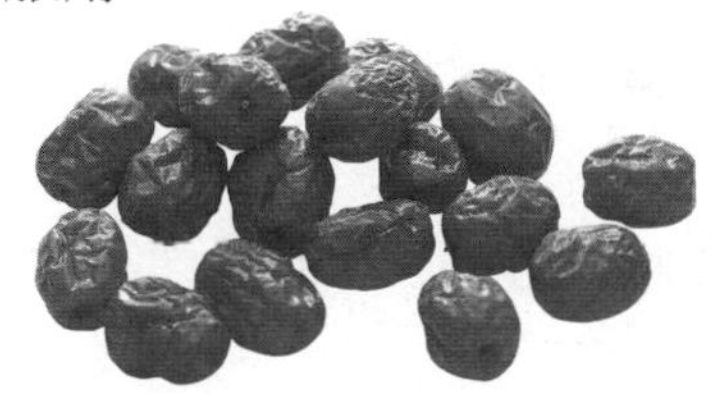

大棗末

配方：大棗若干。

做法：將大棗去核，文火焙乾為末。

服法：每服15克，兑生薑末5克，白開水送服，每天早晚各1次。

功效：治便溏。

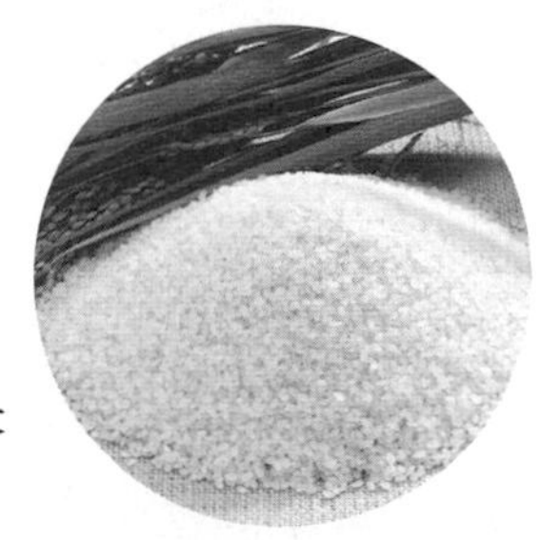

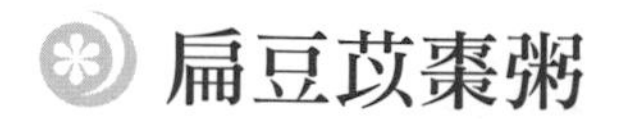

扁豆苡棗粥

配方：扁豆、薏苡仁、紅棗各15克，粳米50克。

做法：共煮成粥，加白糖少許，分2次當點心食用。

功效：治脾虛泄瀉。

雞蛋烏梅湯

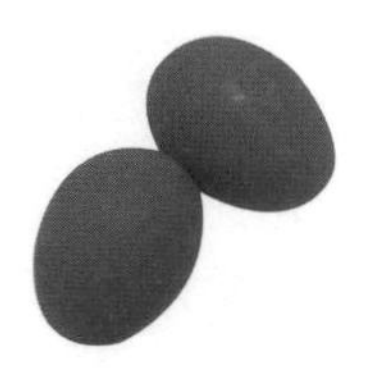

配方：烏梅10個，雞蛋1顆。

做法：將烏梅、雞蛋煎湯後服用。

功效：治腹瀉。

紅糖黃酒飲

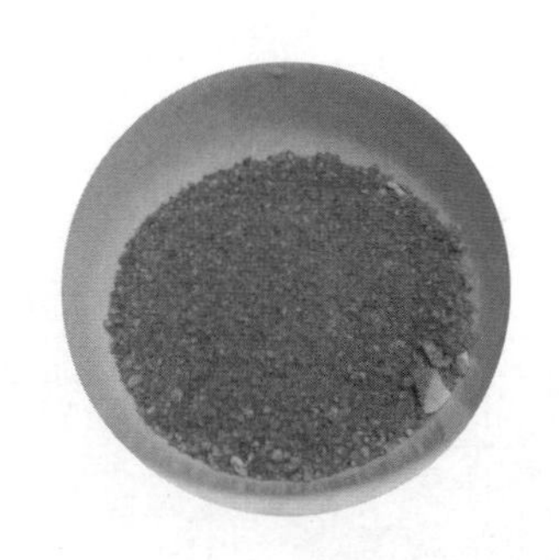

配方：紅糖60克，黃酒120克。

做法：混合煎服，隔四小時服1次。

功效：治單純性腹瀉。

按注：一方單用黃酒。

薑汁牛肉

配方：老薑數塊，鮮牛肉100～150克。

做法：老薑榨汁，鮮牛肉100～150克切碎，剁成肉泥狀，加入30～40滴薑汁，再放些醬油、花生油拌勻。待燜米飯時，將薑汁肉倒入飯內蒸熟（約15分鐘）即可食用。

功效：治病後脾胃虛弱、神疲乏力、大便溏泄、久瀉脱肛以及體虛浮腫等。

牛肚苡仁粥

配方：牛肚一個，苡仁120克，米100克。

做法：上述各品共煮粥食用。

功效：治脾虛便溏。

紅豆糖蓮肉

配方：紅豆、蓮子肉各50克。

做法：加水煮爛，入適量白糖，分2次當作點心食用。

功效：治脾虛泄瀉。

豬肚山藥粥

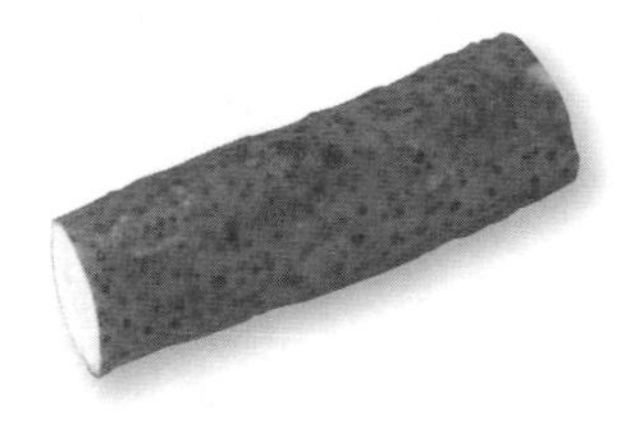

配方：豬肚1個，米100克，淮山藥15克。

做法：上述三味加水共煮成粥，加鹽、生薑調味食之。

功效：治脾胃虛弱、腹瀉。

粟米山藥大棗粥

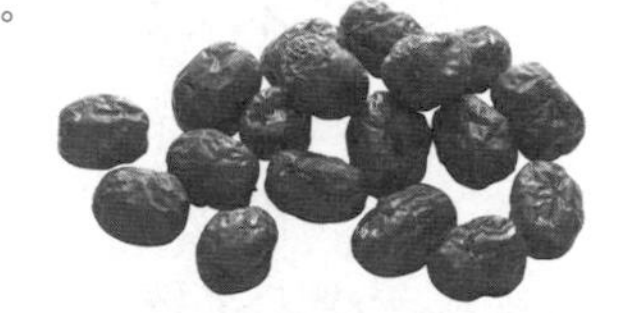

配方：粟米30克，淮山藥15克，大棗5枚。

做法：上述三品煮粥食用。

功效：治脾胃虛弱之泄瀉。

羊肉粥

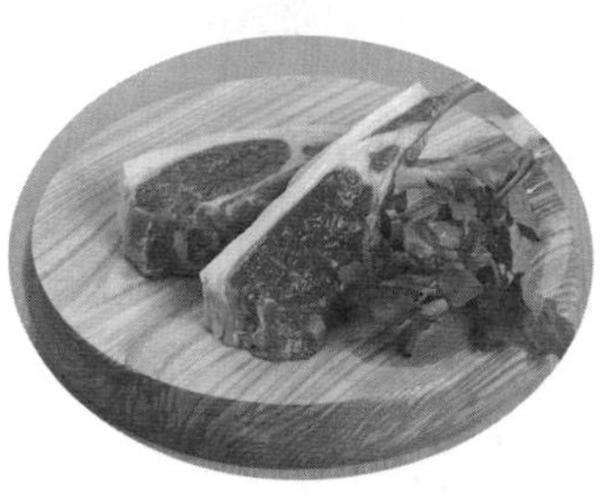

配方：羊肉150克，米250克，淮山藥50克，扁豆25克。

做法：羊肉切絲，與其餘三品共煮粥食之。

功效：治脾虛腹瀉。

按注：一方單用羊肉，一方用羊肉麵粉。

淮藥金糕

配方：淮山藥300克，麵粉100克，豆沙100克，白砂糖150克，香精適量。

做法：將淮山藥打成細粉，加入麵粉和清水揉勻，搓成粗細均勻的長條，分成16個麵劑（小麵糰）。將豆沙放在盤內，加入100克白砂糖及香精，拌勻成餡。把麵劑做成中間稍厚邊緣稍薄的圓皮，逐個加入豆沙餡，收嚴口，擀成圓餅，用筷子蘸紅色素水在餅上打紅印。然後鍋油燒至七成熱時，逐個下鍋炸成金黃色浮起，撈出再加白糖50克即成。

功效：治脾虛泄瀉。

山藥羊肉粥

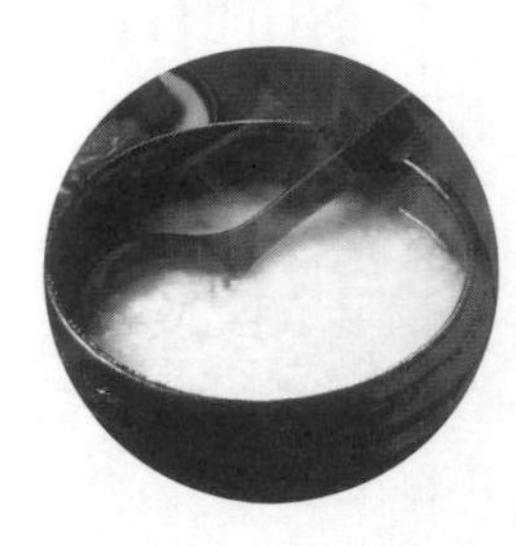

配方：羊肉300克，山藥500克，粳米150克。

做法：將羊肉煮熟研成泥狀，山藥搗碎。取羊肉湯與羊肉泥、山藥、粳米同煮為粥，加適量精鹽、生薑、味精等調味，酌量分服。

功效：治傷食泄瀉。

無花果燉豬肉

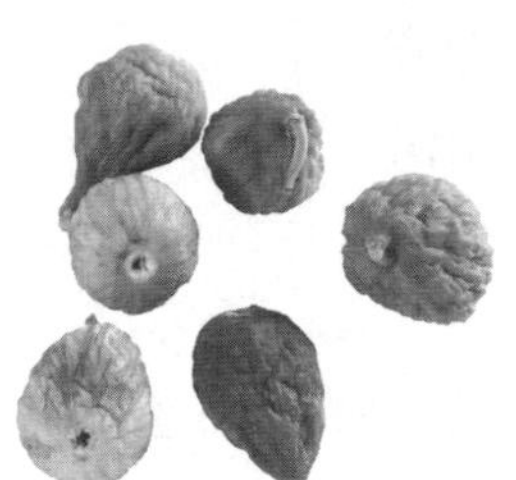

配方：無花果乾品50克，瘦豬肉250克。

做法：將豬肉洗淨，加水適量，入無花果，入鍋隔水燉熟，調味食用。

功效：治慢性結腸炎。

按注：一方單用無花果。

茴香菜包子

配方：茴香、麵粉各適量。

做法：用茴香做餡，如常法包包子，常食。

功效：治腹脹、食慾不振。

黃鱔內金隔水蒸

配方：黃鱔1條，雞內金6克，調料適量。

做法：黃鱔去內臟洗淨，加雞內金放鍋中隔水蒸熟。用醬油調味服食，每天1次，連服數天。

功效：治小腸吸收不良症候群。

處暑養生食方

祛燥養肺食療方

節氣諺語

處暑若逢天下雨，
縱然結實亦難留。

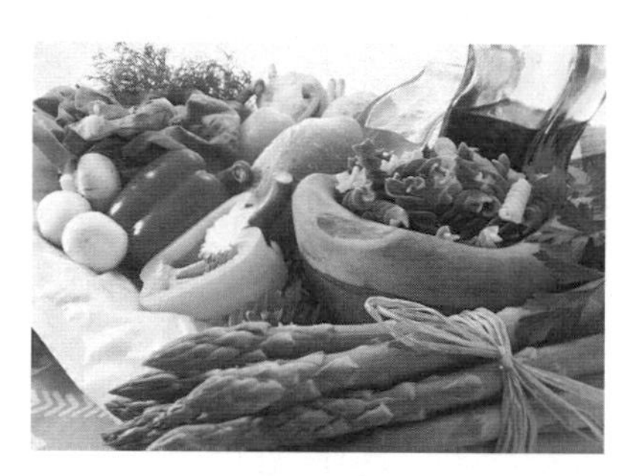

在飲食上有所禁忌也可預防秋燥。首先要多喝開水、淡茶、果汁飲料、豆漿、牛奶等，並要做到量少而頻飲；其次要多食新鮮蔬菜和水果。秋燥最容易傷人的津液，多數蔬菜、水果有生津潤燥、消熱通便之功效。蔬菜、水果等含有大量的水分，能補充人體的津液。另外，還可多吃些蜂蜜、百合、蓮子等清補之品，以順應肺臟的清肅之性。另外要少吃辛辣煎炸等熱性食物，如韭菜、大蒜、蔥、薑、八角、茴香等辛辣的食物和調味品，炸雞腿、炸排骨等煎炸的食物，多食皆會助燥傷陰，加重秋燥。

食療方

芝麻菠菜

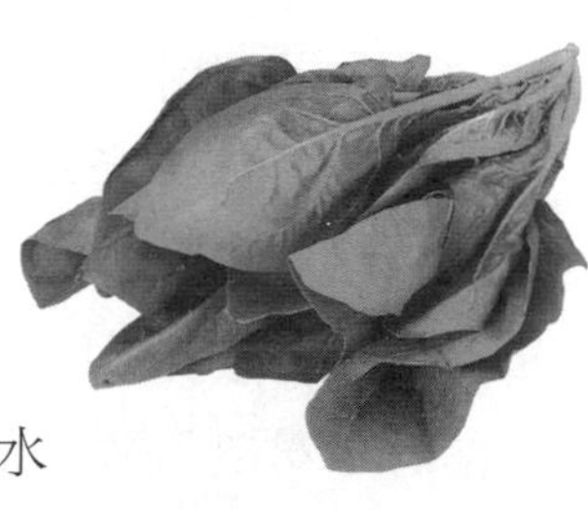

配方：鮮菠菜500克，熟芝麻15克，鹽、香油、味精各適量。

做法：菠菜去根洗淨，在開水鍋中滾燙一下，撈出浸入涼水中，涼後撈出瀝乾水分，切成段，放入盤內，分別加入鹽、味精、香油，攪拌均勻，再將芝麻撒在菠菜上即可。

功效：補肝益腎，開胸潤燥。

青椒拌豆腐

配方：豆腐1塊，青椒3個，香菜10克，香油、鹽、味精各適量。

做法：豆腐用開水燙透，撈出晾涼，切成1釐米見方小丁。青椒用開水焯一下，切碎，香菜切末。將豆腐、青椒、香菜及香油、鹽、味精等攪拌均勻，盛入盤內即可。

功效：益氣寬中，生津潤燥，清熱解毒。對胃口不開，食慾不振者尤其適合。

百合蓮子湯

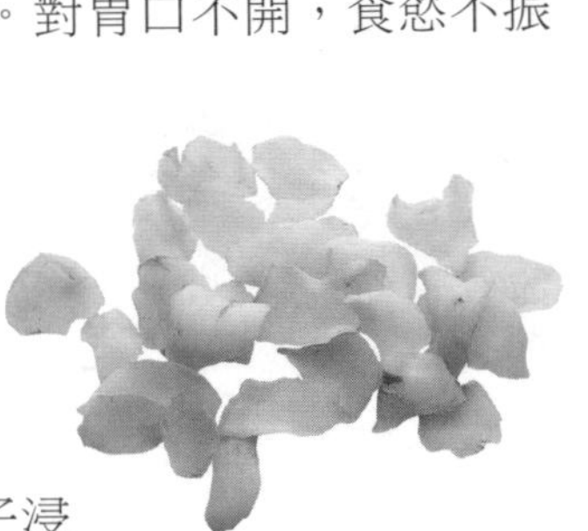

配方：乾百合100克，乾蓮子75克，冰糖75克。

做法：百合浸水一夜後，沖洗乾淨。蓮子浸泡4小時，沖洗乾淨。將百合、蓮子置入清水鍋內，武火煮沸後，加入冰糖，改文火續煮40分鐘即可食用。

功效：安神養心，健脾和胃。

百合脯

配方：生百合60克，蜂蜜2湯勺。

做法：將百合清水洗淨放入碗內，澆上蜂蜜，放入蒸鍋內蒸30分鐘出鍋，或烘乾或風乾即可。

服法：分七次睡前服用。

功效：清心安神。適於睡眠不寧、驚悸易醒者。

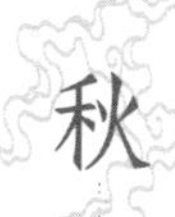

清蒸鰻魚

配方：活鰻魚一條500克，鹽、黃酒、生薑適量。

做法：鰻魚活殺、剖腹、洗淨、切成大塊，淋上黃酒2匙，撒上鹽適量，放生薑3片。用旺火隔火蒸一小時。

服法：佐膳食，1日2次，每次1小碗。

功效：此方對肺結核有療效。

按注：鰻魚，別名白鱔、風鰻。鰻魚肉甘乎、微寒。其骨，鍛灰，外敷可治瘡疽。鰻魚肉含蛋白質、脂肪、鈣、磷、鐵、維生素A、維生素B2等。《本草經疏》説它：「骨蒸疹擫及五痔瘡瘦人常食之，有大益也。」應注意的是：因為鰻魚營養價值高，所以每次不宜多食，過量不易消化，影響食慾。

百合汽鍋鴨

配方：新鮮百合300克；鴨1隻，約3斤；黃酒、鹽適量。

做法：新鮮百合洗淨、濾乾。鴨活殺、去毛、剖腹、洗淨切塊，放入盛有清水的鍋內，煮開後撈出，洗淨。將鴨塊和百合混勻後放入汽鍋內，加黃酒二匙，撒入鹽適量。將汽鍋放在盛水的鍋上，用旺火汽蒸四小時，至鴨肉酥爛。

服法：佐膳食，每日二次，每次一小碗。

功效：本方滋陰補血，清降虛火，斂肺治咳。對肺結核病痰中帶血絲者和支氣管擴張少量咯血者均有療效。

蘿蔔羊肉湯

配方：羊腿肉1000克，白蘿蔔500克，胡蘿蔔100克，乾桔皮適量，生薑、植物油、細鹽、黃酒適量。

做法：羊肉洗淨、切成大塊，白蘿蔔、胡蘿蔔洗淨切成塊。起油鍋，放植物油適量。用旺火燒熱油後，先放生薑片一爆，隨即倒入羊肉，翻炒5分鐘，加黃酒適量，至炒出香味，加入半碗冷水，燒沸10分鐘，盛起。將羊肉、胡蘿蔔、乾桔皮倒入大砂鍋內，加冷水浸沒，用中火燒開後，加黃酒適量，細鹽適量，改用小火燉半小時。倒入白蘿蔔，至羊肉、蘿蔔酥爛時，離火。

服法：佐膳食，棄桔皮。

功效：本方補脾胃、溫肺氣、化寒痰、補元陽、禦風寒，對脾虛肺寒、形體消瘦、禦寒無力的肺結核患者甚為相宜。

木耳花生豬肺湯

配方：黑木耳30克，花生米100克，豬肺一隻，鹽、黃酒適量。

做法：黑木耳用溫水泡脹、洗淨，花生米洗淨。豬肺粗洗一遍，從氣管中灌水，使肺翼擴張，用力揉洗後，倒出血水，再灌再洗，如此反覆沖洗五、六次，見肺翼發白時，離水，濾乾，切成塊。將豬肺、花生米先倒入大砂鍋內，加冷水浸沒，用旺火燒開後，除去浮在湯上的一層泡沫，加黃酒二匙，再改用小火慢燉一小時後，倒入黑木耳，加細鹽適量，繼續燉一小時，離火。

服法：每日二次，每次一大碗，飯前空腹食。

功效：本方滋腎補肺、去瘀止血、潤燥化痰，對肺腎兩虛、肺燥乾咳帶有血絲者最為相宜。

板栗燒豬肉

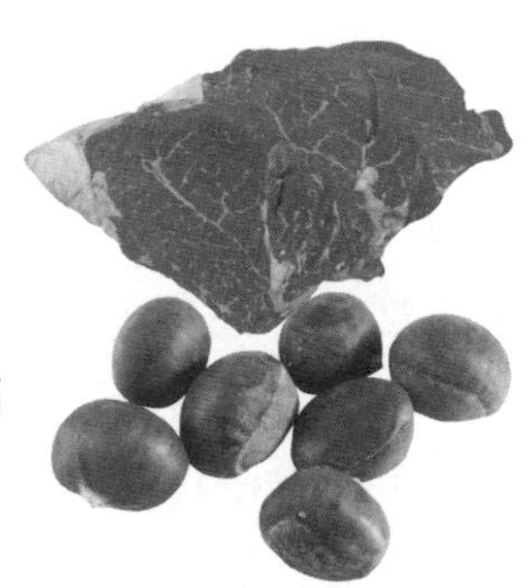

配方：板栗、瘦豬肉各250克，鹽、薑、豆豉各少許。

做法：將板栗去皮，豬肉切塊，加鹽等調料，加水適量煮熟爛即可。

功效：治肺痿（支氣管擴張）。

魚腥草燒豬肺

配方：豬肺250克，鮮魚腥草100克，料酒、精鹽、味精、醬油、白糖、蔥段、薑片、豬油各適量。

做法：烹調成菜肴食用。

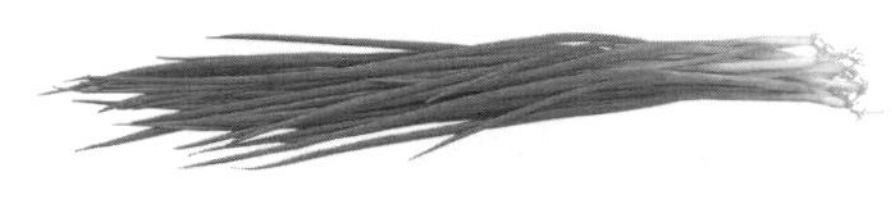

功效：治肺痿。

薏苡仁煎

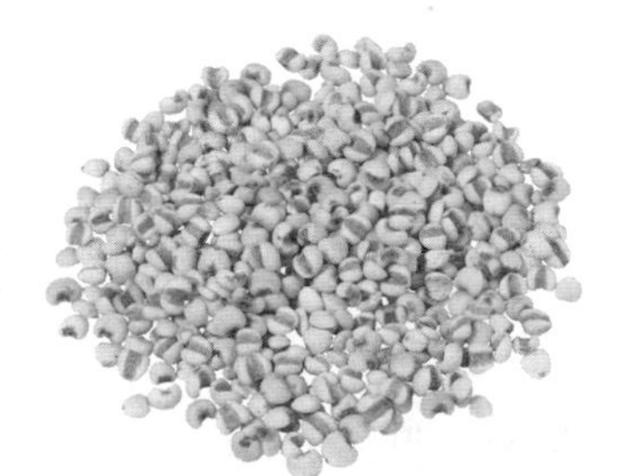

配方：薏苡仁300克。

做法：將薏苡仁杵碎，加水2000毫升，煎成500毫升，入酒飲之。

功效：治肺痿唾膿血。

燕窩枸杞湯

配方：冰糖150克，燕窩30克，枸杞15克。

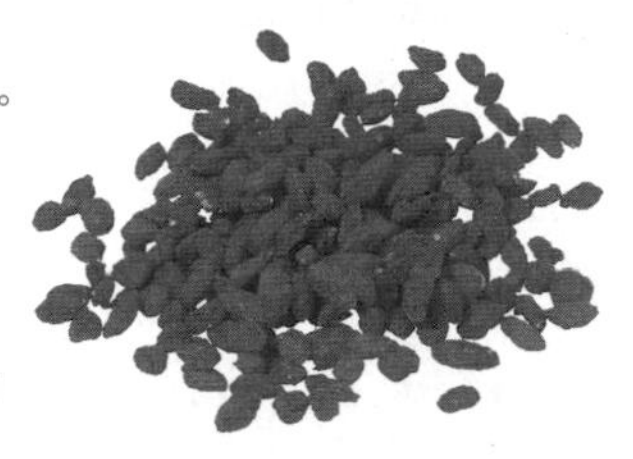

做法：將燕窩用溫熱水加蓋悶泡，水涼後擇去絨毛及雜物，再用清水沖洗，盛入碗內加一小碗水，上籠蒸半小時，連枸杞同倒入盛燕窩的碗內即成。

功效：治支氣管擴張。

百合冰糖燉鯽魚

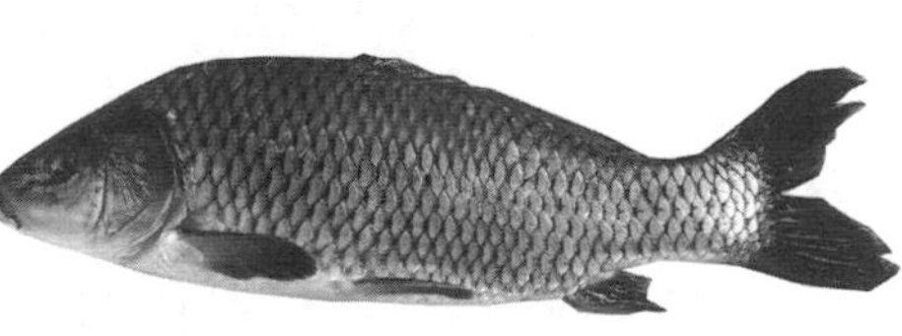

配方：鮮百合100克（乾品減半），冰糖60克，活鯽魚1條。

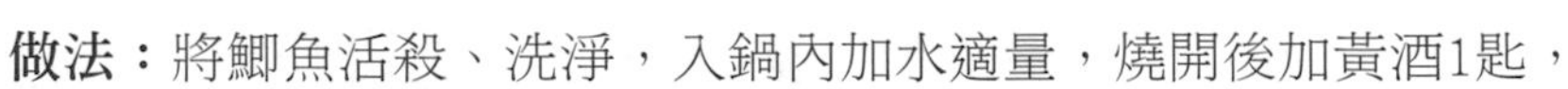

做法：將鯽魚活殺、洗淨，入鍋內加水適量，燒開後加黃酒1匙，倒入百合片、冰糖，改用文火燉熟，分兩次服食。

功效：治支氣管擴張。

保養頭髮類食譜

炸紫菜魚片紮

配方：魚肉400克，1個雞蛋的蛋清，麵粉1／4杯，紫菜數張，鹽、酒少許，檸檬汁、白蘿蔔（磨碎成醬）各少許，醬油、辣椒粉適量。

做法：將魚肉洗淨、瀝乾水分、切成片，加入醃料醃約15分鐘。將蛋清打入碗內，攪拌至泡沫，摻入麵粉拌勻，然後放入醃好的魚肉蘸一蘸，並用紫菜在中央包捲成帶狀。燒鍋下油，將包捲好的魚肉炸至呈金黃色撈出，瀝乾油，上盤，伴以蘸汁料進食。

功效：此方可治營養不良所致的髮枯髮黃和去除臉上皺紋。

琥珀芝麻蝦

配方：新鮮竹節蝦600克，核桃仁100克，白芝麻適量，醬油、鹽、糖、醋各適量。

做法：將竹節蝦剝去蝦皮，剔去泥腸，洗淨後瀝乾水分，切成兩段，用醃料醃片刻。燒鍋下油，將核桃仁炸後盛起，瀝乾油分。再起油鍋，倒入蝦段，用猛火將蝦炒熟，加入調味料炒勻上盤。核桃仁伴盤邊，蝦球上加撒炒熟的白芝麻即可進食。

功效：此方可治營養不良所致的髮枯髮黃和去除臉上皺紋。

雞絲拌海蜇皮

配方：雞肉200克，海蜇皮200克，黃瓜100克，紅椒1個，白芝麻適量，薑絲1勺，鹽、麻油、胡椒粉、醬油、水、糖各少許。

做法：將適量水燒開，待稍冷後下海蜇皮焯一焯，撈起，立即用清水浸冷，取出，抹乾水分。將雞肉洗淨，抹乾水分切絲，加醃料醃約10分鐘。紅椒、黃瓜洗淨，去核切絲。燒鍋下油，爆薑絲，下雞絲炒勻，加入紅椒絲、黃瓜絲拌炒至將熟，加入海蜇皮炒勻，用調味料調味炒勻後即可上盤。將白芝麻炒熟，撒在雞絲、海蜇皮面上即可。

功效：此方可治營養不良所致的髮枯髮黃和去除臉上皺紋。

芝麻黑豆泥鰍

配方：泥鰍500克，黑豆50克，黑芝麻50克，陳皮1／4個，鹽適量。

做法：將黑豆、黑芝麻洗乾淨，瀝乾水分。將泥鰍剝淨，用精鹽將泥鰍醃一醃，漂洗乾淨，再用開水拖過，撈起，沖洗乾淨，瀝乾水分。陳皮浸軟去瓤，洗乾淨。燒鍋下油，將泥鰍煎至兩面微黃，盛起。將清水加入湯鍋內燒開，再加入全部材料，燒開後，改用小火煲約3小時，加入調味料調味即可。

功效：此方可治營養不良所致的髮枯髮黃和去除臉上皺紋。

何首烏煲牛肉湯

配方：何首烏20克，牛肉100克，烏豆100克，龍眼肉、紅棗各少許，薑2片，鹽少許。

做法：將烏豆用鍋炒至裂開，用清水浸洗乾淨，瀝乾水分。將牛肉洗乾淨，吸乾水分，切塊。龍眼肉、紅棗（去核）分別洗乾淨。放適量清水入鍋中，加入牛肉煮開後，將水面泡沫及肥油撈出，加入烏豆、龍眼肉、紅棗及薑片煲約2小時至各料熟，調入調味料即可。

功效：此方可治營養不良所致的髮枯髮黃和去除臉上皺紋。

白露養生食方

防哮喘食療方

節氣諺語

過了白露節，
夜寒日裡熱。

白露節氣已是真正的涼爽季節的開始，很多人在調養身體時一味地強調海鮮肉類等營養品的進補，而忽略了季節性的易發病，給自己和家人造成了機體的損傷，影響了學習和工作。在白露節氣中要避免鼻腔疾病、哮喘病和支氣管病的發生。特別是對於那些因體質過敏而引發的上述疾病，在飲食調節上更要慎重。凡是因過敏引發的支氣管哮喘的病人，平時應少吃或不吃魚蝦海腥、生冷炙燴醃菜、辛辣酸鹹甘肥的食物，最常見的帶魚、螃蟹、蝦類、韭菜花、黃花、胡椒等，宜以清淡、易消化且富含維生素的食物。現代醫學研究表明，高鈉鹽飲食能增加支氣管的反應性，在很多地區內，哮喘的發病率是與食鹽的銷售量而成正比，這說明哮喘病人不宜吃得過鹹。在食物的屬性中，不同的飲食有其不同的「性」、「味」、「歸經」、「升降沉浮」及「補瀉」　作用，不同的屬性，其作用不同，適應的人群也不同，因此，每個人都要隨著節氣的變化而隨時調節飲食結構。

《難經》記載：「人賴飲食以生，五穀之味，熏膚（滋養皮膚），充身，澤毛。」這是兩千年前古人對飲食營養作用的評述。

可見飲食的滋養不但是人體賴以生存的基礎，當食物中的營養素（中醫稱之為「水穀精微」）轉化為人體的組織和能量時，更是滿足生命運動的物質保障。戰國時期的名醫扁鵲：「安身之本必資於飲食。不知食宜者，不足以生存。」強調了食物屬性是因人而異。

白露即為典型的秋季氣候，所以我們在這一節氣中要預防秋燥。我們講燥邪傷人，容易耗人津液，而出現口乾、唇乾、鼻乾、咽乾及大便乾結、皮膚乾裂等症狀。預防秋燥的方法很多，可適當地多服一些富含維生素的食品，也可選用一些宣肺化痰、滋陰益氣的中藥，如人參、沙參、西洋參、百合、杏仁、川貝等，對緩解秋燥多有良效。對普通大眾來說，通過食療預防秋燥方為上策。

食療方

蓮子百合煲

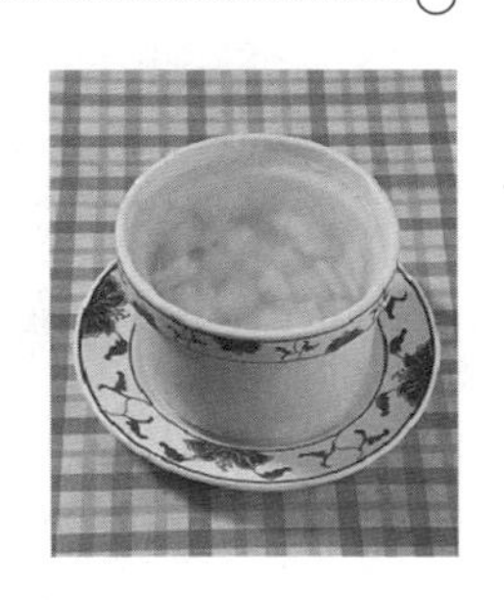

配方：蓮子、百合各30克，精瘦肉200克。

做法：蓮子、百合清水浸泡30分鐘，精瘦肉洗淨，置於涼水鍋中燒開（用水焯一下）撈出。鍋內重新放入清水，將蓮子、百合、精瘦肉一同入鍋，加水煲熟（可適當放些精鹽、味精調味）。

功效：清潤肺燥，止咳消炎。適用於慢性支氣管炎患者。

柚子雞

配方：柚子（越冬最佳）一個，公雞一隻，精鹽適量。

做法：公雞去毛、內臟洗淨，柚子去皮留肉。將柚子放入雞腹內，再放入氣鍋中，上鍋蒸熟，出鍋時加入精鹽調味即可。

功效：補肺益氣，化痰止咳。

銀杏雞丁

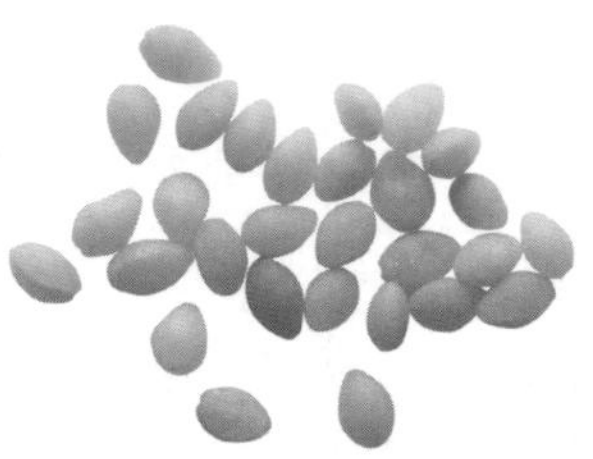

配方：銀杏（白果）100克，無骨嫩雞肉250克，蛋清2個，高湯、白砂糖、紹酒、太白粉、味精、香油、食鹽、油、蔥各適量。

做法：白果去殼，在油鍋內煸炒至六成熟，撈出剝去薄衣待用。雞肉切成1釐米見方的小丁，放在碗內加入蛋清、食鹽、太白粉攪拌均勻。炒鍋燒熱放油（量要多些），待油燒至六成熟時，將雞丁下鍋用勺劃散，放入白果繼續翻炒，至熟後連油一同倒入漏勺內瀝油。然後在鍋內倒入少量油，將蔥段煸炒，隨即烹入紹酒、高湯、食鹽、味精，把加工過的白果雞丁倒入鍋內翻炒，用太白粉勾薄芡，出鍋前淋入香油，攪拌均勻起鍋裝盤即成。

功效：補氣養血，平喘止帶。本方可作為老年性慢性氣管炎、肺心病、肺氣腫及婦女帶下症患者的膳食。

香酥山藥

配方：鮮山藥500克，白糖125克，豆粉100克，植物油750克（實耗150克），醋、味精、太白粉、香油各適量。

做法：山藥洗淨，上鍋蒸熟，取出後去皮，切1寸長段，再一剖兩片，用刀拍扁。鍋燒熱倒入植物油，等油燒至七成熱時，投入山藥，炸至發黃時撈出待用。另燒熱鍋，放入炸好的山藥，加糖和水兩勺，文火燒5、6分鐘後，即轉武火，加醋、味精，太白粉勾芡，淋上香油起鍋裝盤即成。

功效：健脾胃，補肺腎。對於脾虛食少、肺虛咳嗽、氣喘者更為適合。

秋季支氣管哮喘病進補方

此節氣是支氣管哮喘的好發季節，因而採取相應的進補，可預防或減輕該病的發生或發展。

二子豬肺湯

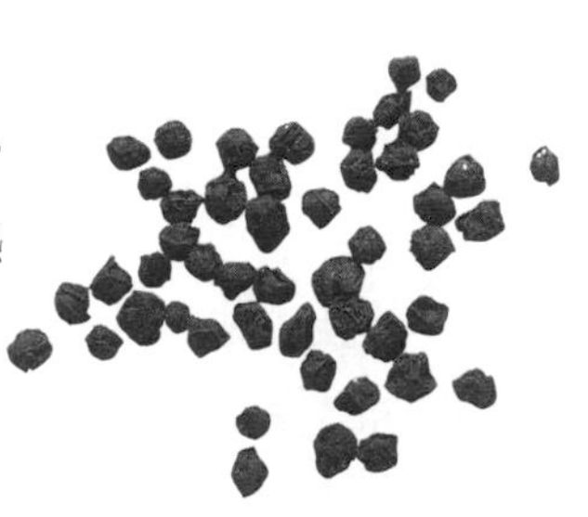

配方：河子6克，五味子20顆，豬肺一具。

做法：豬肺洗淨，入諸藥加水煮湯，爛熟後調味喝湯。

服法：每日一次，連續7～10天。

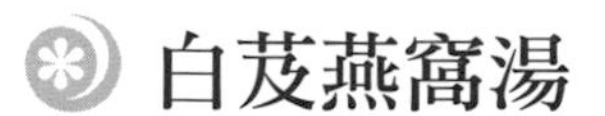

白芨燕窩湯

配方：白芨、燕窩各15克，冰糖適量。

做法：諸藥入砂鍋，慢火燉燒去渣，加冰糖調味。

服法：分二次，早晚各服一次，連續15～20天。

貝梨燉豬肺

配方：豬肺250克，川貝10克，雪梨2顆，冰糖少許。

做法：將雪梨切成數塊，豬肺切成片狀，與川貝母一起放入砂鍋內，加入適量的冰糖，清火慢熬煮至豬肺熟即可食用。

服法：可經常服食。

桑貝百合鴨蛋

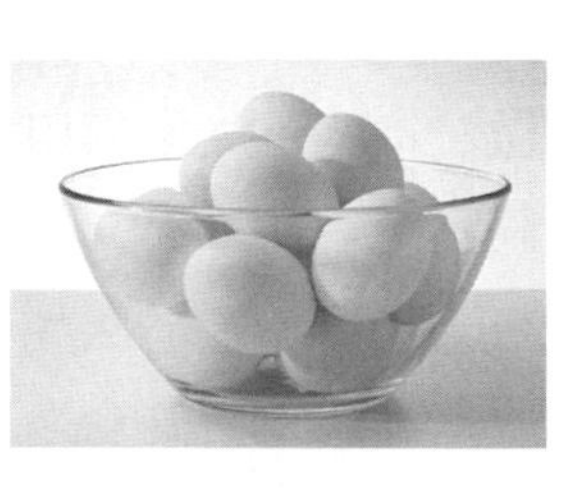

配方：桑葉30克，川貝母5克，百合25克，鴨蛋2顆。

做法：將桑葉水煮汁500毫升，入川貝母、百合，隔水燉至百合熟後，打入鴨蛋，入調料，稍沸即可服用。此外，還可服用蘿蔔燉蜂蜜、老鴨燉冬草等。

服法：連服一週左右。

支氣管哮喘食療方

鯉魚醋泥

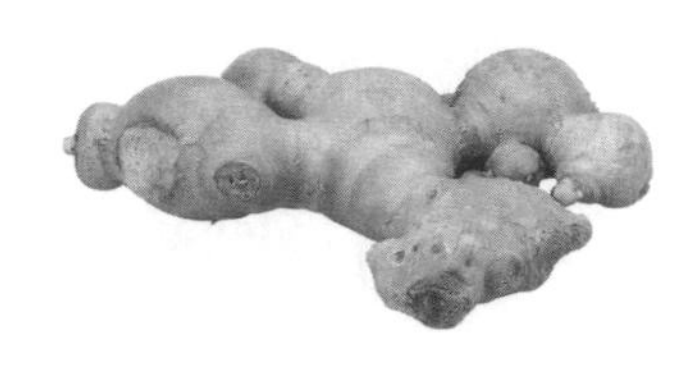

配方：鯉魚頭一個，薑、醋、蒜泥適量。

做法：鯉魚頭、薑、醋、蒜泥同煮食之。

功效：治喘咳。

海蜇湯

配方：海蜇50克。

做法：海蜇煮湯服之。

功效：治喘咳。

蛋黃冰糖

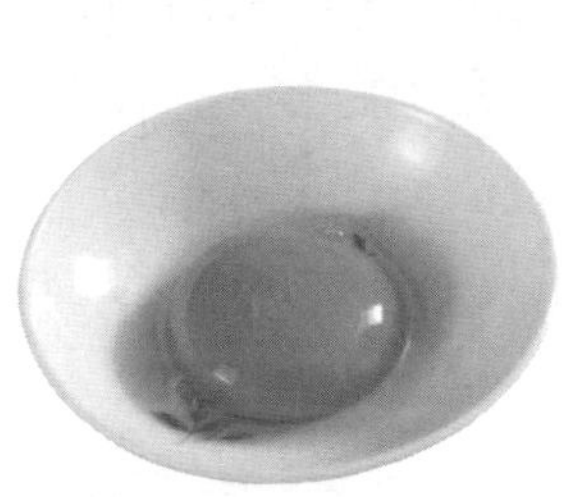

配方：蛋黃10克，冰糖100克。

做法：攪勻，沖入米酒500ml，放置10天後取出。

服法：每晚1次，每次30ml（可根據個人的酒量而增減），可長期服用。

功效：治喘咳。

蛤蟆雞蛋

配方：蛤蟆1隻，雞蛋1個（最好是白雞下的）。

做法：將蛋從蛤蟆口內裝入肚中，用紙包上，取陰陽瓦兩塊（即瓦房上槽瓦1個，蓋瓦1個）蓋好，外用泥敷半指厚，置於火爐上烘烤，蛋熟取下，將瓦揭開，剖蛤蟆取出雞蛋，去殼食之，隨後飲黃酒適量。

功效：治哮喘。

無花果汁

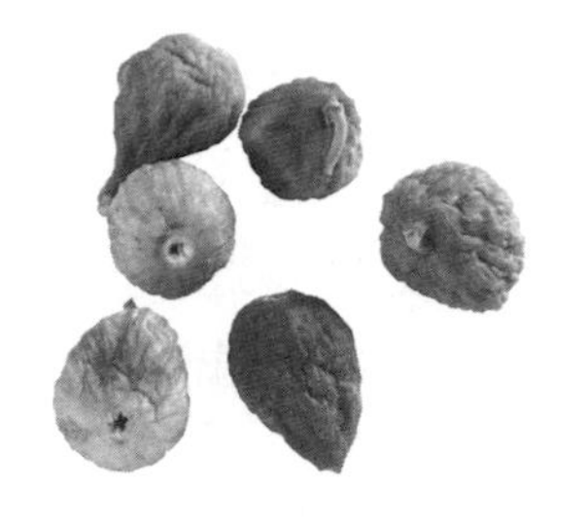

配方：無花果適量。

做法：無花果搗汁半杯，用開水沖服。

服法：每日一次。

功效：治哮喘。

生薑炒雞蛋

配方：生薑15克，雞蛋一個。

做法：生薑切碎，加入雞蛋調勻，炒熟食用。

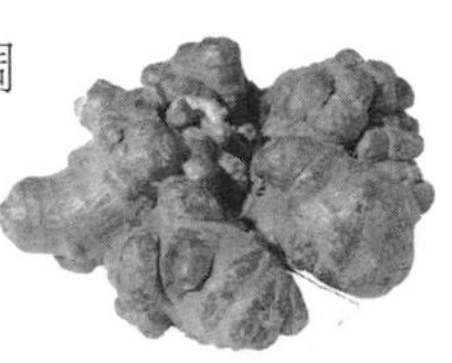

功效：治哮喘。

白果蜂蜜飲

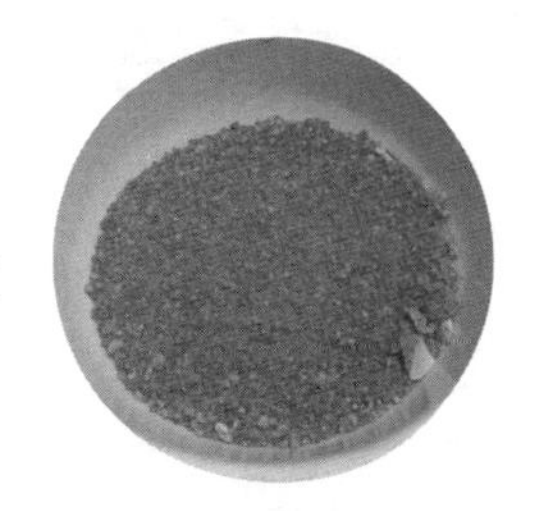

配方：白果10～12克，蜂蜜或食糖適量。

做法：白果炒後去殼，加水煮熟，加蜂蜜或食糖調湯飲服。

功效：治久咳氣喘。

白果豆腐皮粥

配方：白果10克左右（去殼及果蕊），豆腐皮60～80克，米適量。

做法：同煮成稠粥食用（煮時鍋蓋勿蓋緊，使毒物易揮發散失）。

功效：治肺虛喘咳，腎虛遺尿、小便頻數，婦女體虛、白帶過多。

百冰鵪鶉

配方：鵪鶉一隻，百合10枚，冰糖50克。

做法：共煮熟食之。

功效：治喘咳、肺癆。

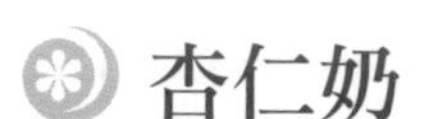

杏仁奶

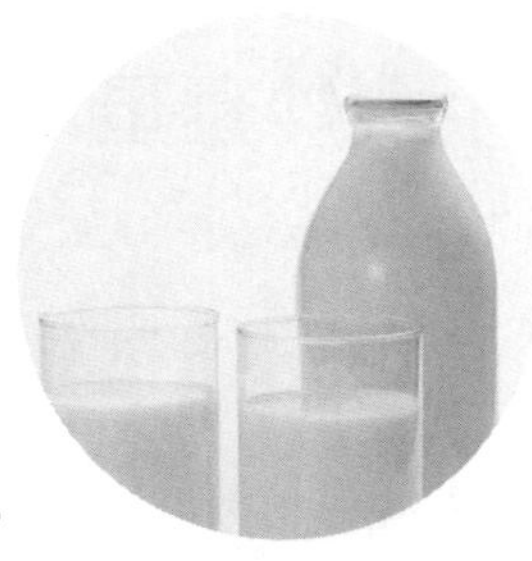

配方：杏仁21個，牛奶250克，白糖適量。

做法：將杏仁去皮、尖，研碎，放入牛奶內攪拌，濾去渣加糖燒開即可。

功效：治肺氣虛所致之喘息急促、咳嗽。

百合鵪鶉蛋

配方：鵪鶉蛋二顆，百合一枚。

做法：共煮食用，連續服用一段時間。

功效：治喘咳、肺癆。

金橘湯

配方：金橘1～2個。

做法：用刀劃破果皮，擠去核，放水中加冰糖適量，文火煮熟，吃金橘飲湯。

服法：每日2～3次。

功效：治痰多喘咳。

菠杏豬肺湯

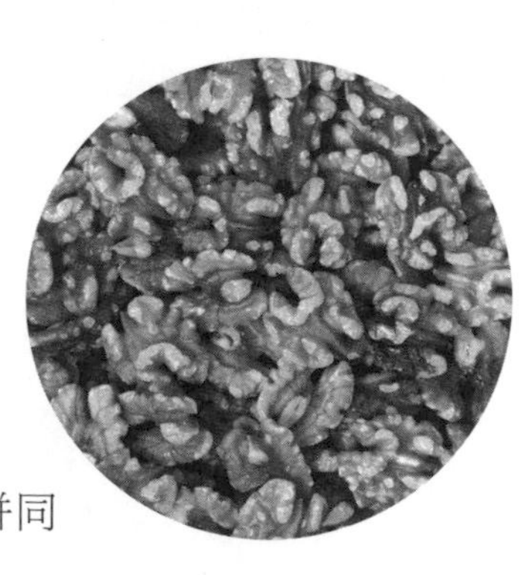

配方：甜杏仁15克，胡桃仁6克，菠菜籽5克，豬肺500克，生薑9克，食鹽少許。

做法：將豬肺洗淨、切塊，與上藥一併同煮，至熟爛後，調味服食。

功效：治哮喘。

黑豆梨糊

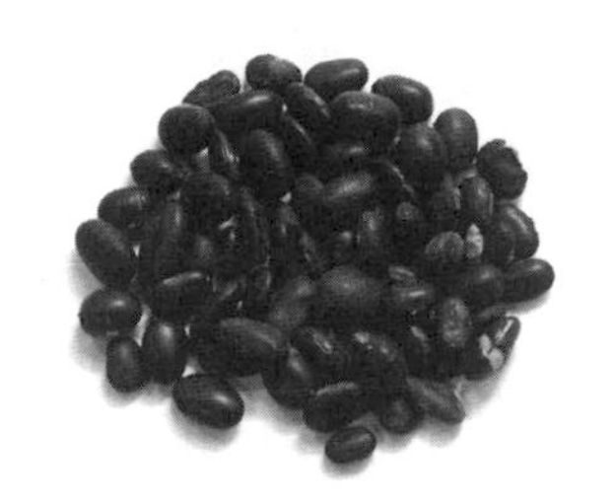

配方：梨1顆，黑豆適量。

做法：將梨切下1／3，挖去梨核，填滿黑豆，將梨復原，以糖煨熟，搗爛食用。

服法：每日1顆。

功效：治氣喘氣急。

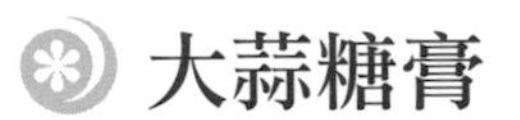

大蒜糖膏

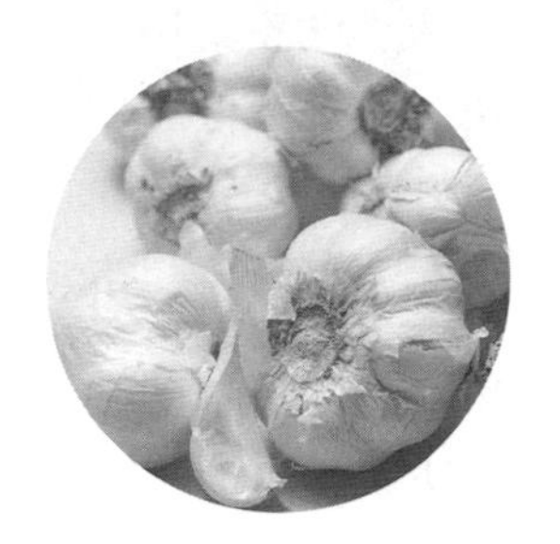

配方：紫皮大蒜60克，紅糖90克。

做法：紫皮大蒜搗爛泥後放入紅糖，加適量水熬成膏。

服法：早晚各服一匙。

功效：治哮喘、慢性咳嗽。

芝麻核桃酒

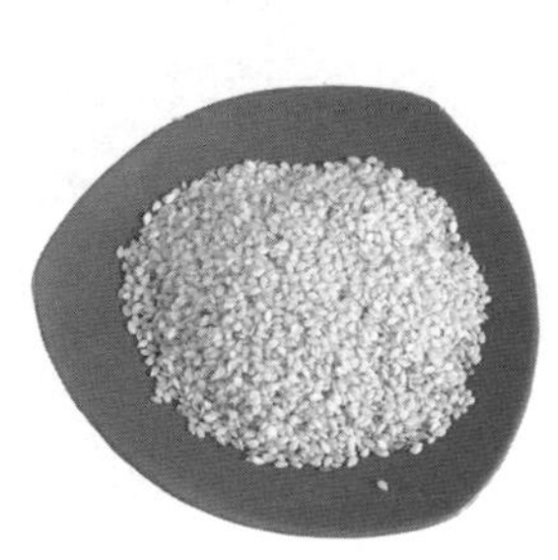

配方：黑芝麻25克，核桃仁25克，白酒500克。

做法：黑芝麻，核桃仁挑選乾淨，放酒壇中。把酒倒入，拌勻，蓋上蓋，封嚴，每隔2天攪拌1次，浸泡15天即成。

服法：每日服2次，每次15～20克。

功效：治腎虛喘咳、伴大便乾。

飴糖豆漿

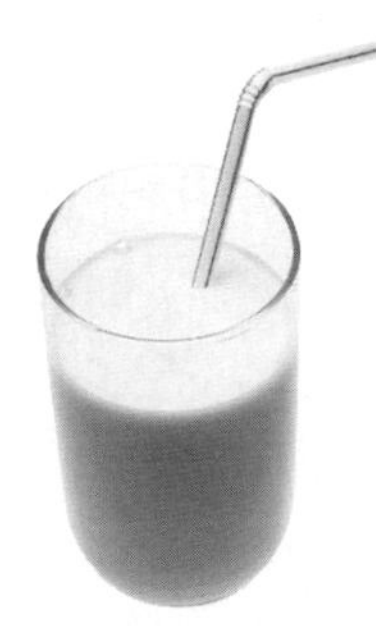

配方：豆漿一碗，飴糖（麥芽糖）60克。

做法：豆漿、飴糖煮化頓服。

功效：治痰喘。

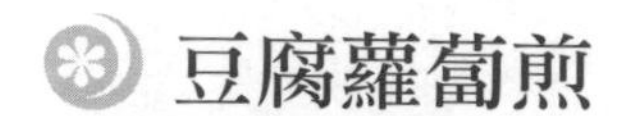

豆腐蘿蔔煎

配方：豆腐500克，生蘿蔔汁1杯，飴糖60克。

做法：混合煎食。

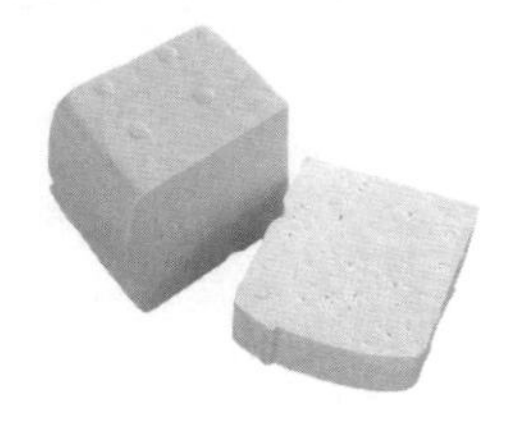

服法：每日2次分服。

功效：治痰火哮喘。

韭菜炒核桃

配方：核桃仁50克，韭菜250克。

做法：將核桃仁放香油鍋內炸黃，再加韭菜及鹽，翻炒至熟。

服法：佐餐食用，每日1劑，常吃。

功效：治喘促氣短、腰痠遺泄。

芝麻薑糖蜜

配方：生薑125克，芝麻250克，冰糖、蜂蜜各125克。

做法：先將生薑搗爛取汁，然後將芝麻洗淨浸拌於薑汁內，放入鍋中用文火炒熟，出鍋放涼後，再將冰糖與蜂蜜融化在一起，並加入薑汁、芝麻，攪拌均勻，置於容器裡。

服法：每天早起和晚睡前各服一湯匙。一般連續服用10天至半月，其病情便有明顯減輕或解除。若病情嚴重，可多服用幾天。

功效：治老年哮喘。

嫩絲瓜湯

配方：鮮嫩絲瓜（連蒂）數條。

做法：切碎，水煎飲。

功效：治哮喘。

冰蜜南瓜

配方：南瓜1顆（500克左右），蜂蜜60毫升，冰糖30克。

做法：將南瓜頂上開口，挖去部分瓜瓤，裝入蜂蜜、冰糖，隔水蒸上幾小時。

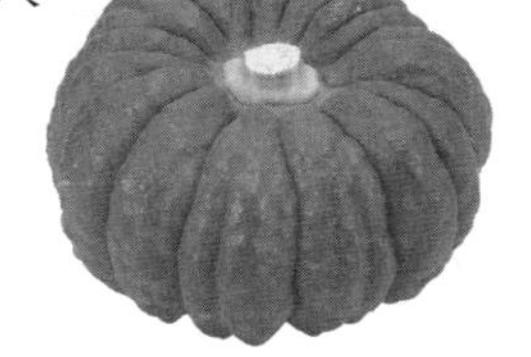

服法：每日早晚吞食1次，連服7天左右。

功效：治哮喘。

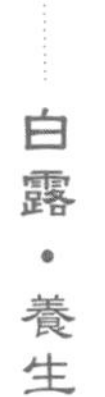

加味芡實餅

配方：生芡實180克，生山藥90克，生苡米90克，生雞內金90克，白麵粉400克，砂糖適量。

做法：先將芡實、山藥、苡米軋細過籮備用。將雞內金軋細過蘿，置盆內浸以沸水，約4小時後，將芡實、山藥、苡米、白麵粉及白砂糖加入，用浸泡雞內金水，和作極薄小餅，烙成焦黃色。

服法：隨意食用，經常服食。

功效：治脾虛哮喘。

核桃山藥冰糖蜜

配方：核桃仁100克，山藥125克，蜂蜜250克，冰糖30克。

做法：核桃仁滾水燙去衣、切細粒，山藥研粉，同蜂蜜、冰糖共入瓷盆內，加冷水少許，攪勻，隔水蒸3小時即成。

服法：每次食1匙，每日吃2次。

功效：治腎虛喘咳、遺精乏力。

香菇白果羹

配方：乾香菇150克，淨白果肉100克，精鹽、味精、醬油、白糖、太白粉、麻油、油、鮮湯適量。

做法：浸水漲發香菇，去雜洗淨，擠乾水。白果肉洗淨瀝乾水，入油鍋略炸去皮。炒鍋放　油燒熱，投入香菇、白果肉略煸炒後，放精鹽、　糖、鮮湯燒沸，再用文火燒燜一會，改用旺火，放入醬油、味精、精鹽。香菇、白果肉入味後，用太白粉稀芡，淋上麻油，出鍋裝盆即成。

功效：治腎虛喘咳。

預防支氣管哮喘類食譜

麻黃根燉羊肺

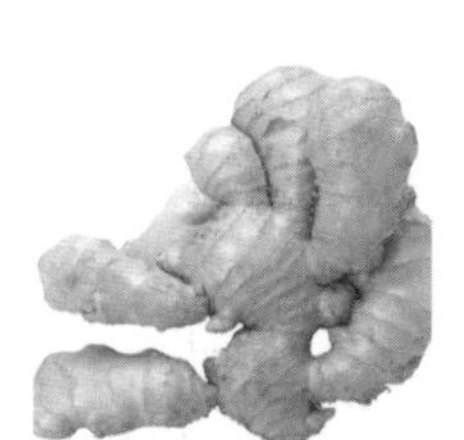

配方：麻黃根50克，羊肺1個，蔥、生薑、食鹽、味精各適量。

做法：將羊肺洗淨，與麻黃根一起入湯鍋內，擺上蔥段、薑片，加入精鹽、味精少許，注入適量清水，置火上燉煮。待羊肺熟後，撈出羊肺，切成條塊，佐餐食用。

服法：每日服用3次，每次30克。

炸補骨腰子

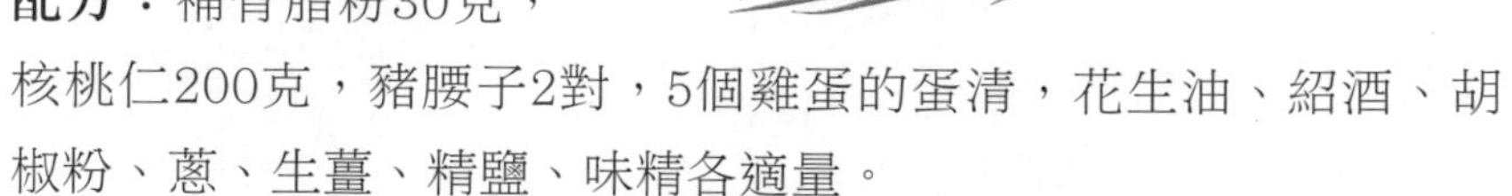

配方：補骨脂粉30克，核桃仁200克，豬腰子2對，5個雞蛋的蛋清，花生油、紹酒、胡椒粉、蔥、生薑、精鹽、味精各適量。

做法：將核桃仁放在開水中浸泡，去皮，晾乾，入油鍋炸成金黃色，涼後研末。豬腰子對剖，去脂膜，切成薄片，後盛入碗中，再加入紹酒等佐料拌勻，浸漬1小時，取出腰片待用。用蛋清加太

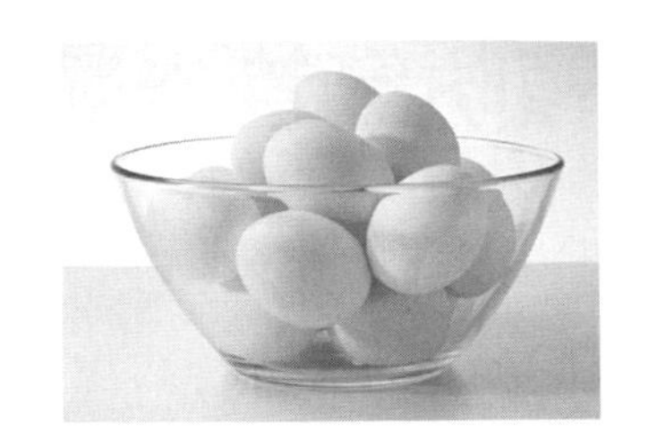

白粉調成糊狀，核桃仁末與補骨脂粉攪勻成中藥粉，再取豬腰1片，撒上中藥粉後捲起來，隨即裹上蛋清粉糊，逐個入油鍋炸至金黃色，撈出後裝盤，撒上椒鹽即成。

川貝豬肺

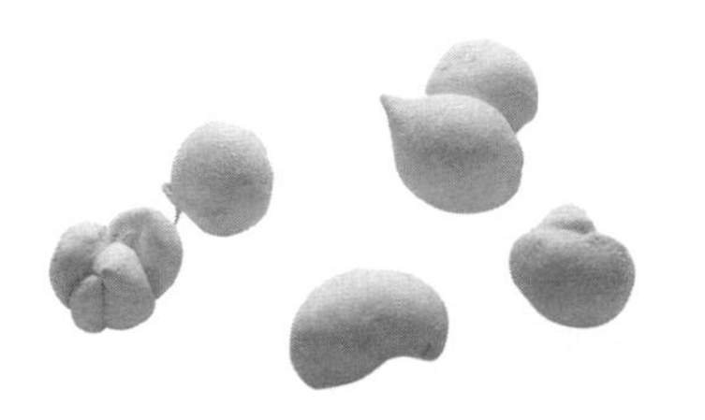

配方：川貝母10克，白胡椒0.3克，紅皮雞蛋2個，新鮮豬肺（帶氣管）1個。

做法：將川貝母和白胡椒研成細末，雞蛋去殼取蛋清將二藥末調勻和成糊狀，把此藥糊灌入洗淨的豬肺氣管中，用線紮好管口，放沙鍋內加適量水小火燉煮50分鐘即成。食用時將豬肺及氣管切成薄片，蘸醬油佐食進餐，1週內連續食完。

靈芝燉鴨

配方：靈芝1.5克，肉桂5克，蘋果5克，鴨1隻，蔥、生薑、料酒、精鹽、味精、香油、胡椒粉各適量。

做法：將靈芝洗淨、切片，與肉桂、蘋果一起裝入紗布袋中，紮緊口。將鴨宰殺後去毛、除腸雜、剁去爪，洗淨，入沸水鍋汆透，撈出，用涼水沖洗乾淨，瀝淨水分，再將紗布袋塞人鴨腹內，將鴨放入沙鍋中，擺上蔥段、薑片，澆上料酒，注入清湯適量。將沙鍋置旺火上燒沸，後改用小火燉150分鐘，待鴨肉熟爛脫骨，揀出蔥段、薑片和紗布藥袋，加入精鹽、味精、香油、胡椒粉調好味即可。

預防氣管炎類食譜

杏仁雞

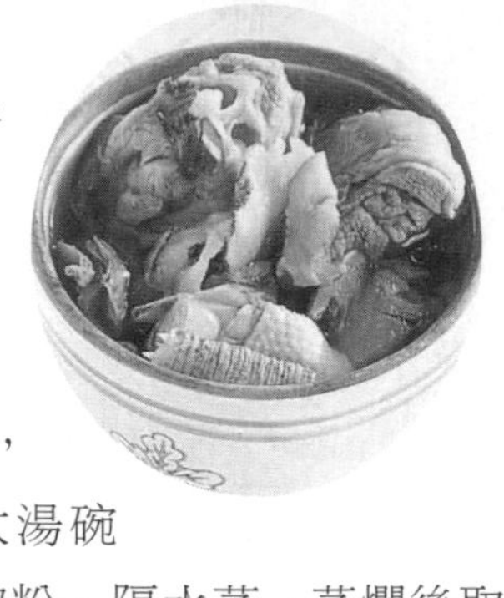

配方：母雞1隻（約重1300克），甜杏仁45克，料酒、精鹽、白糖、胡椒粉、蔥、薑、雞清湯各適量。

做法：雞去掉頭頸，背脊開膛，去內臟洗淨。蔥切段，薑切片。杏仁用開水稍泡，剝去紅衣。把雞、杏仁、蔥、薑放入大湯碗內，加入雞清湯、料酒、鹽、白糖、胡椒粉，隔水蒸，蒸爛後取出，揀去蔥、薑，撇去浮油，調好口味即成。

蘿蔔杏仁煮牛肺

配方：蘿蔔500克，苦杏仁15克，牛肺250克。

做法：蘿蔔切塊，杏仁去皮尖。牛肺用開水燙，再以薑汁、料酒旺火炒透，複入瓦鍋內，加適量水，放入蘿蔔、杏仁煮熟即成。

板栗燉肉

配方：板栗150克，瘦豬肉200克，料酒、精鹽、味精、蔥、薑、胡椒粉各適量。

做法：豬肉洗淨，放沸水鍋中去血水，撈出洗淨切塊。板栗洗淨，放開水鍋裡煮，撈出去殼、去內皮，切成兩半。鍋中放入豬肉、板栗、料酒、味精、鹽、蔥、薑、胡椒粉，燉至肉熟爛即成。

雞絲蜇頭

配方：生雞胸肉150克，漲發好的淨海蜇頭絲300克，雞蛋清半個，香菜梗15克，精鹽、味精、醋、胡椒粉、麻油、花椒水、蔥、薑、蒜、油、太白粉各適量。

做法：把雞胸肉切成細絲，放入碗內，加雞蛋清、太白粉，用手抓勻，香菜梗切成段，蔥、薑切成細絲，蒜切成片。鍋內放入油，燒到四五成熱時，放入雞絲，用筷子劃開，熟時出鍋，海蜇用熱水燙一下，瀝乾水。鍋內放入少量油，燒熱時用蒜炸鍋，烹入醋，添雞湯，把雞絲、海蜇頭放入鍋內，加上精鹽、味精、花椒水、胡椒粉、蔥、薑絲、香菜梗，湯開時撇去浮沫，點上麻油，出鍋盛碗即成。

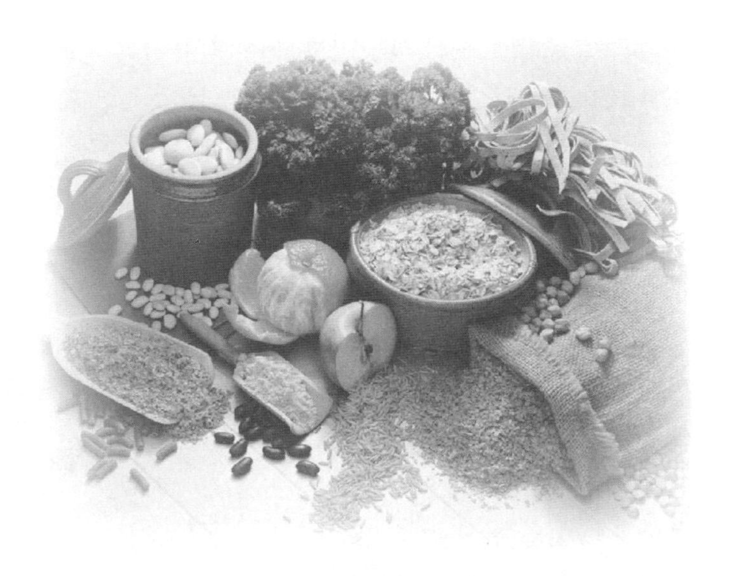

秋分養生食方

秋季食補，不同體質不同禁忌

節氣諺語

秋分天氣白雲多，
到處歡歌好晚禾。

在飲食調養上，中醫也是從陰陽平衡方面作為出發點，將飲食分為宜與忌。有利於陰平陽祕則為宜，反之為忌。不同的人有其不同的宜忌，如對於那些陰氣不足，而陽氣有餘的老年人，則應忌食大熱峻補之品；對發育中的兒童，如無特殊原因也不宜過分進補；對痰溼質人應忌食油膩；木火質人應忌食辛辣；對患有皮膚病、哮喘的人應忌食蝦、蟹等海產品；對胃寒的人應忌食生冷食物等。不論是哪種人，其實質都應防止實者更實、虛者更虛而導致陰陽失調。

古代醫家在長期的生活實踐中把食物的性能歸納為三大類，即寒涼類、平性類、溫熱類。其中以常見的三百多種食物統計數字來看，平性食物居多，溫熱性次之，寒涼性更次之。

就其作用而言，寒涼性食物多有滋陰、清熱、瀉火、涼血、解毒作用，這類食物包括有西瓜、甜瓜、香蕉、甘蔗、芒果、枇杷、蘋果、梨、柿子、荸薺、菱角、桑椹、番茄、黄瓜、苦瓜、冬瓜、白蘿蔔、絲瓜、蓮藕、茭白、竹筍、慈姑、蕨菜、馬齒莧、芹菜、淡豆豉、海藻、海帶、螃蟹等等。

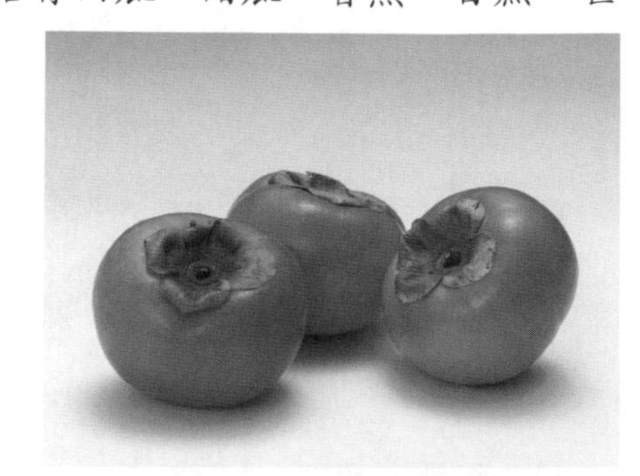

溫熱性食物多有溫經、助陽、活血、通絡、散寒等作用，其中辣椒、花椒、芥子、魚等為熱性食物，櫻桃、荔枝、龍眼、杏、石榴、栗子、大棗、胡桃仁、大蒜、木瓜、生蔥、薑、韭菜、小茴香、鱔魚、鰱魚、淡菜、蝦、海參、雞肉、羊肉、鹿肉、火腿、鵝蛋等為溫性食物。

平性食物有李子、無花果、葡萄、白果、百合、蓮子、花生、榛果、黑芝麻、黑白木耳、黃花菜、洋蔥、土豆、黑豆、赤豆、黃豆、扁豆、豇豆、圓白菜、芋頭、胡蘿蔔、白菜、香椿、青蒿、大頭菜、海蜇、黃魚、鯉魚、豬肉、豬蹄、牛肉、甲魚、鵝肉、鵪鶉、雞蛋、鵪鶉蛋、鴿蛋、蜂蜜、牛奶等等。

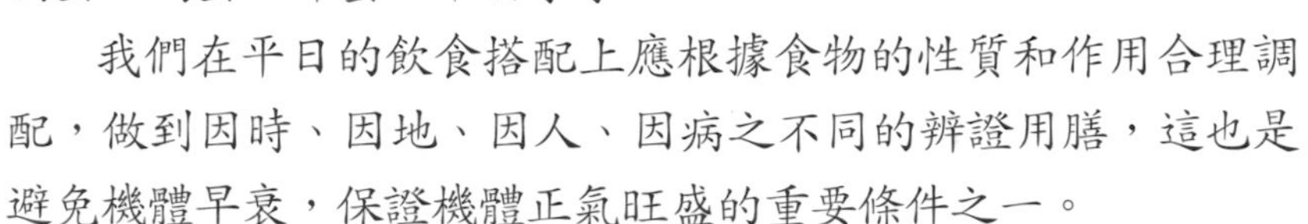

我們在平日的飲食搭配上應根據食物的性質和作用合理調配，做到因時、因地、因人、因病之不同的辨證用膳，這也是避免機體早衰，保證機體正氣旺盛的重要條件之一。

古代大詩人陸游曾作詩曰：「世上個個學長年，不悟長年在目前。我得宛丘平易清。只將食粥致神仙。」粥能和胃補脾，潤養肺燥，若能食用藥粥更有奇妙之處。通常秋燥熱不減，可以煮梨粥、菊花粥、芝麻粥、栗子粥。值得一提的是，金秋板栗香，香甜可口又營養。栗子煮稀飯，健胃健脾，補腎強骨。俗話說：「腰痠腿軟缺腎氣，栗子稀飯賽補劑。」此時秋季的水果已全部成熟，梨、柿子、蘋果都是具有預防秋燥的水果，應適當地食用。可是秋日的柿子，要注意不要餓著肚子吃，以飯後吃為最好，因為柿子裡含有大量的柿膠酚、單寧和膠質，遇酸會凝聚成硬塊。清代名醫王孟英推薦：「鮮柿甘寒，養肺胃之陰，宜於火燥津枯之體。」秋天，飯後吃上一兩顆，潤肺、清火、止燥咳、通便祕，對保健是有益的。

百合也是秋季適宜食用的蔬菜。百合屬草本植物，夏季開花，秋季採挖，可供食用，也可藥用，秋季氣候容易傷肺葉，易致皮膚乾裂、口乾舌燥、咳嗽少痰等病症，而百合味甘微苦，性平，潤肺止咳、清心安神，正可緩解以上症狀。不過因百合性偏涼，胃腸功能差者應少吃。此時百草漸摧，唯有菊花正爭妍鬥豔。其實菊花是對養生保健很有益處的一種花卉，據不完全統計，各地菊花的品種有三千之多，除供觀賞外，還能入藥和食用，菊花製酒，清涼甜美，強身益壽，陶淵明說：「酒能去百病，菊能解制頹。」菊花可涼拌炒食，也可製糕、粥、泡茶或以菊花作枕。菊花有清肝明目、降壓去火、強體延年之功效，所以古人認為常食菊花便可長生不死。不過低血壓患者還是少食為妙。

食療方

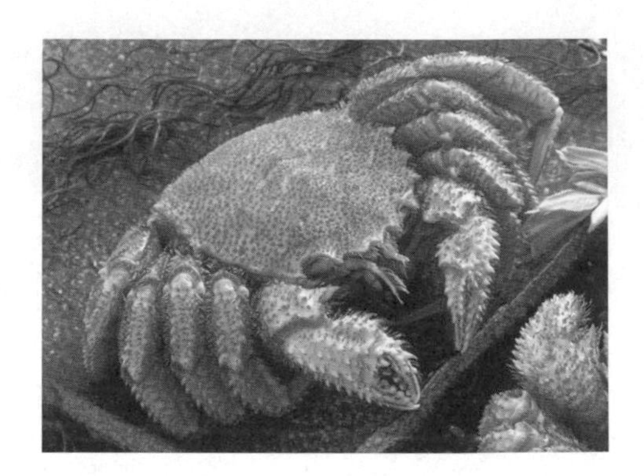

油醬毛蟹

配方：河蟹500克（海蟹亦可），薑、蔥、醋、醬油、白糖、乾麵粉、味精、黃酒、太白粉、食油各適量。

做法：將蟹清洗乾淨，斬去尖爪，蟹肚朝上齊正中斬成兩半，挖去蟹鰓，蟹肚被斬剖處抹上乾麵粉。將鍋燒熱，放油滑鍋燒至五成熟，將蟹（抹麵粉的一面朝下）入鍋煎炸，待蟹呈黃色後，翻身再炸，使蟹四面受熱均勻，至蟹殼發紅時，加入蔥薑末、黃酒、醋、醬油、白糖、清水，燒八分鐘左右至蟹肉全部熟透後，收濃湯汁，入味精，再用和水太白粉勾芡，淋上少量油出鍋即可。

功效：益陰補髓，清熱散瘀。

海米熗竹筍

配方：竹筍400克，海米25克，料酒、鹽、味精、高湯、植物油各適量。

做法：竹筍洗淨，用刀背拍鬆，切成4釐米長段，再切成一字條，放入沸水鍋中焯去澀味，撈出過涼水。將油入鍋燒至四成熱，投入竹筍稍炸，撈出瀝乾油。鍋內留少量底油，把竹筍、高湯、鹽略燒，入味後出鍋，再將炒鍋放油，燒至五成熱，下海米烹入料酒，高湯少許，加味精，將竹筍倒入鍋中翻炒均勻裝盤即可。

功效：清熱消痰，祛風托毒。

甘蔗粥

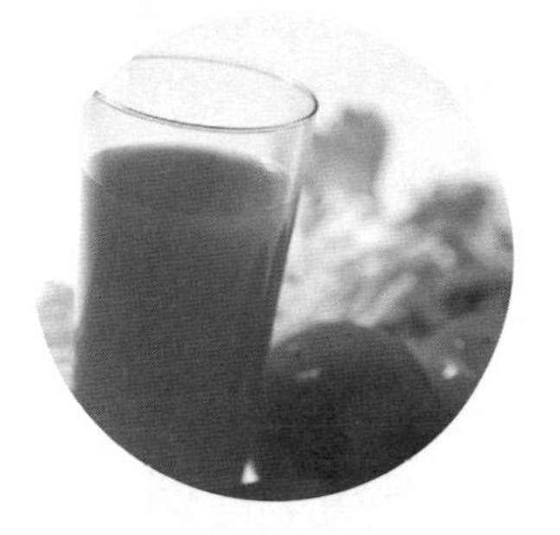

配方：甘蔗汁800毫升，高粱米200克。

做法：甘蔗洗淨榨汁，高粱米淘洗乾淨，將甘蔗汁與高粱米通入鍋中，再加入適量的清水，煮成薄粥即可。

功效：補脾消食，清熱生津。

板栗燒仔雞

配方：仔母雞一隻（約重1000克），板栗200克，芝麻油250克（約耗75克），豬油、雞湯、味精、白糖、和水太白粉、硝水、醬油、精鹽、蒜白各適量。

做法：仔母雞宰殺去毛，去掉內臟、頭、爪，洗淨，切下頸項。將雞劈成兩半，把胸翅部位切成六塊，其他部位切成2.4釐米見方的塊，雞腿砍成兩節，雞頸切成3釐米長的段，雞肝切成四塊，剖小方格花紋。用刀將板栗的殼面砍成一字形，放入沸水鍋中，在旺火上煮5分鐘，取出脫殼，剝去內皮。炒鍋置旺火上，下芝麻油，燒至七成熱，放入雞塊炸5分鐘後，用漏勺撈出，去盡鍋中餘油，加雞湯、板栗、醬油、精鹽、白糖、雞肝，用旺火燒10分鐘，至肉塊鬆爽、板栗粉糯時，再加豬油、味精、蒜白，用和水太白粉調稀勾芡，起鍋盛盤即成。

功效：補腎去寒，潤肺除燥。

炸蟹丸子

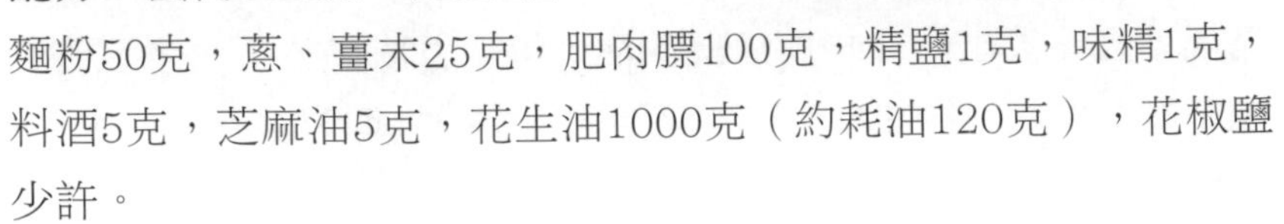

配方：蟹肉300克，雞蛋1個，麵粉50克，蔥、薑末25克，肥肉膘100克，精鹽1克，味精1克，料酒5克，芝麻油5克，花生油1000克（約耗油120克），花椒鹽少許。

做法：肥肉剁成粗泥，蟹肉改刀盛入碗內，加上蔥薑末、精鹽、味精、料酒、芝麻油，打入雞蛋，倒上麵粉拌勻，然後擠成直徑為1釐米的丸子。鍋內加上花生油1000克，燒至5～6成熱時，盛入盤內。吃時帶花椒鹽。

功效：此方可增強體質，預防秋燥。

香菇板栗

配方：浸水漲發香菇150克，板栗200克，鮮湯150克，大豆沙拉油40克，醬油30克，味精、蔥、薑、白糖、太白粉少許。

做法：先將香菇切片，板栗用刀砍一下，刀入栗肉3／5，皮殼要相連，放入清水鍋內燒開約1分鐘，栗殼裂開時，趁熱剝去外殼和內皮，栗肉用刀切成厚片。鍋燒熱放入油，將香菇、板栗片同時下鍋煸炒，隨即加入醬油、糖、薑末、鮮湯燒開後，改成小火燜3分鐘，再改用旺火，加味精，用和水太白粉勾芡，翻炒幾下，淋入香油，即可裝盤。

功效：此方益智補腎，可提高機體免疫能力。

全福豆腐

配方：豆腐2塊，鮮蘑菇50克，青菜心10棵，香菇30克，植物油50克，醬油20克，白糖3克，精鹽1克，和水太白粉10克。

做法：香菇入沸水中泡軟，去蒂。青菜留菜心，修去葉根，燙至碧綠，涼水沖涼。炒鍋上火，燒熱，用油少許滑鍋，舀入植物油燒熱，每塊豆腐用刀切5片，入鍋煎至兩面金黃，添醬油、白糖、精鹽、清水一碗，放入香菇、鮮蘑菇、菜心，燜燒至湯汁濃稠，離火。取大圓盤一個，用筷子將菜心裝入盤中鋪底（根向外），豆腐放在菜心上，再將香菇擺豆腐上，最後擺上鮮蘑菇，成綠、黃、黑、黃四層。炒鍋繼續上火，將湯汁用和水太白粉勾上芡，澆在全福豆腐上即成。

功效：此方可預防因營養不良所致的秋季各種疾病。

白汁五柳魚

配方：白鰱魚1條（500克左右，活鮮魚最佳），胡蘿蔔、黃瓜、蔥各50克，薑、蒜、精鹽、味精、胡椒粉、和水太白粉各適量。

做法：把魚收拾乾淨，胡蘿蔔、黃瓜、蔥都切成3釐米長的細絲，薑、蒜適當切絲，用精鹽、味精、胡椒粉與和水太白粉兑汁待用。鍋中放適量水，燒開，魚下鍋煮熟，撈出放盤中，魚湯待用。鍋燒熱，放適量油，把蔥、薑、蒜下鍋稍炒，再把胡蘿蔔、黃瓜入鍋，烹入兑好的汁，炒熟，澆在魚上即可。

功效：此方可治療秋燥，健脾益胃。

鮮蓮子雞丁

配方：雞胸肉250克，鮮蓮子100克，浸水漲發香菇15克，玉蘭片15克，熟火腿10克，1個雞蛋的蛋清，清湯100克，料酒10克，精鹽、味精、和水太白粉各適量，雞油10克，熟豬油100克。

做法：將雞胸肉去筋切丁，用蛋清與和水太白粉汆好。把香菇、玉蘭片、火腿切成小菱形塊。將鮮蓮子汆一下，涼後去皮去心，再用開水汆一下，瀝去水分待用。將雞丁用熱油滑至七成熟，瀝去油，再放入配方及味精、料酒、鹽少許，用和水太白粉勾芡，淋上雞油10克，出勺時加入鮮蓮子，翻炒兩下即可。

功效：此方可健脾益胃，提高機體免疫力。

八寶全鴨

配方：填鴨一隻（約重2000克），圓糯米150克，香菇15克，核桃仁10克，龍眼肉10克，蓮子15克，筍15克，熟火腿30克，蝦仁30克，精鹽4克，味精、料酒各適量，蔥段20克，鮮薑8克。

做法：填鴨開膛、除去內臟、洗淨。放入熱水鍋中翻汆一下，撈出後用冷水洗淨。糯米淘洗乾淨，蓮子泡軟，去皮和心，分成兩半，香菇、筍、火腿切丁。取一個大碗，放入糯米、香菇、核桃仁、龍眼肉、蓮子、筍、火腿丁，加水上籠蒸熟，製成八寶糯米飯。用一鋁鍋（或大炒鍋），放入半鍋水，上火燒開，將洗淨的鴨子下鍋，加蔥段、薑片。鍋再度開時，移至微火上烤，鴨子煮至九成熟時撈出。將煮鴨原湯內的調料撈出，撇去油，過籮備用。待鴨涼後，從脊背處將骨退出（折骨時要注意保持胸面整齊），胸朝下放在一個大碗內，碎鴨肉放在上邊。最後將八寶江米飯攤在上邊，上籠用旺火蒸透，置於盤內。把大炒勺放在旺火上，倒入煮鴨的原湯，加料酒、精鹽、味精，燒開後，澆在鴨身上即可。

功效：此方可健脾益胃，提高機體免疫力。

清蒸鯽魚

配方：魚1條（約重600克），香菇10克，玉蘭片25克，番茄50克，油菜心50克，精鹽、味精、料酒適量，蔥15克，薑5克，雞油25克（分兩次用），植物油50克（實耗25克）。

做法：魚去內臟及鰓（不要去鱗），洗淨。香菇用開水泡發洗淨，除去根蒂。玉蘭片切成薄片。番茄用開水燙過，撕去皮，切斜塊，洗去籽。油菜心洗淨，用開水燙一下。蔥切斜塊，薑去皮切片，精鹽、料酒、味精和10克雞油放入一個碗內調勻。將炒勺放在旺火上，倒入植物油，燒至七成熱時，將魚下勺炸一下後速撈出，除去腥味。隨即放在一個魚盤內，放入香菇、玉蘭片，將調好的調料倒在魚身上，加入蔥塊、薑片，然後上籠用旺火蒸熟（15分鐘即熟，時間千萬不要長，否則，魚肉變成灰色，吃著就不鮮了）。出籠後，揀去蔥、薑，把蒸魚的汁提在勺內，將魚移到另一魚盤內，再把炒勺放在旺火上，加料酒、味精和15克雞油，放入番茄、油菜心，煮沸後澆在魚身上即成。吃時，用筷子將魚鱗向魚的兩頭一撥即可。

功效：此方可健脾益胃，提高機體免疫力。

寒露養生食方

預防中風食療方

節氣諺語

重陽無雨一冬晴，
寒露霜飛侵害民。

此節氣中的秋燥易引發人們患有肺炎、哮喘及中風等疾病，故此我們向大家介紹一些潤肺祛燥和治療中風的食療方。

食療方

百棗蓮子銀杏粥

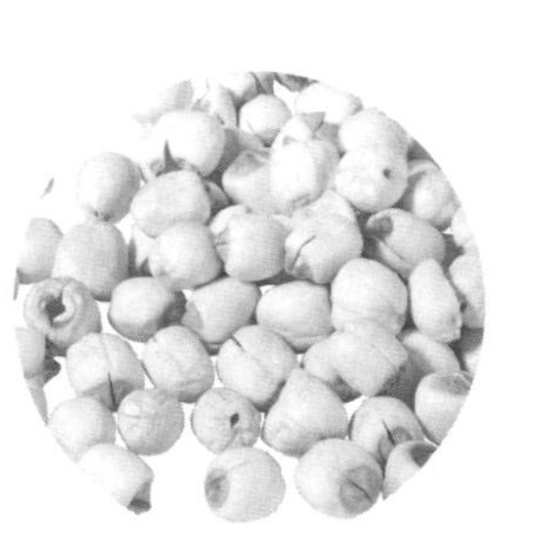

配方：百合30克，大棗20枚，蓮子20克，銀杏15粒，粳米100克，冰糖適量。

做法：蓮子先煮片刻，再放入百合、大棗、銀杏、粳米煮沸後，改用小火至粥稠時加入冰糖稍燉即成。

功效：養陰潤肺，健脾和胃。

山藥桂圓漿

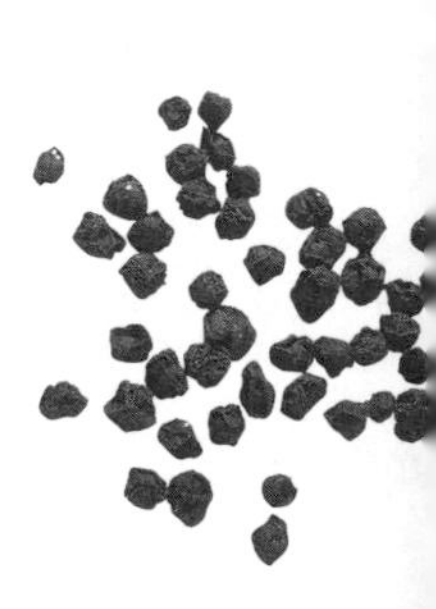

配方：鮮山藥100克，桂圓肉15克，荔枝肉3至5個，五味子3克，白糖適量。

做法：將山藥去皮切成薄片，與桂圓、荔枝、五味子同煮成漿汁，加入白糖，晨起或臨睡前飲食。

功效：中風食療方。

核桃栗子糖羹

配方：核桃仁30至50克，炒熟栗子30至50克，白糖適量。

做法：先將熟栗子去殼，再與核桃肉同搗如泥，加入白糖拌勻即成，不拘時食之。

功效：中風食療方。

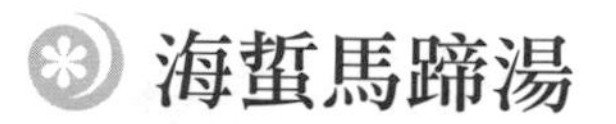

海蜇馬蹄湯

配方：海蜇頭60克，鮮荸薺60克。

做法：兩者同入鍋內煮至荸薺爛熟。海蜇頭、荸薺蘸醬油吃，飲湯。

功效：中風後遺症食療方。

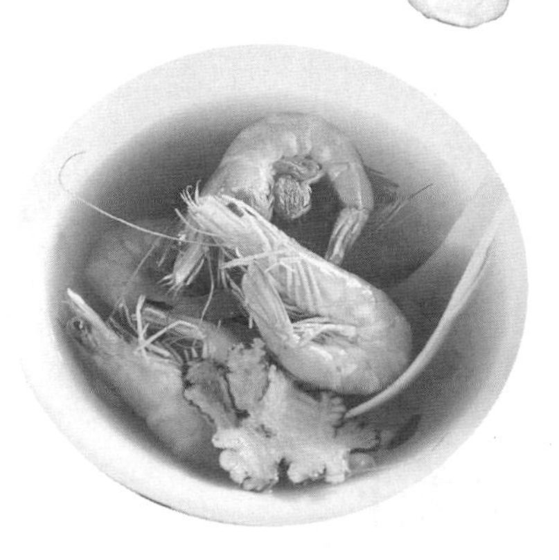

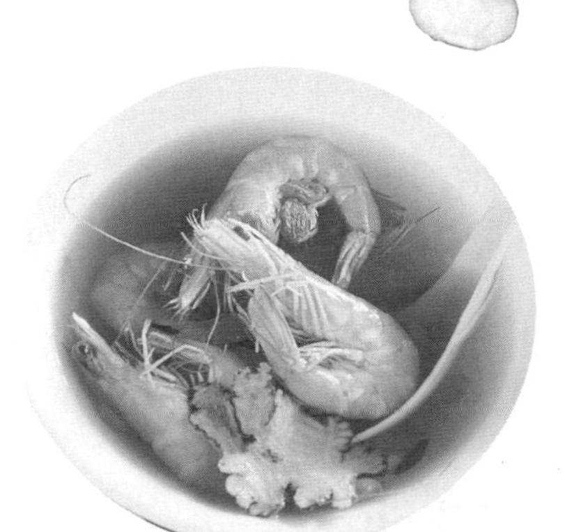

對蝦米酒

配方：對蝦適量。

做法：取對蝦以米酒浸服。

功效：中風後遺症食療方。

牛肉膏

配方：嫩牛肉1000克。

做法：洗淨，水煮成肉糜，去渣取液，再熬成琥珀色收膏，每次1小杯。

功效：中風後遺症食療方。

鯽魚糯米粥

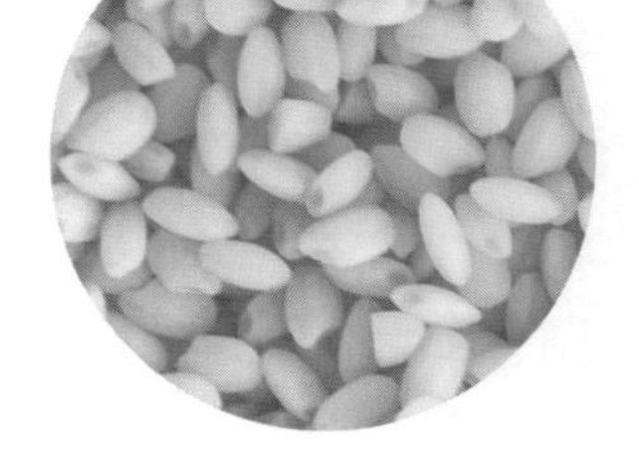

配方：鯽魚一條，去臟，雜質洗淨；糯米50克。

做法：同放鍋內加水煮粥，每週服二次，連服9週。

功效：中風後遺症食療方。

紅棗栗子燜雞

配方：紅棗15個，栗子150克，雞一隻。

做法：先將雞切成塊，大火煸炒，後加佐料，煮至八成熟，加入紅棗、栗子燜熟，食之。

功效：中風後體虛之食療方。

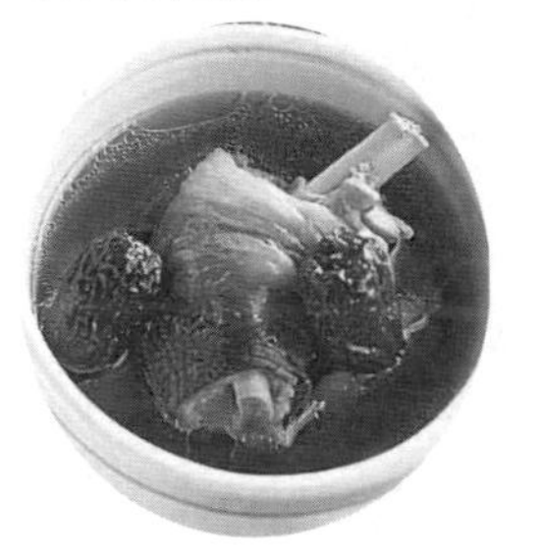

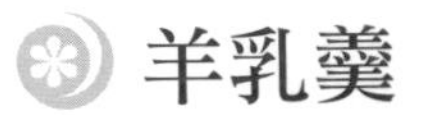

羊乳羹

配方：羊乳合脂適量。

做法：羊乳合脂作羹食之。

功效：腎虛、中風食療方。

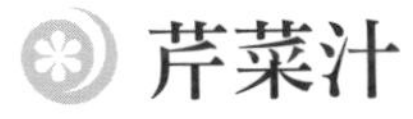

芹菜汁

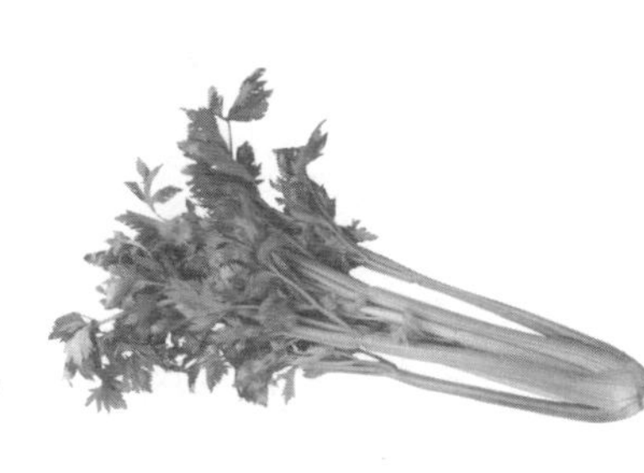

配方：鮮芹菜1把。

做法：鮮芹菜開水洗淨，切細搗汁，每次飲服半杯。

功效：預防中風。

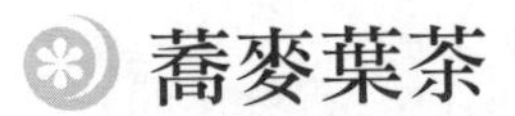

蕎麥葉茶

配方：蕎麥葉60克。

做法：蕎麥葉煎湯代茶，以防止高血壓引起的中風。

功效：預防中風。

牛奶柿子汁

配方：柿子250克，牛奶一杯。

做法：柿子榨汁，用牛奶調服，每次半杯。

功效：有中風傾向、高血壓之食療方。

按注：柿子過食會使腸液分泌減少而導致大便乾燥。此外，柿子中的鞣酸易與鐵質結合而妨礙人體對食物中鐵的吸收，故缺鐵性貧血患者不宜食柿。

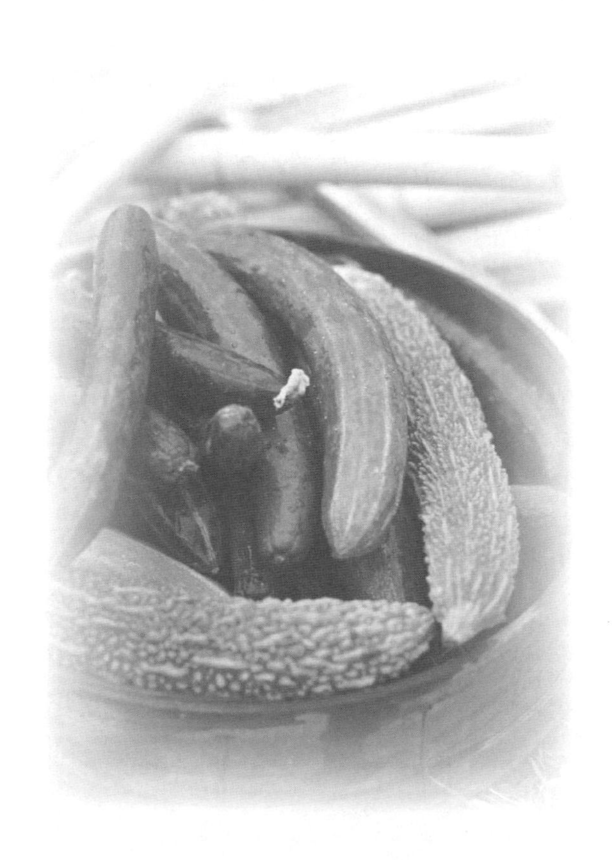

霜降養生食方

秋季平補，補血益氣食療方

節氣諺語

一年補通通，
不如補霜降。

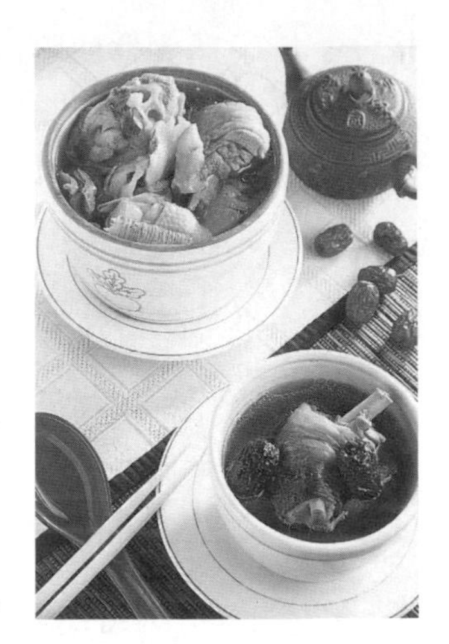

霜降之時乃季秋之時，在五行中屬土，五時中（春、夏、長夏、秋、冬）為秋，在人體五臟中（肝、心、脾、肺、腎）屬脾，根據中醫養生學的觀點，在四季五補（春要升補、夏要清補、長夏要淡補、秋要平補、冬要溫補）的相互關係上，由於此節氣與長夏同屬土，所以應以淡補為原則，並且要補血氣以養胃。在飲食進補中當以食物的性味、歸經加以區別。秋季是易犯咳嗽的季節，也是慢性支氣管炎容易復發或加重的時期。所以飲食中要引以注意。

食療方

白果蘿蔔粥

配方：白果6粒，白蘿蔔100克，糯米100克，白糖50克。

做法：蘿蔔洗淨切絲，放入熱水焯熟備用。先將白果洗淨與糯米同煮，待米熟軟時倒入白糖文火再煮10分鐘，拌入蘿蔔絲即可出鍋食之。

功效：固腎補肺，止咳平喘。

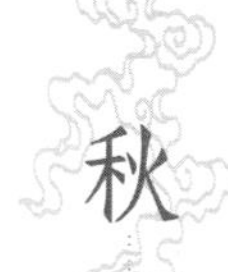

清蒸人參雞

配方：人參15克，母雞1隻，火腿10克，乾玉蘭片10克浸水漲發，乾香菇15克浸水漲發，精鹽、味精、蔥、生薑、雞湯各適量。

做法：將母雞宰殺後，退毛去淨內臟，放入開水鍋裡燙一下，用涼水洗淨。將火腿、玉蘭片、香菇，蔥、生薑均切片。將人參用開水泡開，上籠蒸30分鐘取出。將母雞洗淨，放在盆內，置入人參、火腿、玉蘭片，香菇、蔥、生薑、精鹽、料酒、味精，添入雞湯（沒淹過雞），上籠，在大火上蒸至爛熟。將蒸熟的雞放在大碗內，將人參切碎，與火腿、玉蘭片、香菇擺在雞肉上，將蒸雞的湯倒在勺裡，燒開，撇去沫子，調好口味，澆在雞肉上即成。

功效：滋補腎陰，補血益氣。

歸參山藥豬腰

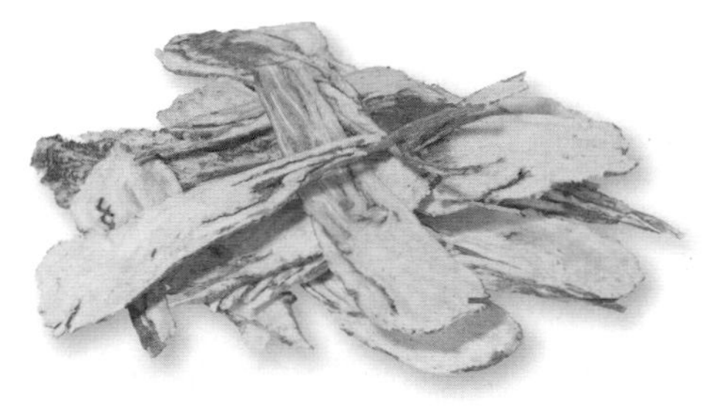

配方：當歸10克，黨參10克，山藥10克，豬腰（腎）500克，醬油、醋、薑絲、蒜末、香油各適量。

做法：將豬腰切開，剔去筋膜臊腺，洗淨，放入鋁鍋內。將當歸、黨參、山藥裝入紗布袋內，紮緊口，放入鋁鍋內。在鋁鍋內加適量水，清燉至豬腰熟透，撈出豬腰，冷卻後，切成薄片，放在盤子裡。將醬油、醋、薑絲、蒜末、香油等與豬腰片拌勻即成。

功效：滋補腎陰，補血益氣。

五香牛肉

配方：牛肉2500克，食鹽90克，白糖24克，紅醬油60克，薑塊2塊，蔥節3枝，料酒、茴香、桂皮、紅米汁各適量。

做法：選用牛肘子部位的全瘦肉，先按肌肉纖維用刀直切開後，切成500克左右的塊，然後用刀根戳出一排排刀洞，四面戳到。板上先撒上少許食鹽，將肉塊放在上面反覆推擦，擦至鹽粒溶化，然後放在缸內醃3～4天（夏季醃一天），經過多次翻動，醃至肉紅、硬、香。將鍋內加水適量，用大火燒滾（水要多），投入肉塊，上下翻動幾次，撈出刷洗乾淨。在鍋底先放鍋墊，墊上放牛肉塊，加入茴香，桂皮、蔥節、薑塊、料酒、白糖、醬油和紅米汁，在大火上燒滾，至牛肉變紅色時，再加入清湯淹沒牛肉，放入適量食鹽，試味後，加蓋燒至沸滾，再移小火上燜煮2小時左右，等用筷子能戳進牛肉時，撈出，冷透後，按其肌肉纖維橫向切片即成。

功效：滋補腎陰，補血益氣。

荔枝肉

配方：豬腿肉300克，鮮荔枝肉（淨）100克，2個雞蛋的蛋清，太白粉25克，白糖60克，白醋30克，食用紅色素一滴，精鹽、料酒各適量，植物油1000克（實耗50克）。

做法：把豬腿肉切成2塊，用刀背敲鬆後改刀成四方小塊（24塊），加入鹽、食用紅色素少許，蛋清，太白粉15克，拌勻備用。把鮮荔枝肉一切兩半。燒熱鍋放入植物油，待油燒至六七成熱時，把豬腿肉一塊塊下油鍋炸至內熟外脆呈黃色撈出，將鍋中的油倒去，加入料酒、水100克，白糖、白醋、精鹽，下太白粉勾芡，倒入炸好的肉和鮮荔枝肉翻勻，淋上少許熟油，起鍋裝盤。

功效：滋補腎陰，補血益氣。

花生米大棗燒豬蹄

配方：豬蹄1000克，花生米（帶皮）100克，大棗40枚，料酒25克，醬油60克，白糖30克，蔥段20克，生薑10克，味精、花椒、八角、小茴香各少許，鹽適量。

做法：花生米、大棗置碗內用清水洗淨、浸潤。將豬蹄出毛洗淨，煮四成熟撈出，用醬油拌勻。鍋內放油，上火燒七成熱，將豬蹄炸至金黃色撈出，放在炒鍋內，注入清水，同時放入備好的花生米、大棗及調料，燒開後用小火燉爛即可。

功效：滋補腎陰，補血益氣。

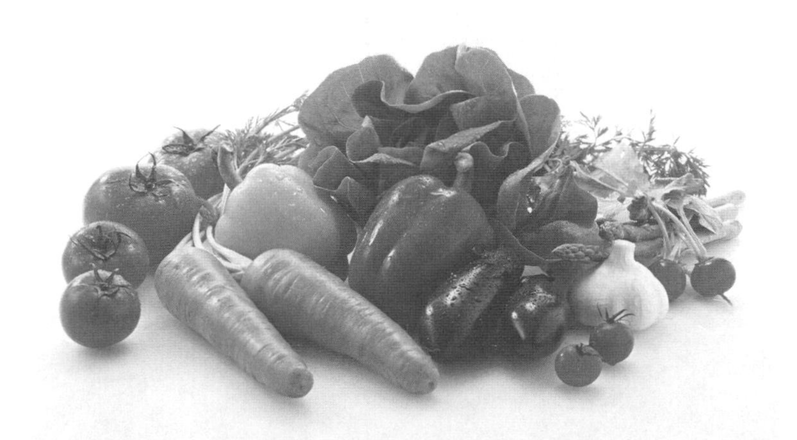

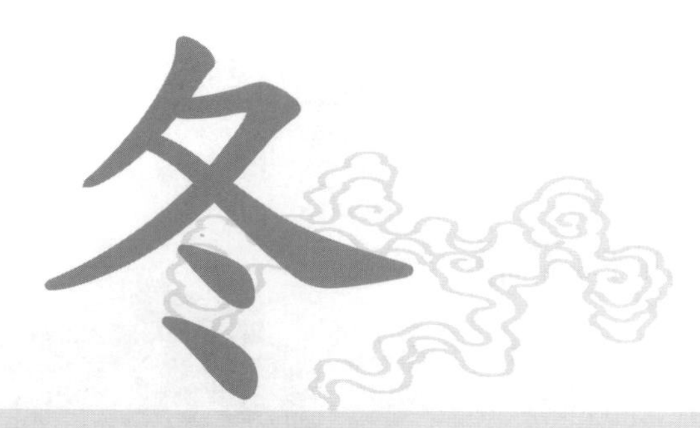

冬

冬季是飲食進補的最好時節宜，但是切勿盲目進補。

冬季宜早睡晚起、潤養五臟，以抗病延壽。

去寒就溫，無泄皮膚，使氣極存

冬季包括立冬、小雪、大雪、冬至、小寒、大寒六個節氣，是一年中氣候最寒冷的季節。冬季之風為北風，其性寒。「寒」是冬季氣候變化的主要特點。冬在五臟應腎，「冬不藏精，春必病瘟」即所謂要補腎藏精，養精蓄銳。寒為六淫邪之一，故冬天應保暖避寒，起居宜早睡晚起。

《黃帝內經・素問・四氣調神大論》中指出：「冬三月，此謂閉藏。水冰地坼，無擾乎陽。早臥晚起，必待日光。使起若伏若匿，若有私意，若已有待。去寒就溫，無泄皮膚，使氣極存。此冬氣之應，養藏之道也。逆則腎傷，春為痿厥，奉生者少。」這段話講的便是冬天的養生之道，亦即為養陰之道。

上段話意思是說：冬季即農曆十、十一、十二月陰氣盛極，萬物潛伏，自然界呈現閉藏的氣象。水冰地裂，萬物的生機沒有受到干擾，而都潛藏起來。人們應當早睡晚起，早晨等太陽升起後起身。使自己的志意伏匿，保持安靜，好像有私意在胸中，又像所求已得而不外露，使神氣內藏。應該避寒就溫，不要開泄皮膚出汗，致使陽氣頻數耗

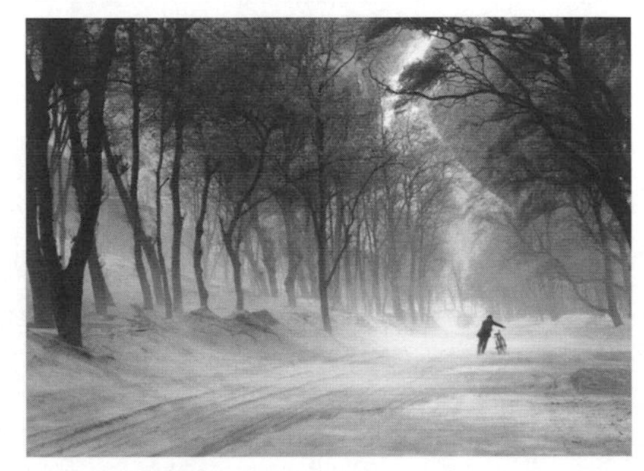

奪。這就是應冬季閉藏之氣，調養人體「藏氣」的道理。如果人體違逆了冬季閉藏之氣，就會傷害腎氣，冬季傷害了腎氣，到了春季，就會發生痿厥的病變，這是因為人在冬季「藏氣」不足，導致春天「生氣」力量不夠的緣故。

因此，在萬物斂藏的冬季，人們應當順應自然界收藏之勢，收藏陰精，潤養五臟，以抗病延壽。冬季的起居作息要注意不可擾動陽氣，應當早睡晚起。早睡可以養人體陽氣，保持溫熱身體，遲起則能養人體陰氣。

冬季在飲食上要加強營養，增加熱量。在蛋白質、高醣和脂肪這三大產熱營養素中，蛋白質的攝取量可保持在平時的需求水平，熱量增加部分則應提高醣類和脂肪的攝取量。

此時，正是進補的大好時機，但是由於人們不熟悉進補的真諦，盲目進補，而造成虛者更虛、實者更實，使體內平衡失調，引發許多不良反應。為此，冬令進補必須按照「春夏補陽、秋冬養陰」的原則進行，視身體陰陽盛衰而調補。

在經過漫長的春夏炎熱之後，人體的陽氣消耗了大量的陰氣，再加上氣候乾燥又使陰氣受損。如果在冬季大肆補陽，必然會造成陰精的虛損，出現陰陽兩虛的現象。壯陽必須有陰精的基礎，否則便會「油盡燈滅」，我國古代就有許多因大量服壯陽藥而斃命的實例。

冬季補陰的另一個含義，在於秋冬大自然以閉藏為特徵，人體要順應大自然秋冬閉藏的特點，在冬季要注意保存陰精，切忌助陽耗陰的助陽興陽之品。當然，冬令補陰並非是單純服用補陰之品，而應該根據中醫的辨證原理，以確定體質的陰陽盛衰，陰虛者當然補陰無疑，而陽虛者則要分清單純陽虛還是陰陽兩虛。建議各位不妨先找具合格證照的專業醫師，進行個人中醫體質辯證，了解自己究竟屬於哪一種體質，再決定如何進補。

單純陽虛是以補陽為主，陰陽兩虛則應在補陰的基礎上加入補陽之品。總之，在冬令進補中，要了解兩點：一是補陽可奏效，但無陰精基礎則會更虛；二是補陰是創根基，不可只求速度。只要根基堅固，則補陽可見成效，並無早晚。這也是冬令補陰的重大意義，使來年有足夠的後備源泉，而且對延年益壽也是有益的。

冬季人體的消化機能比春、夏、秋季均為活躍，胃液分泌增加，酸度增強，食量增大。

中醫認為冬季是飲食進補的最好季節，民間有「冬天進補，開春打虎」的諺語，尤其冬至日後進補最好，因為冬至是冬三月氣候轉變的分界線，冬至後陰氣開始消退，陽氣逐漸回升，在閉藏中還有活潑的生機，此時進補更易於發揮效能，是虛弱體質調養的最好時機。

冬季食補因為要注意營養素的全面搭配和平衡吸收，以「五畜為益」。偏於陽虛的人以羊肉、雞肉等溫熱食物為益，它具有溫中、益氣、補精、填髓的功能。陰陽俱虛、羸弱之人，當多食滋陰填精的食品，如牛髓、蛤蟆油（雪蛤膏、蛤士蟆）之類。陰氣不足者，則益食鴨肉、鵝肉。鴨肉性味甘寒，有益陰養胃、補腎消腫、化痰止咳的作用；鵝肉性味甘平，鮮嫩鬆軟，清香不膩。鱉、藕、黑木耳等也是益陰佳品，同時還應多吃蔬菜和水果。

冬令進補是人們對健康的一種投資，但是，進補也有一定的學問，要注意禁忌：

1.忌亂補

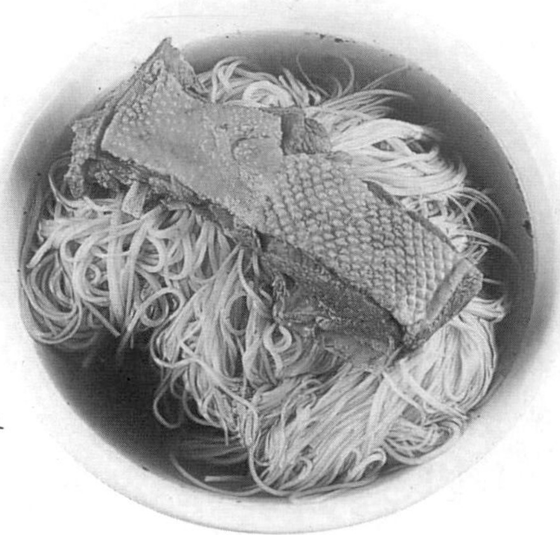

一般說來，中年人以補益脾胃為主，老年人以補益腎氣為主，但具體上以個人體質來區分的話，又有氣虛、陰虛、陽虛、血虛和氣血陰陽共虛等多種情況。

2.忌過於油膩和厚味

對於脾胃消化不良者來說，關鍵在於恢復脾胃功能。脾胃消化功能良好，營養吸收的成分才有保證，否則補了也是白補。因此，冬令進補應以容易消化吸收為準繩。

3.忌單純進補

冬令進補只是養生保健的一個重要方面，但是，單純只靠進補並不能達到理想境界，還應當有適當的體育鍛鍊和腦力勞動，並注意調理好飲食，方才有益於養生。

4.忌偏補

中醫認為，「氣為血之帥，血為氣之母」。冬令進補切忌一味偏補，而應注意兼顧氣血陰陽，防止過偏而引發其他疾病。

5.忌偏貴

補品並非越貴越好，關鍵在於對症進補。中醫有一句名言：「用之得當大黃是補藥，用之不當人參是毒藥。」所以冬令進補忌一味追求補品的珍貴難得，不對症的貴重補品，吃多了也未必是好事。

6.忌感冒進補

冬令罹患流行性感冒而咳嗽時，不宜進補，否則後患無窮。

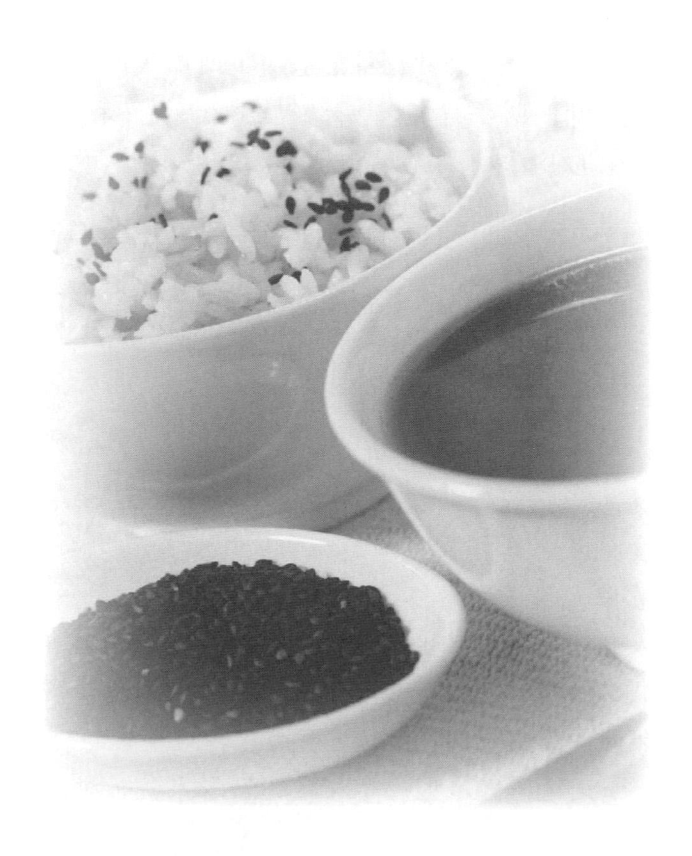

立冬養生食方

冬補因人異，補身應補陰

節氣諺語

立冬過，稻仔一日黃三分，
有青粟無青菜。

春生，夏長，秋收，冬藏。冬季是匿藏精氣的時節，此時由於氣候寒冷，人體對能量與營養的要求較高，而且人體的消化吸收功能相對較強，適當地進補不但能提高身體的抗病能力，還可以把滋補品中的有效成分儲存在身體內，為明年開春乃至全年的健康打下基礎，所以民間流傳著「今年進補，明年打虎」、「三九補一冬，來年無病痛」的俗語。

冬令進補，在時間上主要指立冬後至立春前這段期間，而習慣認為冬至前後最為適宜。

進補的方法主要有兩種，一是食補，二是藥補。俗語說：「藥補不如食補。」食補在冬季進補調養中尤為重要。冬季氣溫過低，人體為了保持一定的熱量，就必須增加體內醣類、脂肪和蛋白質的分解，以轉化產生更多的能量，適應身體的需要，所以必須多吃富含醣類、脂肪、蛋白質和維生素的食物。

同時，寒冷也影響人體的泌尿系統，排尿增加，隨尿排出的鈉、鉀、鈣等無機鹽也較多，因此應多吃含鉀、鈉、鈣等無機鹽的食物。可多吃蔬菜，適當增加動物內臟、瘦肉類、魚類、蛋類等食品，有條件的還可多吃雞、甲魚、羊肉、桂圓、荔枝、胡桃仁、木耳等食品，這些食品不但味道鮮美，而且富含蛋白質、脂肪、碳水化合物及鈣、磷、鐵等多種營養成分，不僅能補充因冬季寒冷而消耗的熱量，還能益氣、養血、補虛，對身體虛弱的人尤為適宜。其他還有藥酒、藥粥等，均可根據各自的體質情況加以選用。

至於藥補，常用的補益中藥有：

屬於補氣類的，如人參、黃耆、黨參、白朮等，適用於氣虛不足、面色蒼白、氣短乏力、脾虛泄瀉之人；屬於養陰補血類的，如生地、阿膠、當歸、枸杞等，適用於面白無華、頭暈心悸、口唇蒼白、血紅蛋白偏低、婦女月經量少等症狀之人。鹿茸也是冬令季節的常用補品，適用於平素陽虛怕冷、四肢不溫、腰痠多尿或男子陽痿等患者服用。

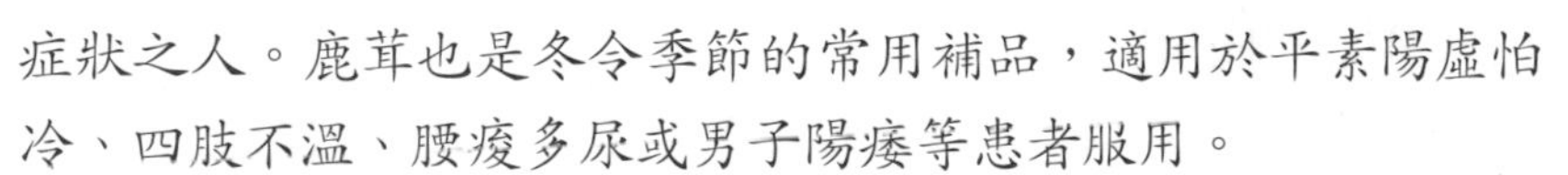

值得指出的是，補藥也不是隨便可用的，應當根據氣虛、血虛、陽虛、陰虛等不同症狀分別選用針對體質的補益藥，才能收到良好的效果。如人參具有大補元氣、強心、生津止渴、安神等功效，氣虛病人而表現為體力衰弱、四肢無力、精神疲乏、心慌氣短，或年老體弱，或工作過度勞累後周身無力，或慢性病引起的頭暈無力等症，均可服用，能夠補益元氣，增加食慾，促使體力恢復。

又如阿膠具有滋陰養血的作用，對血虛的人尤為適宜。虛啥補啥，各人都應根據自己的體質情況選用，也可去醫院請中醫師確診屬於那一類虛證，再選擇相應的補藥，使補得其所，補而受益。

隨著中藥製劑的不斷改進，各種服用方便的滋補藥品紛紛面市，如人參蜂皇漿、青春寶、中國花粉等，多不勝數。現在成藥補品已成為人們普遍喜愛的進補方法。

需注意的是，有些體質虛弱的人，在感冒或其他急性病期間，應停服補品，待急性病治癒後再繼續進補，否則會使病症遷延難癒。

【編按：坊間販售的中成藥補品項目繁多，其中卻有不少標示不清或來源不明者，因此為了讀者朋友們的用藥安全，在選購時務必加以留意合格標示，可上行政院衛生署藥物食品檢驗局（http://www.nlfd.gov.tw/）網站查詢。】

食療方

黑芝麻粥

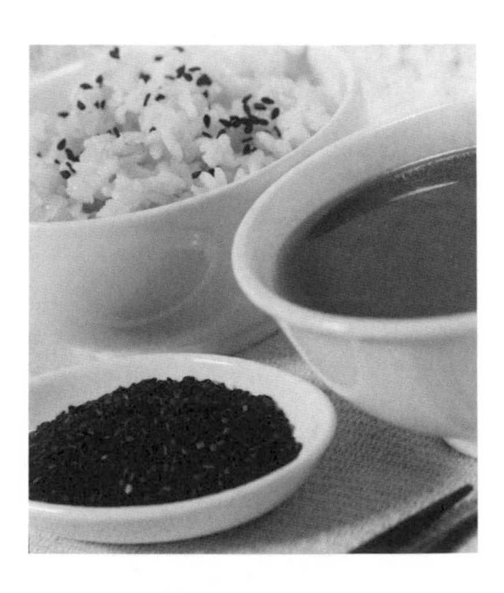

配方：黑芝麻25克，粳米50克。

做法：黑芝麻炒熟研末備用。粳米洗淨與黑芝麻入鍋同煮，旺火煮沸後，改用文火煮成粥。

功效：補益肝腎，滋養五臟。

按注：本方更適合中老年人，或體質虛弱者選用，並且具有預防早衰的功效。

蟲草蒸老鴨

配方：冬蟲夏草5枚，老雄鴨1隻，黃酒、生薑、蔥白、食鹽各取適量。

做法：老鴨去毛、內臟，沖洗乾淨，放入水鍋中煮開至水中起沫撈出。將鴨頭順頸劈開，放入冬蟲夏草，用線紮好，放入大缽中，加黃酒、生薑、蔥白、食鹽、清水適量，再將大缽放入鍋中，隔水蒸約2小時鴨熟即可（也可用氣鍋蒸）。

功效：補虛益精，滋陰助陽。本方以冬蟲夏草為主，助腎陽，益精血；以老鴨為輔，滋陰補虛。方中一偏於補陽，一偏於補陰，兩者合用，共同成為補虛益精、滋陰助陽之權威藥膳。

按注：外感未清者不宜食用。

番茄砂糖藕

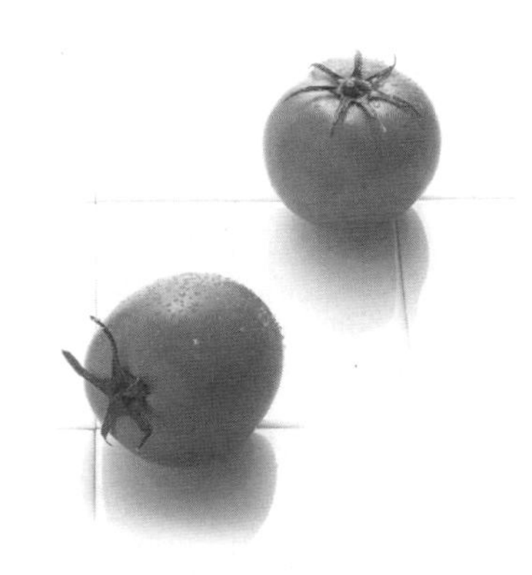

配方：番茄2個，蓮藕1節，砂糖適量。

做法：番茄去皮，開水煮藕（3至5分鐘），兩者一併放入盤中，撒上砂糖即可。

功效：健脾開胃，生津止渴。

蓯蓉羊肉粥

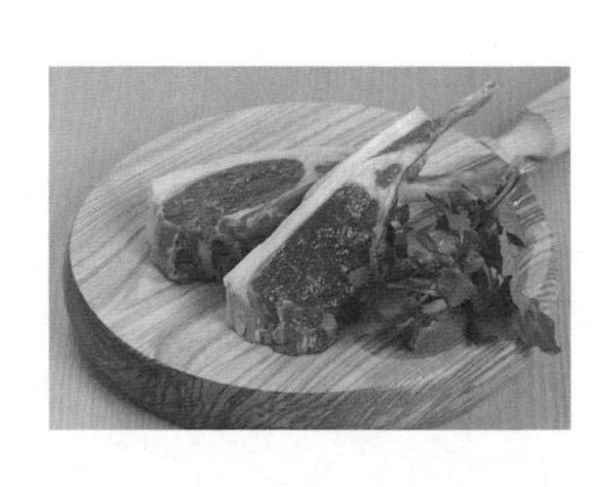

配方：肉蓯蓉30克，羊肉150至200克，白米適量，食鹽、味精等調料各少許。

做法：羊肉洗淨切片，放鍋中加水煮熟，加白米、蓯蓉共同煮粥，以食鹽、味精調味服食。

功效：溫裡壯陽，補腎益精。適用於腰膝冷痛、陽痿遺精、腎虛面色灰暗等。

龍馬童子雞

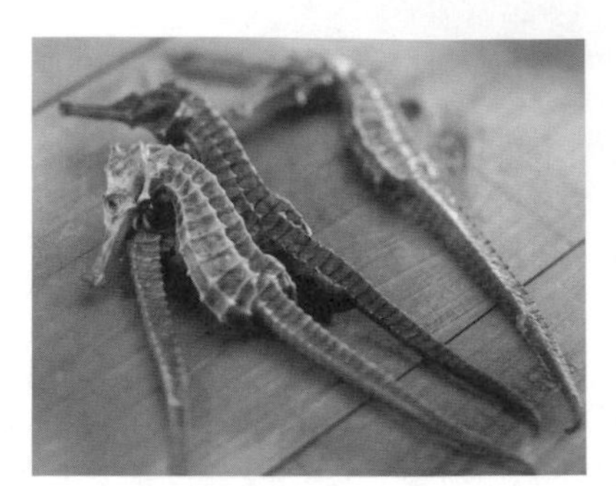

配方：蝦仁15克，海馬10克，子公雞1隻，料酒、味精、食鹽、生薑、蔥、水豆粉、清湯各適量。

做法：將童子雞宰殺後，去毛雜，洗淨，裝入大盆內備用。將海馬、蝦仁用溫水洗淨，泡10分鐘，分放在雞肉上，加蔥段、薑塊、清湯適量，上籠蒸至爛熟。出籠後，揀去蔥段和薑塊，加入味精、食鹽，另用豆粉勾芡收汁後，澆在雞的面上即成。服用時，食海馬、蝦仁和雞肉。

功效：溫腎壯陽，益氣補精。適用於陽痿早洩、小便頻數等。

糖醋帶魚

配方：帶魚500克，薑2片，蔥1根切段，蒜茸1匙，糖及醋各4匙，水3／4杯，太白粉1匙，米酒1匙。

做法：將帶魚沖洗乾淨，抹乾水分，切塊，用少許鹽、酒稍醃，撲上太白粉。燒鍋下油，將帶魚放入油鍋內炸約10分鐘，至金黃色，達到外焦內軟時撈出，瀝乾油分，裝盤。下油爆香蒜茸、薑片及蔥段，再倒入糖醋料煮開，趁熱將糖醋汁淋在魚身上。

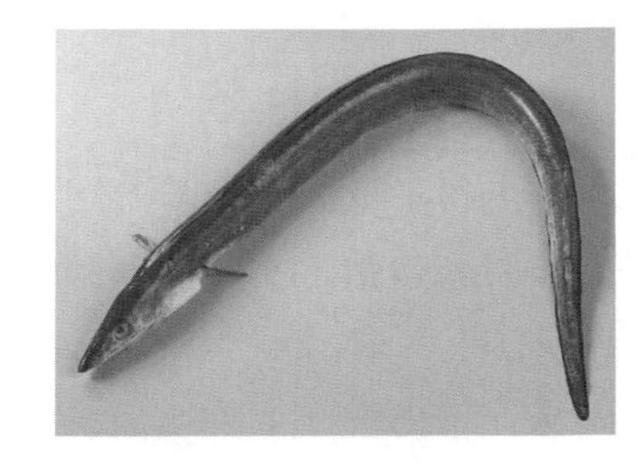

功效：加強個人體質，提高身體免疫能力。

荷葉鹽烤鴨

配方：老鴨1000克，鮮荷葉1大片，花椒1／3匙，八角2粒，粗鹽1000克，精鹽及油適量。

做法：宰鴨剝肚，去內臟，洗淨，用花椒、八角及調味料將鴨煮1小時，再吊乾30分鐘。用荷葉將鴨包紮好，外層裹上粗鹽，將鴨烘烤約60分鐘至鴨熟，再將整個裹鹽鴨取出，敲開粗鹽，解開荷葉，將鴨切塊上盤。

功效：加強個人體質，提高身體免疫能力。

阿膠糯米粥

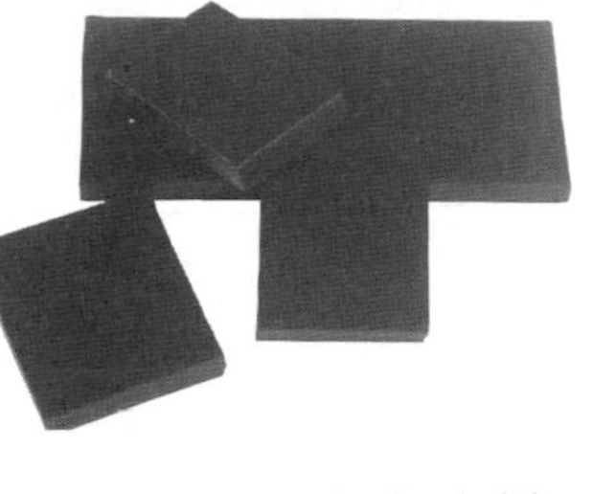

配方：糯米100克，阿膠20克，紅糖適量。

做法：糯米洗淨後浸泡半小時；阿膠搗碎。鍋內放適量清水，加入糯米，置旺火上煮沸，改文火熬至爛熟。加入阿膠及紅糖，再熬煮片刻，即可盛碗食用。

功效：補氣養血。

按注：溼盛泄瀉者不宜。

芡實胡桃粥

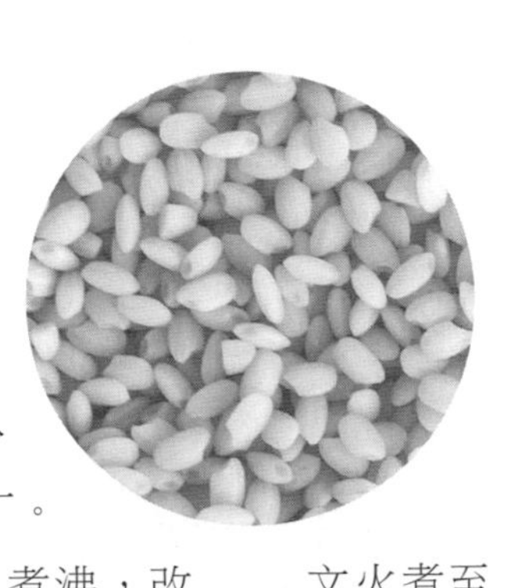

配方：糯米60克，胡桃仁35克，芡實20克，紅棗15克，糖適量。

做法：糯米洗淨後浸泡半小時；胡桃仁用沸水焯過，去皮、切丁；芡實研成粉末，和水拌成糊；紅棗洗淨、去核、切丁。鍋內放適量清水，加入糯米，置旺火上煮沸，改文火煮至熟。加芡實糊（邊加邊攪拌）及胡桃仁丁、紅棗丁，再煮沸10分鐘，放入糖調勻，即可食用。

功效：冬令補腎強身食品，對小兒、老人及體弱者尤佳。本方以芡實、胡桃仁為主，芡實性味甘澀、補脾益腎、強壯固精，胡桃仁性溫味甘、補腎益肺、鎮咳定喘、潤腸通便。

鮮茄燴豬排

配方：瘦肉500克，番茄300克，洋蔥1個，雞蛋1個，薑汁1匙，蔥段少許，醬油1匙，糖2／3匙，酒、鹽各1／2匙。

做法：將豬肉去筋洗淨，吸乾水分，切長方形厚塊，用刀背將肉兩面捶鬆，用醃料醃約30分鐘。將雞蛋去殼攪勻，將醃透的肉塊投入蛋漿後取出，撲上太白粉。洋蔥、番茄洗淨後切碎。燒鍋下油，將肉塊煎至硬身，再加入一些油，將豬排浸炸至熟，倒出，瀝乾油分。燒鍋下油，加入洋蔥及番茄，將豬排回鍋燴煮至各料皆熟，加入少許糖及鹽調味後即可上盤。

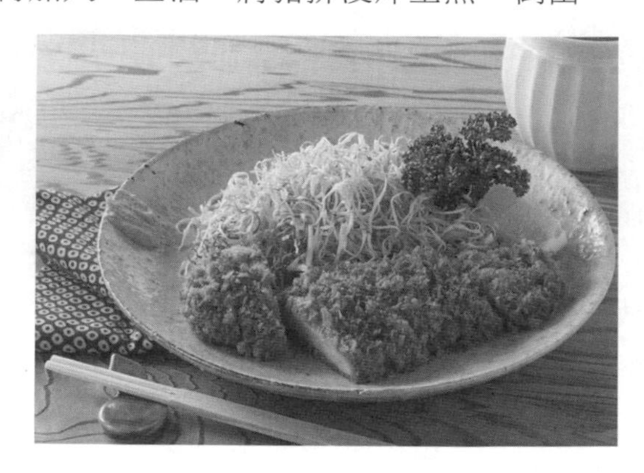

功效：加強個人體質，提高身體免疫能力。

小雪養生食方

防肌膚老化，美容食療方

節氣諺語

小雪防寒早設備，
桑條莊土綠肥生。

在眾多的食物中，此季節最適宜的飲食有：

◎水果：首選香蕉（香蕉含有能幫助人腦產生5-羥色胺的物質）。

◎飲品：荸薺豆漿飲（荸薺5個絞汁，兑入250克豆漿內煮熟，加入白糖適量）。

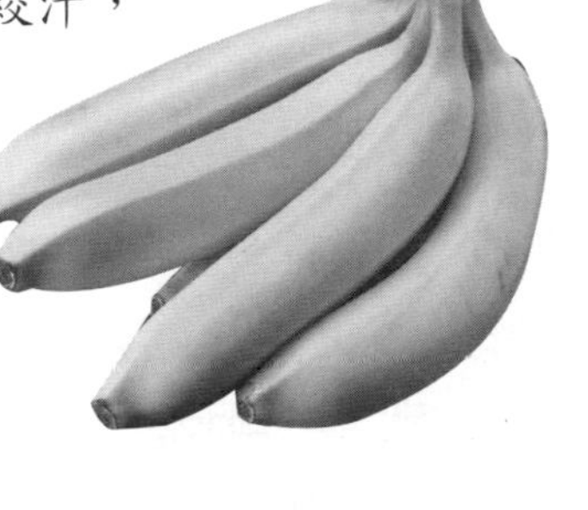

◎菜餚：芹菜炒香菇（芹菜400克，乾香菇50克浸水泡軟，二者加調味料同炒）。

食療方

玫瑰烤羊心

配方：羊心1個，藏紅花6克，鮮玫瑰花50克或無糖玫瑰醬15克，食鹽適量。

做法：羊心切片備用。鮮玫瑰花搗爛取汁，放入小沙鍋內，加清水適量、藏紅花同煮，煮沸後，改文火繼續煮15分鐘濃縮取汁備用。將切片羊心用竹籤串起，醮上玫瑰、紅花汁，在火上反覆翻烤至羊心熟透即可食用。

功效：本品對心血氣不足、驚悸不寧、鬱悶不舒者，具有補心解鬱的功效。

按注：適合孕婦補宜食用。

靈芝燉豬蹄

配方：靈芝15克，豬蹄1隻，料酒、精鹽、味精、蔥節、薑片、豬油各適量。

做法：將豬蹄去毛後洗淨，靈芝洗淨後切片。鍋內放豬油燒熱，加蔥、薑煸香，放入豬蹄、水、料酒、味精、精鹽、靈芝，以武火燒沸，然後改用文火燉至豬蹄熟爛，盛盤即可食之。

功效：治早衰、膚皺。

檸檬汁煨雞

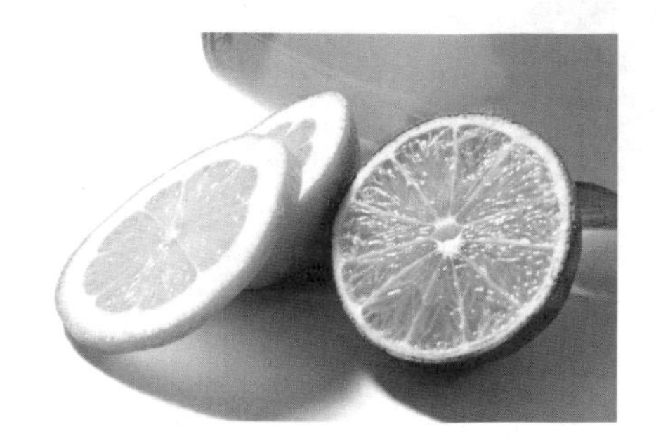

配方：童子雞1隻，檸檬2顆，白糖、麻油、鹽各適量。

做法：童子雞宰殺後去毛及內臟，洗淨切塊。鍋內放油燒滾後，將雞塊煎至金黃色，加入清水半碗。將檸檬搾汁，同白糖、麻油、鹽各適量放入鍋內，蓋好鍋蓋，用文火煨半小時。吃時蘸檸檬汁。

功效：治容顏早衰。

顏容粥

配方：香蕉2根，蛋黃1個，胡蘿蔔150克，牛奶10克，蘋果150克，蜂蜜適量，粳米100克。

做法：粳米煮粥，香蕉、胡蘿蔔去皮，蘋果去皮核，均剁成細泥。將牛奶、蛋黃、蜂蜜加在一起攪勻，同入煮熟的粥內，再稍煮，即可服食，每日一次。

功效：治顏容憔悴。

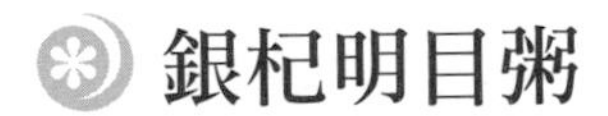

銀杞明目粥

配方：銀耳15克，枸杞10克，雞肝100克，茉莉花10克，調料適量，粳米50至100克。

做法：銀耳泡水漲發後撕成小片，雞肝切薄片。粳米煮粥，待粥六分熟後放入銀耳、雞肝、枸杞，繼續煮至將熟，再下調料，如薑、鹽、味精和茉莉花。每日一次服食。

功效：治容顏無色。

水果粥

配方：橘子100克，蘋果100克，胡蘿蔔100克，黃瓜100克，蜂蜜30克，粳米100克。

做法：橘子、蘋果、胡蘿蔔均去皮，切碎、剁成細泥，再加水，用紗布濾去粗糙物，留汁。粳米淘淨，煮粥，待熟時，調入蜂蜜、果汁。每日一次食之。

功效：治體虛、顏失其容。

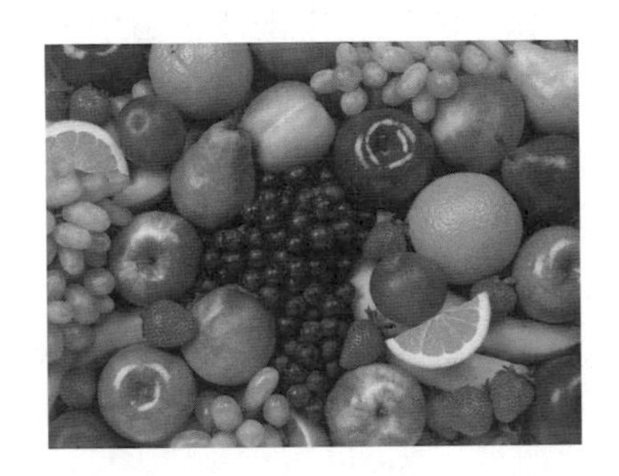

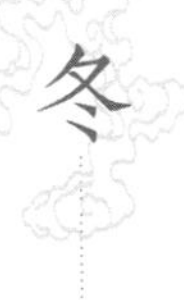

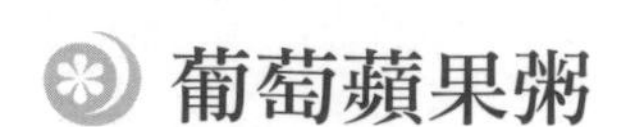

葡萄蘋果粥

配方：葡萄100克，胡蘿蔔100克，包心菜150克，蘋果150克，蜂蜜適量，粳米100克。

做法：葡萄、胡蘿蔔、蘋果、包心菜剁成泥糊，加水，用紗布濾過後，留汁。粳米煮粥，調入蜂蜜、果汁。

功效：治體弱容黯。

桂沙美人蕉

配方：枸杞子10克，珍珠粉0.3克，糖桂花3克，赤豆細沙100克，山藥粉15克，香蕉8根。

做法：將豆沙倒入油鍋中，用微火煸炒。大約1分鐘後，放入50克白砂糖，拌勻。再加糖桂花，拌勻後出鍋。撒上珍珠粉，放入枸杞子，充分拌勻備用。把剝去皮的香蕉剖開兩片，中間開一道槽。將加過珍珠粉的豆沙，填到槽裡，然後把兩片香蕉合起來。用旺火蒸2至3分鐘，出籠備用。在炒鍋放50克水，加15克白糖、15克山藥粉、少許蕃薯粉和桂花，炒勻，燒開後，澆在已經蒸好的香蕉上。

功效：治皮膚衰老、肥胖。

豬脊肉粥

配方：豬脊肉60克，白米90克。

做法：先取豬肉洗淨、切絲，用香油略炒後，加入清水、大米煮粥，待熟時調入食鹽、花椒，再煮一、二沸即可服食。

功效：治肌膚乾燥、毛髮不榮。

紅棗茶

配方：紅棗適量。

做法：紅棗水煎，代茶常飲之。

功效：治人體衰老、膚易起皺。

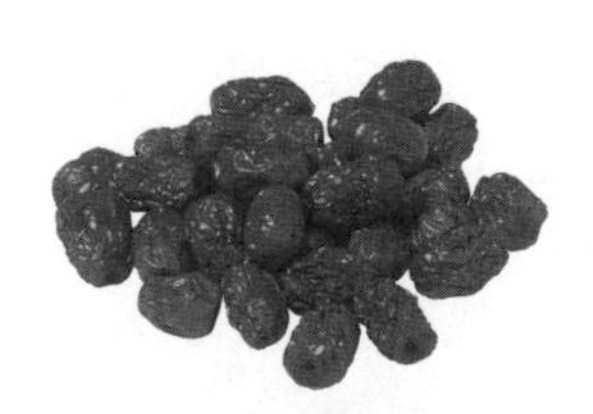

大雪養生食方

補血益精和治口瘡食療方

節氣諺語

大雪刮北風，
冬季多霜凍。

此節氣中，人們的飲食習慣普遍以進補為主，不過由於飲食不當很容易使人上火，並患口瘡，故此在這一單元裡，再向大家介紹一些食補方的同時，也向大家介紹一些可治療口瘡的食療方。

食療方

枸杞肉絲

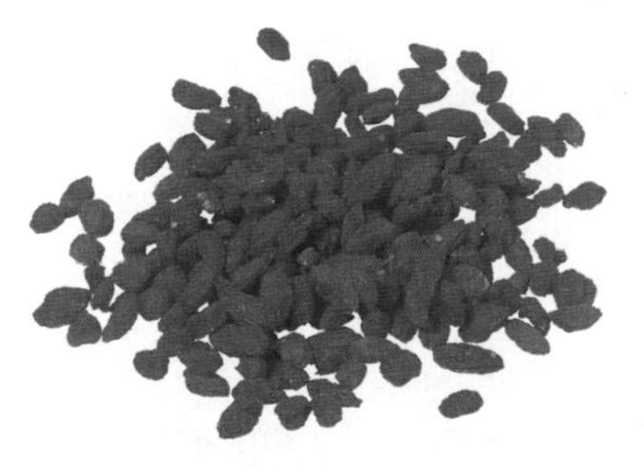

配方：枸杞20克，瘦豬肉100克，青筍20克，油、鹽、砂糖、味精、紹酒、麻油、太白粉、醬油各適量。

做法：枸杞子洗淨待用。瘦肉、青筍洗淨切絲，拌入少量太白粉。炒鍋燒熱用油滑鍋，再加入適量的油，將肉絲、筍絲同時下鍋翻炒，烹入紹酒，加入砂糖、醬油、食鹽、味精攪勻，放入枸杞子翻炒至熟，淋上麻油即可起鍋。

功效：滋陰補血，滋肝補腎。這是藥食合用、陰血雙補、明目健身的藥膳方。對於體虛乏力、貧血、神衰、性功能低下、糖尿病患者均有強身益壽之效。

火腿燒海參

配方： 用水泡開海參200克，火腿50克，素油、黃酒、太白粉、白糖、生薑、蔥白、醬油、食鹽各適量。

做法： 海參洗淨，切成條塊，放入滾水中略燙後撈出備用。火腿切片備用。炒鍋燒熱放油之後，入蔥、薑略炒，再放入海參、火腿翻炒至六、七成熟，倒入黃酒、醬油、白糖、清水，小火煨烤，燒至湯汁濃稠時，太白粉和水勾芡即完成。

功效： 補血益精，養血充髓。最適宜精血虧虛、產後虛羸、陽痿遺精、虛弱勞怯、久病體虛、衰老瘦弱者。

蒜泥茼蒿

配方： 大蒜3瓣，茼蒿250克，味精、食鹽、香油適量。

做法： 茼蒿洗淨，切成一寸長段。大蒜搗爛為泥備用。鍋內放入清水煮開，茼蒿下鍋用開水焯3分鐘撈出，將蒜泥、味精、食鹽、香油同時放入，攪拌均勻盛盤。

功效： 開胃健脾，降壓補腦。茼蒿與肉、蛋等葷菜共炒，可提高其所含維生素A的利用率。大蒜含有一種「配糖體」成分，可預防動脈硬化、降低血壓、減少血栓形成的機率。食用大蒜最好生吃，因為大蒜中的有效成分加熱會失去作用。

木耳冬瓜三鮮湯

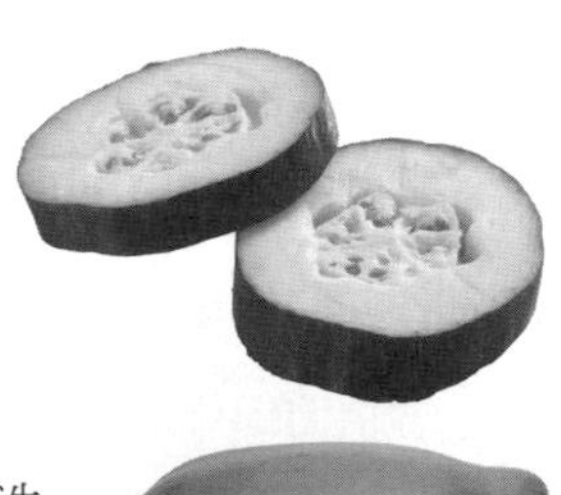

配方： 冬瓜150克，木耳150克泡水漲發，海米15克，雞蛋1個，食鹽、太白粉、味精、麻油等調料各適量。

做法： 冬瓜去皮洗淨、切片。木耳、海米洗淨備用。雞蛋打勻，攤煎成蛋皮，切寬片備用。鍋內加鮮湯上火燒開，下海米、木耳煮沸5分鐘，再將冬瓜放入，開鍋後撒入食鹽、太白粉，起鍋前倒入蛋皮、淋上麻油即成。

功效：生津除煩，清胃滌腸，滋補強身。

冬蟲夏草鴨

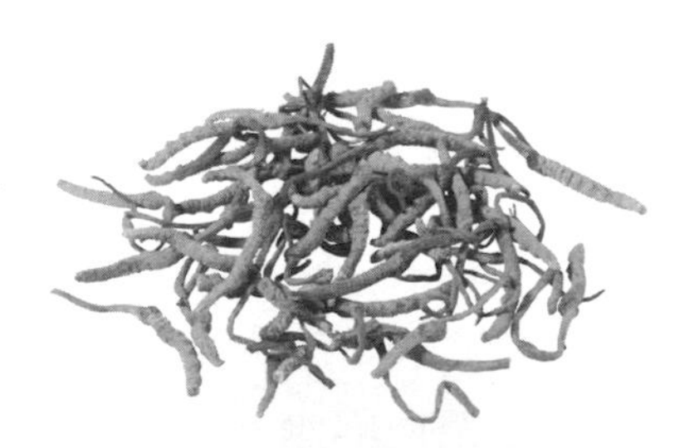

配方：冬蟲夏草5錢、鴨1隻、蔥、薑、鹽、米酒各少量。

做法：小火燉熟食用。

功效：補虛益氣，滋陰壯陽。

番茄汁

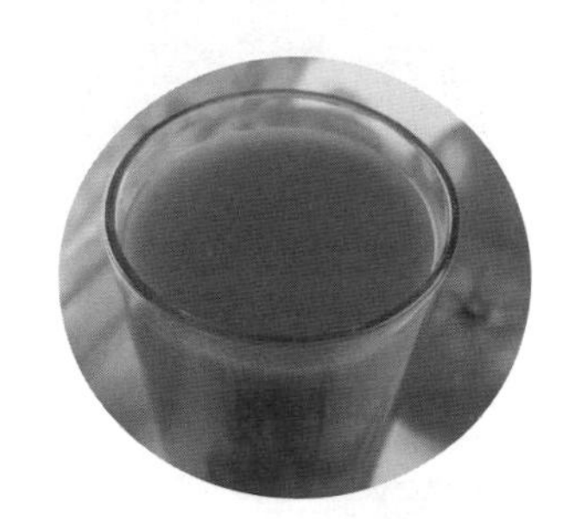

配方：番茄汁1杯。

服法：番茄汁含口中，每次數分鐘，一日多次。

功效：治口瘡。

蘿蔔鮮藕粥

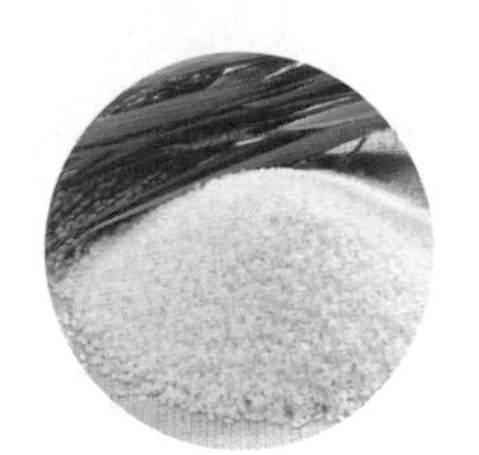

配方：生蘿蔔50克，鮮藕50克，白米100克。

做法：蘿蔔洗淨、切小塊，與藕、白米加水同煮為粥即可。

功效：治口瘡。

蘿蔔藕汁飲

配方：蘿蔔數個，鮮藕500克。

做法：將上述兩物均洗淨、搗爛絞汁。蘿蔔藕汁含漱後緩緩咽下，每日四至五次，每次100毫升，連用3至4日。

功效：治口瘡。

山藥蓮子粥

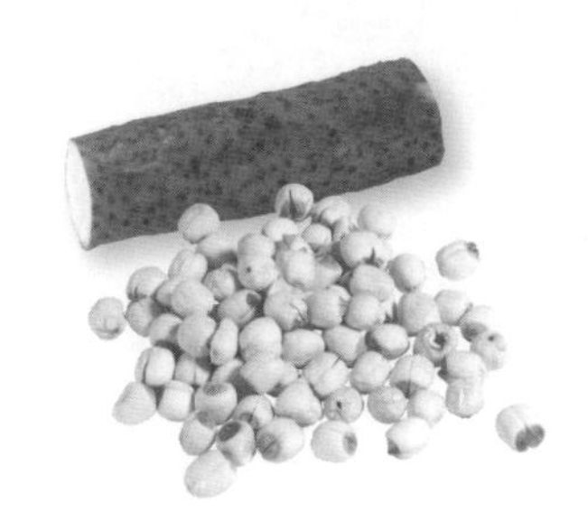

配方：山藥50克，蓮子50克。

做法：將上述二味同煮熬成粥，加糖食之。

功效：治鵝口瘡。

冰糖燉蓮子

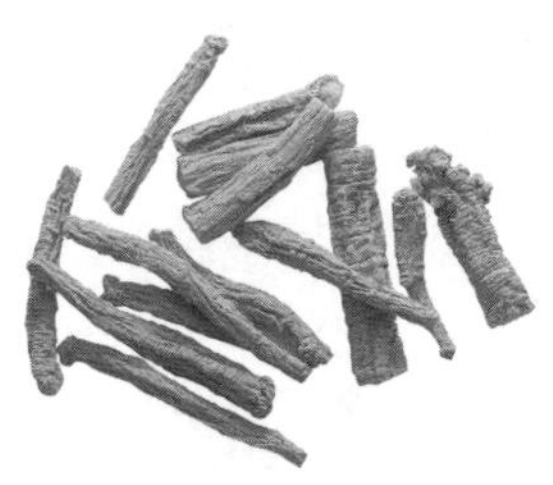

配方：黨參3克，蓮子去芯10克，冰糖30克。

做法：將蓮子放在小碗內泡漲，加黨參、冰糖，放蒸鍋內隔水燉一小時後，喝湯吃蓮肉，每天一劑，連服三至五劑。

功效：治鵝口瘡。

冰山煎

配方：山藥20克，冰糖30克。

做法：上料適量加水，武火煮沸，再用文火煎半小時，煎好倒出藥液後，照前法重煎一次。兩次藥液混合後，分早晚兩次服用。每日一劑，連服2至3天。

功效：治口舌生瘡。

薤菜蔥白湯

配方：薤菜100克，蔥白50克。

做法：將薤菜洗淨與蔥白一起煮湯，食鹽調味，經常食用。

功效：治口角炎、舌炎、唇炎等維生素B2缺乏症。

炒栗子

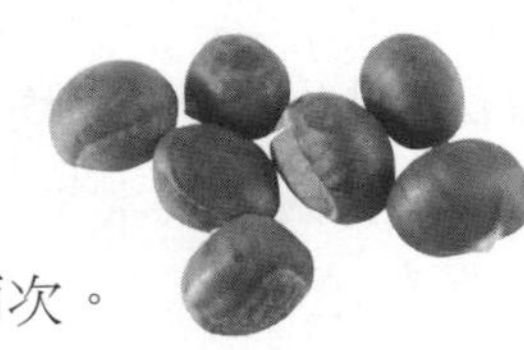

配方：栗子5至7個。

做法：每次5至7個栗子，炒熟食之，一日兩次。

功效：治療口角炎、舌炎、唇炎、陰囊炎等。

鮮梨果

配方：鮮梨適量。

服法：經常食用鮮梨能防治之。

功效：治口舌生瘡、咽喉腫痛。

可可蜂蜜糊

配方：可可粉適量，蜂蜜適量。

做法：可可粉以蜂蜜調成糊狀，頻頻含咽。

功效：治口腔潰瘍。

羊肉綠豆薑棗湯

配方：羊肉120克，綠豆30克，生薑5片，大棗10枚。

做法：加水適量燉爛服用，每日一劑，病癒停服。

功效：治多發性口瘡。

石榴糖

配方：石榴適量，冰糖少許。

做法：將石榴子肉榨汁，加冰糖製成糖漿，用以含漱或內服。

功效：治療口腔炎、扁桃腺炎、咽喉炎等。

茶水含漱液

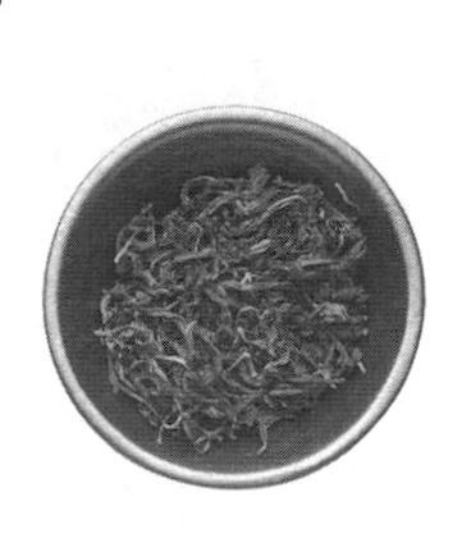

配方：茶水適量。

服法：用茶水含漱或咽下去，一日數次。

功效：治口腔炎。

冰糖末

配方：冰糖適量。

服法：細嚼冰糖，一日多次。

功效：治口疳。

冬至養生食方

冬季滋補食療方

節氣諺語

冬至雨，除夕晴；
冬至晴，除夕地泥濘。

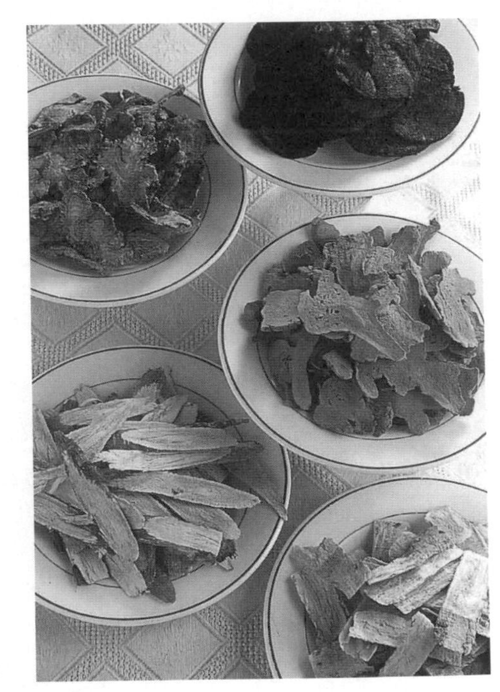

每年農曆的立冬至立春，是人們進補的最佳時期。但是，進補並非只是吃大量的滋補品就可以了，進補應視個人體質而定。按照傳統的中醫理論，滋補通常分為四類，即補氣、補血、補陰、補陽。

補氣主要是針對氣虛體質：如行動後直冒虛汗、精神疲乏、說話無力、婦女子宮脫垂等症候，一般採用紅參、紅棗、白朮、黃耆、五味子和山藥等。

補血主要是針對血虛體質：如頭昏眼花、心悸失眠、面色萎黃、嘴唇蒼白、月經量少且色淡等症，應採用當歸、熟地、白芍、阿膠、首烏和十全大補膏等。

補陰主要是針對陰虛體質：如夜間盜汗、午後低熱、兩頰潮紅、手足心熱、婦女白帶增多等症，採用白參、沙參、天冬、鱉甲、龜板、冬蟲夏草和白木耳等。

補陽主要是針對陽虛體質：如手足冰涼、怕冷、腰痠、性功能低下等症，可選用鹿茸、杜仲、韭菜籽、蛤蚧和十全大補酒等調補。

如果不根據自己的實際情況，盲目將黃耆、黨參、當歸、田七等與雞、鴨同煮食，或是長時期過量服用人參、鹿茸、阿膠、白木耳等中藥，反而對身體有害。據藥理學研究和臨床發現，在無疾病且身體強壯的狀態下超量服用補藥，會產生口乾舌燥、鼻孔出血等滋補綜合症。因此，冬令進補應注意因人而異，切莫以為多多益善。

食療方

羊肉燉白蘿蔔

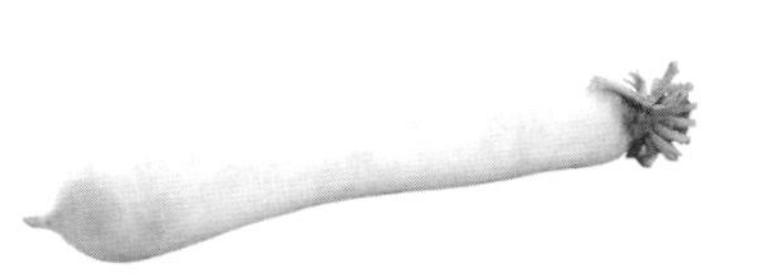

配方：白蘿蔔500克，羊肉250克，薑、料酒、食鹽適量。

做法：白蘿蔔、羊肉洗淨，切塊備用。鍋內放入適量清水，將羊肉入鍋，燒開5、6分鐘後撈出羊肉，把水倒掉。重新換水燒開後，放入羊肉、薑、料酒、鹽等燉至六成熟，再將白蘿蔔入鍋一起燉至熟。

功效：益氣補虛，溫中暖下。對腰膝痠軟、困倦乏力、腎虛陽痿、脾胃虛寒者更為適宜。

按注：此為皇家御膳「冬至」日的首選菜餚。

炒雙菇

配方：香菇（浸水泡軟）、鮮蘑菇等量，植物油、醬油、白糖、太白粉、味精、鹽、黃酒、薑末、鮮湯、麻油適量。

做法：香菇、蘑菇洗淨，切片。炒鍋燒熱入油，下雙菇煸炒後，放薑、醬油、糖、黃酒繼續煸炒，使之入味。加入鮮湯燒滾後，放味精、鹽，用太白粉勾芡，淋上麻油，裝盤即可食用。

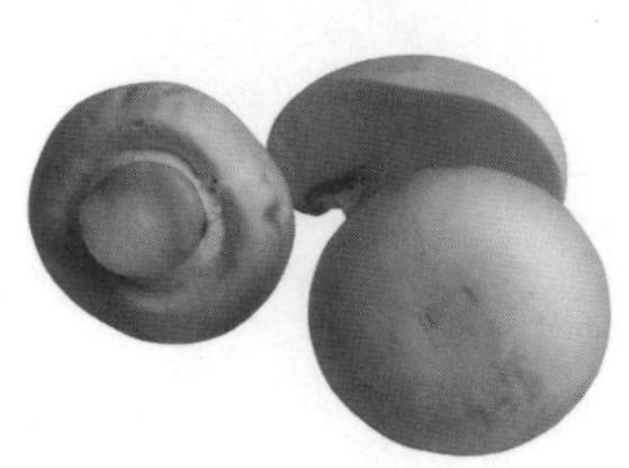

功效：補益腸胃，化痰散寒。並可增強身體免疫功能，對高血脂患者更為適宜。

麻油拌菠菜

配方：菠菜1斤，食鹽、麻油等調料各適量。

做法：菠菜洗淨，開水焯熟，撈出盛入盤中，加入適量食鹽，淋上麻油即可。

功效：通脈開胸，下氣調中，止渴潤燥。

按注：建議大家也可多吃山藥（蒸、煮均可），它有健脾、補肺、固腎益精的作用。

銀耳羅漢果煲雞湯

配方：銀耳40克，雞1隻，羅漢果4個，南杏少許，紅蘿蔔200克，薑2片，鹽適量。

做法：將銀耳洗淨，用清水浸透。雞剖好，去內臟，焯水後用清水沖洗乾淨。紅蘿蔔去皮，切厚塊。加適量清水入湯煲，煲開後，放入雞、羅漢果、南杏、銀耳、紅蘿蔔及薑，再煲開後，改用慢火繼續煲約3小時左右，加入調味料調味即可飲用。

功效：增強體質，延年益壽。

玉米鬚燉蚌肉

配方：玉米鬚50克，蚌肉200克，料酒、鹽、蔥、薑、花椒各適量。

做法：將玉米鬚洗淨，蔥、薑拍破，蚌肉去雜洗淨。將玉米鬚、蚌肉、蔥、薑、花椒、料酒、鹽同放入鍋內，大火燒開後，改用小火燉至蚌肉熟爛，揀去玉米鬚、蔥、薑，調好味即成。

功效：降壓固精，增強體質。

天麻魚

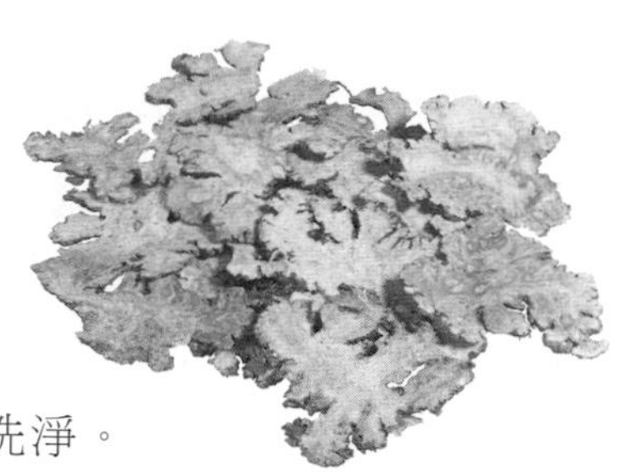

配方：天麻50克，川芎、茯苓各10克，鮮鯉魚1條（1500克），清湯、調料各適量。

做法：將鮮鯉魚去鱗、鰓和內臟，洗淨。將川芎、茯苓切成大片，用第二次米泔水泡，再將天麻放入泡過川芎、茯苓等的米泔水中浸泡4至6小時，撈出天麻置米飯上蒸透，切成片待用。將天麻片放入魚頭和魚腹部內，置盤中，然後放入蔥、生薑，加入適當清水後，上籠蒸約30分鐘。將魚蒸好後，揀去蔥和生薑。另外將清湯、白糖、食鹽、味精、胡椒粉、香油等拌勻燒開，用太白粉勾芡，芡汁澆在天麻魚上即成。

功效：降壓去溼，祛風強腎。適於高血壓患者。

芹菜炒香菇

配方：芹菜400克，香菇50克浸水泡軟，精鹽6克，味精、太白粉各適量，植物油50克。

做法：芹菜摘去葉、根洗淨，剖開切成約2釐米的長節，用鹽拌勻醃約10分鐘後，再用清水漂洗瀝乾。香菇切片，與醋、味精、太白粉混合裝在碗裡，加入水約50毫升，兑成芡汁。鍋置旺火上燒熱後，倒入油50克，待油冒清煙時，即可下芹菜，煸炒2至3分鐘後，投入香菇片迅速炒勻，淋入芡汁速炒起鍋即成。

功效：降低血壓。

香桃鴨

配方：鴨1隻（約1500克），蝦仁150克，核桃仁100克，雞蛋清60克，調料適量。

做法：將活鴨宰殺後開膛，去掉五臟，洗淨後加入五香調料，蒸熟後去鴨油和骨頭，鴨肉撕成片狀。將核桃仁炸熟，蝦仁碾成泥。蛋清打泡成雪狀，鋪在盤底，放上鴨肉，鴨肉上塗一層蝦泥，蝦泥上放核桃仁，再抹上一層高麗粉。用以上主、配料搭配成型後，放入油鍋中浸炸，臨出鍋時再用旺火炸一下即成。

功效：滋補腎陰，可以預防性功能衰退。

山藥魚片

配方：魚肉片400至600克，山藥20至30克，青蘿蔔200克，蔥絲、薑絲、胡椒粉、太白粉、蛋、精鹽、味精各適量。

做法：山藥去皮洗淨，壓成細末。魚肉片放入碗中，加適量太白粉、精鹽，打入1至2個雞蛋，拌勻後醃約20分鐘，投入熱油中炸熟。鍋中留少許油，燒熱後加入蔥絲、薑絲，拌炒片刻，加適量水，燒開後加入山藥末、炸熟的魚片、青蘿蔔絲、精鹽，用小火燉約20分鐘，加胡椒粉和味精調味即成。

功效：防治性功能衰退。

地膚子蒸魚

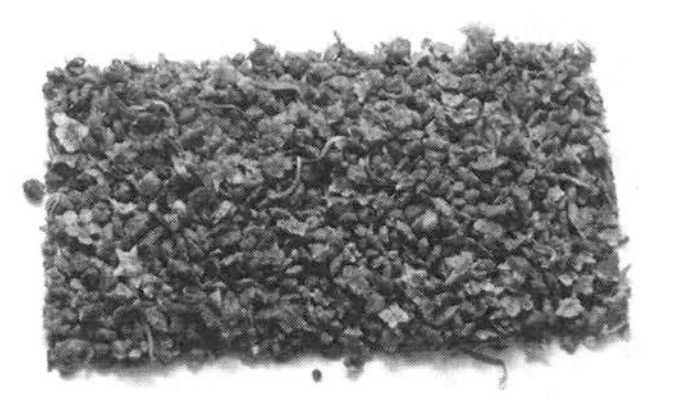

配方：海魚500克，地膚子10克，桔子2個，海帶絲、精鹽、醬油、味精、太白粉各適量。

做法：將海魚洗淨後，斜劃數刀，用少許精鹽塗抹好。地膚子加適量水，以小火煎煮30分鐘，用紗布濾取藥液，再加水煎煮20分鐘，第二次濾取藥液。然後將兩次濾取的藥液一起倒入鍋內，加入海帶絲、精鹽、醬油、桔子皮絲，再用少許太白粉勾芡，煮至湯黏稠。將醃好的魚放入蒸碗中，加上蔥節、濃湯、薑絲，蒸熟即成。

功效：增強性功能，防治早衰。

黑豆紅棗羹

配方：黑豆150克，紅棗80克，桂圓肉50克，紅糖100克，蜂蜜30克，雞蛋清1個，蕃薯粉適量。

做法：黑豆洗淨、泡開，蒸30分鐘。紅棗、桂圓肉洗淨。黑豆、紅棗、桂圓肉、紅糖入鍋加水800克燒開，調入蜂蜜，蕃薯粉勾薄芡，蛋清緩緩加入即成。

功效：活絡補血。

◇食物禁忌

吃蘿蔔時，不能和人參、西洋參、首烏同服。羊肉嚴禁與番瓜（木瓜）同食。

◇「補冬」中的八珍與四味

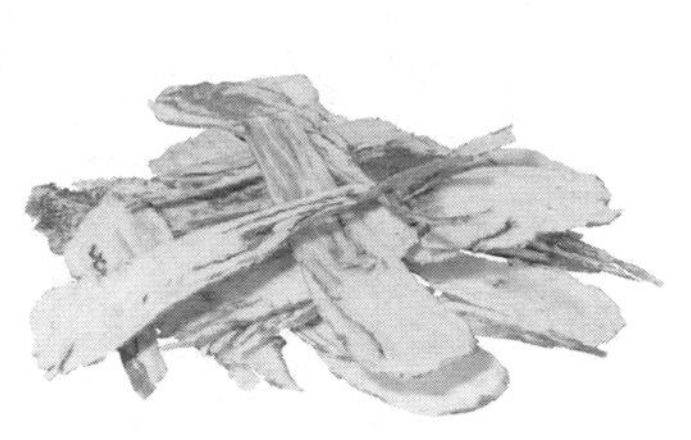

八珍：當歸、地黃、枸杞、芍藥、白朮、茯苓、大棗、甘草。

四味：當歸、芍藥、川芎、地黃，或蓮子、芡實、山藥、茯苓。

單方：人參，當歸，田七，杜仲。

做法：將備好的中藥裝入紗布袋，根據自身情況取八味、四味、單味均可。放進大沙鍋內，倒入清水浸泡30分鐘，把清洗乾淨的家禽、豬腳、豬腰、鰻魚、甲魚等經過處理後，放入沙鍋與藥同煮，開鍋後文火慢燉至有效成分完全滲入湯中，肉中的軟骨鬆軟宜嚼，此時藥膳煲湯之味的醇香定會令你垂涎三尺。

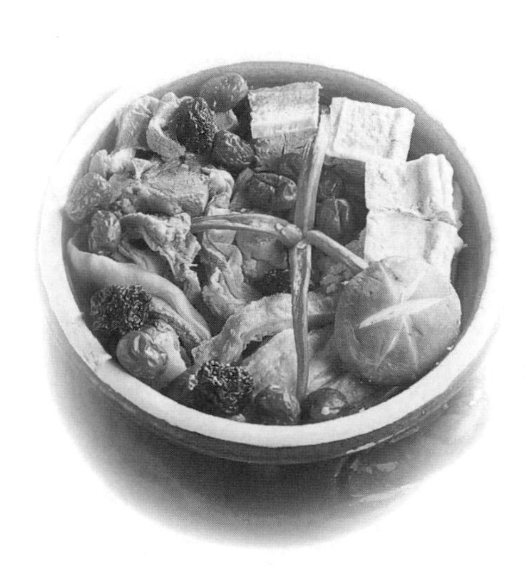

小寒 美容保健食療方 養生食方

節氣諺語

小寒暖，春多寒；
小寒寒，六畜安。

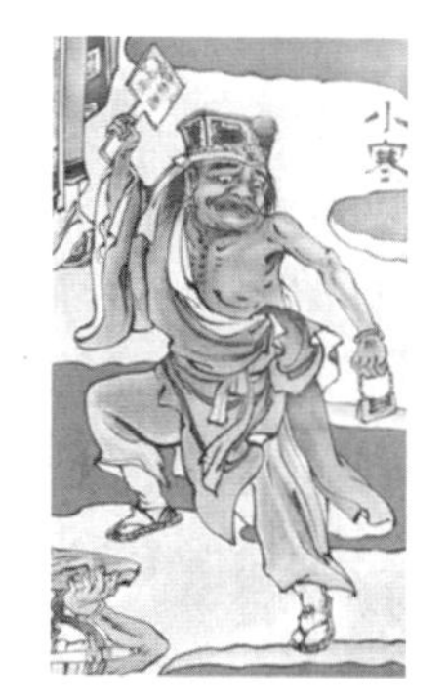

如今，各種藥膳火鍋成了眾人消寒壯熱的美味佳餚。正因如此，很多人忽略了合理進補的問題，特別是青年人，自恃體強而暴飲暴食，饑飽寒熱無度，最終引來無窮後患。

唐代名醫孫思邈指出：「安生之本，必資於食，……不知食宜者，不足以生存也，……故食能排邪而安臟腑。」說明飲食對人體的作用。一般說來，青年人身體代謝旺盛，所需蛋白質和熱量較老年人多，而熱量主要來源於碳水化合物、脂肪。碳水化合物主要來源於糧食之中，故青年人應保證足夠的飯量，注意粗細食糧的比例搭配，並攝入適量的脂肪，在選用藥膳進補時應考慮這一因素。但年輕人有年輕人的特點，往往有些人因過食肥甘厚味、辛辣之品而招來不速之客青春痘，學名痤瘡，它給年輕人帶來無盡的煩惱。

食療方

山藥羊肉湯

配方：羊肉500克，淮山藥150克，薑、蔥、胡椒、紹酒、食鹽各適量。

做法：羊肉洗淨切塊，入沸水鍋內，焯去血水。薑、蔥洗淨，用刀拍破備用。淮山片清水浸透，與羊肉一起置於鍋中，放入適量清水，將其他配料一同投入鍋中，先用大火煮沸後，改用文火燉至熟爛，即可食之。

功效：補脾胃，益肺腎。

素炒三絲

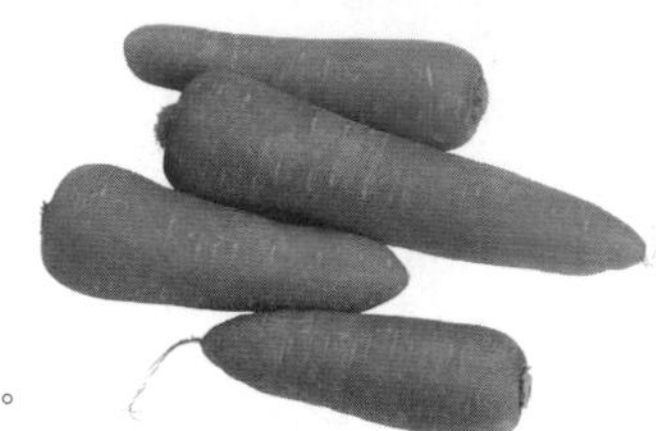

配方：乾冬菇1.5兩，青椒2個，胡蘿蔔1根，植物油、白糖、黃酒、味精、鹽、太白粉、鮮湯、麻油等調料各適量。

做法：冬菇浸水泡軟、洗淨，擠乾水分，切成細條。胡蘿蔔、青椒洗淨，切絲。鍋內放油燒熱，將三絲入鍋煸炒後，放黃酒、糖，再煸炒，然後加鮮湯、鹽，待湯燒開後加味精，用太白粉勾芡，淋上麻油，盛入盤內即可。

功效：健脾化滯，潤燥。

絲瓜番茄粥

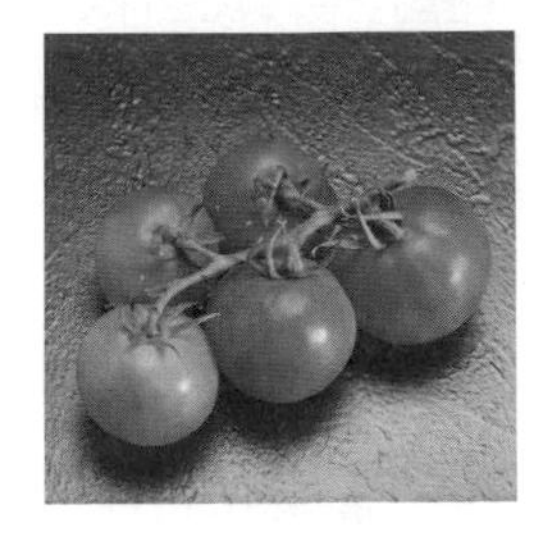

配方：絲瓜500克，番茄3個，粳米100克，蔥末、薑末、鹽、味精各適量。

做法：絲瓜洗淨、去皮，切小片。番茄洗淨，切小塊備用。粳米洗淨放入鍋內，倒入適量清水置火上煮沸，改文火煮至八成熟，放入絲瓜、蔥薑末、鹽，煮至粥熟，放番茄、味精稍燉即成。

功效：清熱，化痰止咳，生津除煩。患有痤瘡的人可長期食用。

豆腐鯽魚

配方：鯽魚700克，豆腐1大塊，熟雞片25克，火腿片25克，酒適量，雞湯1／2杯，鹽1／2匙，醬油1匙，糖1匙，胡椒粉少許。

做法：將鯽魚去鱗、腮及腸臟，洗乾淨，瀝乾水分。將豆腐沖淨，切小塊，放入冰箱冷凍成凍豆腐。燒鍋下油，將鯽魚煎至兩面金黃色，調入雞湯，放入凍豆腐及調味料，用中火煮至汁稍乾時，加入熟雞片、火腿片略燒一下，再用少許太白粉水勾芡，即可上盤。

功效：美容，預防粉刺。

椰菜肉鬆

配方：花椰菜250克，瘦豬肉150克，蒜茸1匙，醬油、糖、太白粉、鹽、味精各少許。

做法：將花椰菜洗乾淨，滴乾水分後，切條。將豬肉洗乾淨，瀝乾水分，切片後剁茸，加入醃料將豬肉醃透。燒鍋下油，加入花椰菜炒勻，加少許水，將椰菜煮至八成熟，盛起。用油鍋爆香蒜茸，下瘦肉茸燒熟，將花椰菜回鍋，下調味料稍炒，即可上盤。

功效：美容，預防粉刺。

西蘭花炒牛肉

配方：西蘭花350克，牛肉150克，紅蘿蔔數片，酒1／2匙，蒜茸1匙，薑花少許，醬油、太白粉、糖、鹽、油、水各少許。

做法：將牛肉洗乾淨，抹乾水分，切薄片，加入醃料醃約10分鐘。西蘭花用鹽水洗乾淨，將花切小，莖部撕去表面硬皮，切薄片，用鹽水焯熱後，盛出，瀝乾水分，待用。燒鍋下油，爆香蒜茸、薑花及紅蘿蔔，將牛肉回鍋，加料酒後再加入西蘭花及調味料，將各料炒勻後即可上盤進食。

功效：美容，預防粉刺。

冬荷雞柳

配方：冬菇4朵，荷蘭豆90克，雞胸肉250克，酒少許，蒜茸1匙，薑2片，鹽、糖、太白粉、油、醬油、清水適量。

做法：將荷蘭豆撕去筋絡，洗淨，滴乾水分。冬菇用清水浸軟後，去蒂切絲。將雞胸肉洗乾淨，瀝乾水分，將雞肉去骨，切段，用醃料將雞肉醃約30分鐘。燒鍋下油，將雞肉稍爆，倒出，瀝乾油分。用油鍋爆香蒜茸、薑片，下荷蘭豆、冬菇爆炒，加入料酒，將雞肉回鍋，加入芡汁，拌勻上盤即可食用。

功效：美容，預防粉刺。

奶油番茄

配方：番茄400克，鮮奶1杯，油1匙，鹽、玉米粉各少許。

做法：將番茄洗乾淨，用開水稍微浸泡一下，取出，去皮及籽，切塊。將鮮奶、鹽、玉米粉調成稠汁。將1／4杯水至鍋中燒開，放入番茄煮滾，即加入鮮奶稠汁勾芡，用勺推動，待芡汁略濃，淋下少許熟油，取出即可食用。

杞鞭壯陽湯

配方：牛鞭500克，枸杞子7.5克，肉蓯蓉25克，肥母雞250克，花椒、黃酒、味精、鹽、豬油各適量。

做法：將牛鞭浸水漲發後，順尿道剖成兩半，刮臊膜。枸杞洗淨。洗淨肉蓯蓉，用適量酒泡軟，放鍋內蒸2小時取出切片。牛鞭放砂鍋內，加水適量，燒開後加薑、花椒、雞肉、黃酒，再燒開後，小火燉至牛鞭六成熟（注意翻動，不要黏鍋），用紗布濾去薑和花椒。將枸杞子、肉蓯蓉裝紗布袋放鍋內，小火燉至牛鞭八成熟時，取出切成寸段，再燉爛為止。加味精、鹽、豬油調勻可食。
功效：滋補肝腎，益精潤燥。

黨參蓮花雞湯

配方：黨參15克，峨參1.5克，雪蓮花3克，薏米100克，母雞1000克，生薑、蔥白各適量。
做法：洗淨黨參、雪蓮花、峨參。將峨參切片，黨參、雪蓮花切段，裝紗布袋內，洗淨薏米另裝袋。雞去毛和內臟，放鍋內，加適量水，再放藥袋、生薑、蔥白。大火燒開後，改小火燉熟。撈出雞切塊，將煮熟的薏米撒在碗中，加入藥湯，用鹽調味即可食。
功效：補腎壯陽，健脾利溼。適用於脾腎虛寒的腰膝無力、陽痿、女子月經不調等症。

鵝肉補陰湯

配方：鵝肉250克，豬瘦肉250克，淮山藥30克，北沙參15克，玉竹15克，精鹽、味精、料酒、胡椒粉、蔥段、薑片、雞清湯、雞油各適量。
做法：洗淨鵝肉、豬肉放入沸水鍋中煮透，撈出切絲。將淮山藥、北沙參、玉竹分別去雜洗淨，裝入紗布袋中紮口。鍋中注入雞湯，放入鵝肉絲、豬肉絲、藥袋、鹽、料酒、胡椒粉、蔥、薑，共煮至肉熟爛。揀去蔥、薑，淋上雞油，以味精調味即成。
功效：具有益氣補虛、養陰潤肺、生津止渴之功效。適用於肺陰虛損、胃陰不足而口乾思飲、乏力、氣短咳嗽之人，糖尿病人食之也有良好治療效果。此湯對

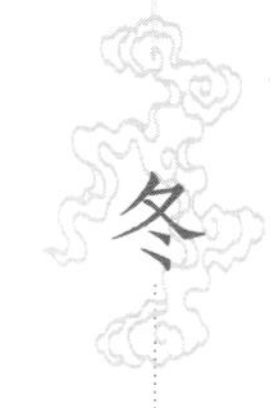

皮膚病、虛寒咳嗽及素有溼痰之人應忌食。

羊肉羹

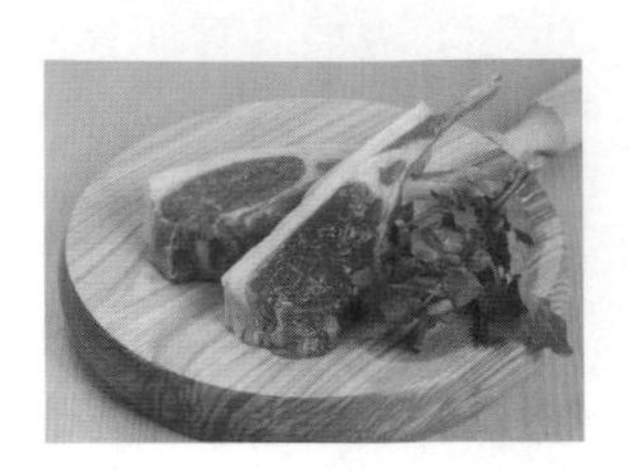

配方：羊肉250克，蘿蔔1個，草果3克，陳皮3克，良薑3克，蓽茇3克，胡椒3克，蔥白3根，薑少許。

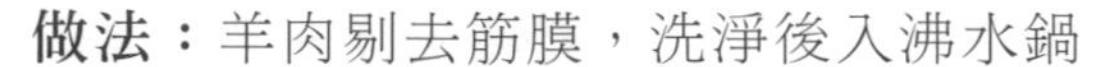

做法：羊肉剔去筋膜，洗淨後入沸水鍋內焯去血水，撈起後再用涼水漂洗乾淨，切成約1釐米左右的肉塊。蘿蔔洗淨泥沙，切成0.3釐米的薄片，草果、陳皮、良薑、蓽茇用潔淨的紗布袋裝好、紮口，胡椒拍破，蔥白切成節，薑洗淨拍破。將羊肉丁和以上藥物同置砂鍋中，注入清水，放入薑、蔥，先用火燒沸後，撇去浮沫，移小火上煨2至3小時，至肉熟爛，撈去藥包，除去薑、蔥，略調味即成。

功效：溫中補虛，散寒止痛。對平素脾胃虛寒，患有脘腹冷痛、嘔吐、腹瀉等症的患者食用甚宜。

當歸山雞湯

配方：山雞肉250克，當歸15克，熟地15克，女貞子12克，料酒、精鹽、味精、薑片、胡椒粉、雞清湯各適量。

做法：將山雞肉洗淨，放入沸水中焯一下，撈出洗淨血水，斬塊。當歸、熟地、女貞子分別去雜洗淨，裝入紗布袋紮口。鍋中注入雞湯，加入山雞肉、藥袋、料酒、鹽、味精、薑片、胡椒粉，武火燒沸，文火燉到肉熟，揀去藥袋、薑片，盛入湯碗中即成。

功效：滋補血氣，強筋健骨，調經活血。適用於婦女腎陰虛引起的崩漏帶下之症。對於跌打損傷等外科疾患，食此湯菜有輔助治療的作用。

益壽鴿蛋湯

配方：枸杞、桂圓肉、黃精各10克，鴿蛋4個，冰糖適量。

做法：將枸杞、桂圓肉、黃精洗淨切碎，待用。鍋中注入適量清水，加入以上藥物同煮至滾沸後約15分鐘，把鴿蛋打破後逐個下鍋內，同時將冰糖入鍋同煮至熟，盛入碗中即成。

功效：具有補肝腎、益氣血、潤肺、滋陰之功效，對肺燥咳嗽、氣血虛弱、智力衰退等症有較好療效。可作為腎虛腰痛、年老體衰者之膳食。外感實邪、內有痰火、溼滯者忌用。

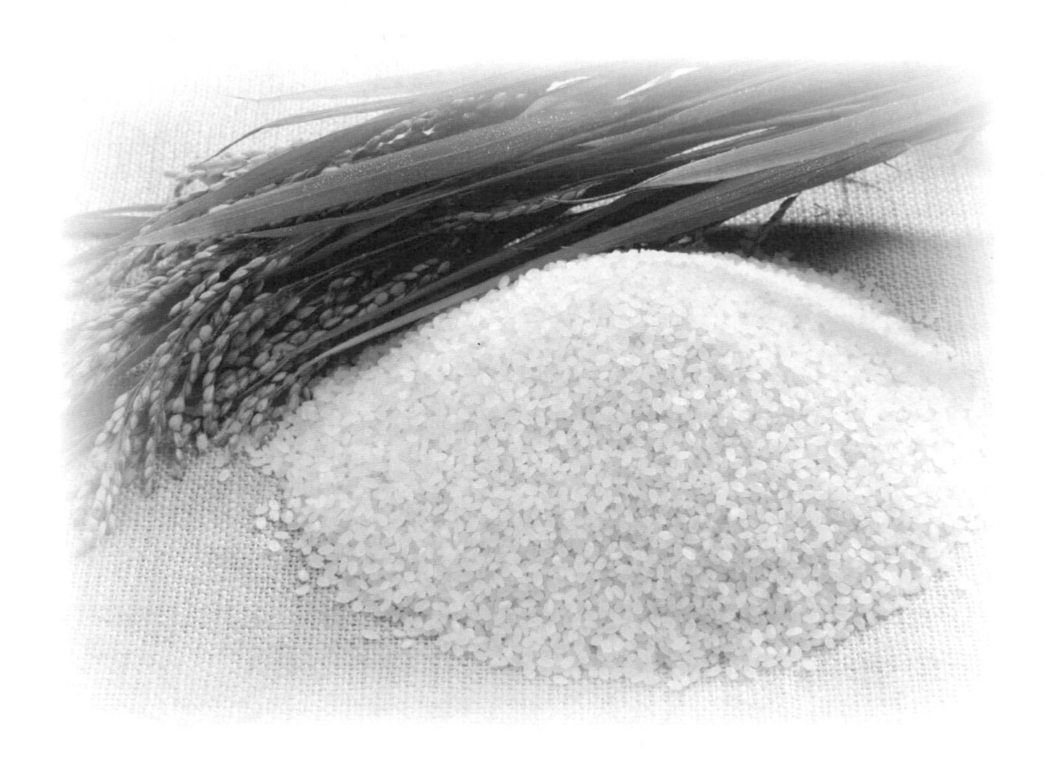

大寒養生食方

補虛養陰食療方

節氣諺語

小寒、大寒多南風，
明年六月早颱風。

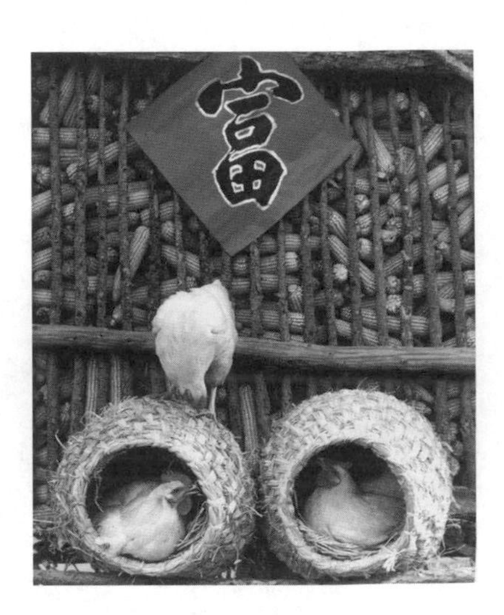

此節氣中，人們在飲食上應當注意均衡的營養，不能冬補太過。過多地食用肉類，往往會造成體內維生素缺乏，所以也應該多吃些蔬菜。但是由於此節氣中有不少重要的民俗節日，所以在此特意為大家準備了一些即可達到食療目的，又適宜節日食用的食療方。

食療方

當歸生薑羊肉湯

配方：當歸30克，生薑30克，羊肉500克。

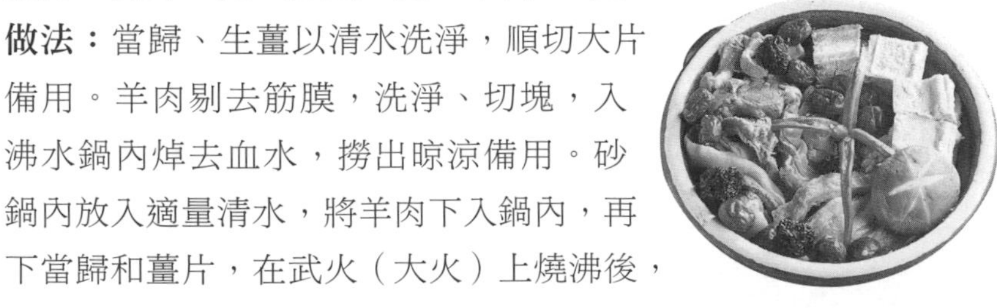

做法：當歸、生薑以清水洗淨，順切大片備用。羊肉剔去筋膜，洗淨、切塊，入沸水鍋內焯去血水，撈出晾涼備用。砂鍋內放入適量清水，將羊肉下入鍋內，再下當歸和薑片，在武火（大火）上燒沸後，撈去浮沫，改用文火（小火）燉1.5小時至羊肉熟爛為止。取出當歸、薑片，喝湯食肉。

功效：溫中，補血，散寒。

紅杞田七雞

配方：枸杞子15克，三七（田七）10克，母雞1隻，薑20克，蔥30克，紹酒30克，胡椒、鹽適量。

做法：活雞宰殺後處理乾淨，枸杞子洗淨，三七4克研末，6克潤軟切片，生薑切大片，蔥切段備用。雞入沸水鍋內焯去血水，撈出淋乾水分，然後把枸杞子、三七片、薑片、蔥段塞入雞腹內，把雞放入氣鍋內，注入少量清湯，下胡椒粉、紹酒，再把三七粉撒在雞肉上，蓋好鍋蓋，沸水旺火上籠蒸2小時左右，出鍋時加鹽調味即可。

功效：補虛益血。

按注：其性溫和，老年人及久病體虛、月經或產後血虛者均可食用。

糖醋胡蘿蔔絲

配方：胡蘿蔔半斤，薑、糖、醋、鹽、味精、植物油適量。

做法：胡蘿蔔洗淨、切絲，生薑切絲備用。炒鍋燒熱放油（熱鍋涼油），隨即下薑絲，煸炒出香味後倒入胡羅蔔絲，再煸炒2分鐘後放醋、糖，繼續煸炒至八成熟，加入鹽，至菜全熟後加入味精調味，盛盤即可。

功效：下氣補中，利胸膈，調腸胃，安五臟。

按注：現代醫學研究發現，胡蘿蔔中含有「琥珀酸鉀鹽」，是降低血壓的有效成分，高血壓患者也可榨汁飲用。

清蒸武昌魚

配方：新鮮武昌魚（團頭魴）1條（約重1000克），熟火腿25克，香菇50克浸水漲發，去皮冬筍50克，雞油10克，豬油75克，雞湯150克，味精、紹酒、鹽、胡椒粉、蔥節、薑塊各適量。

做法：將魚去腮、鱗，剖腹去內臟，洗淨，在魚身兩面切刀花，撒上鹽，盛入盤中。香菇和熟火腿切成薄片，互相間隔著擺在魚上面。冬筍切成薄片，鑲在魚的兩邊，加蔥、薑和紹酒。鐵鍋置旺火上，下清水燒沸，將整條魚連盤上籠蒸，蒸至魚眼突出，肉已鬆軟，約15分鐘左右出籠，揀去薑塊、蔥節。炒鍋置旺火上，下豬油燒熱，加入蒸魚的湯汁，下雞湯燒沸，加入味精、雞油後起鍋，澆在魚上面，撒上胡椒粉即成。

功效：滋陰強體。

按注：適宜春節食用的節日菜餚。

清燉國宴魚

配方：國宴魚（長吻鮠）純魚肉500克，熟瘦火腿25克，香菇50克浸水漲發，去皮冬筍50克，雞油25克，豬油50克，雞湯、味精、紹酒、鹽、白胡椒粉、蔥段、薑片各適量。

做法：將魚肉切成3釐米見方的塊，洗淨、濾乾，熟火腿切成4釐米長的薄片，冬筍切成3釐米長、0.2釐米厚的片。炒鍋置旺火上，放入500克清水燒沸，下魚塊煮1分鐘，去掉血腥氣，撈出晾乾。將燉缽置小火上，下雞湯、魚塊、火腿片、香菇、鹽、蔥段、薑片、紹酒，蓋上缽蓋，燉2小時，端缽離火。炒鍋置旺火上，下豬油、冬筍、味精、雞湯150克燒沸起鍋，澆入燉缽中，淋上熟雞油，撒上白胡椒粉即成。

功效：滋陰強體。

按注：適宜春節食用的節日菜餚。

排骨湯

配方：豬排骨250克、熟豬油50克，味精、紹酒、精鹽、蔥白、薑片各少許。

做法：豬排骨用清水洗淨，剁成長4.5釐米、寬3釐米的塊。炒鍋置旺火上，下豬油燒熱，將排骨下鍋乾炸10分鐘，待排骨水分炸乾呈灰白色時，加入精鹽、薑片略燒，起鍋盛入砂缽中，一次放足清水約450克，置旺火上煨2小時，再加入味精、紹酒、蔥白，砂缽移至中火上繼續煨半小時，即成。

功效：滋陰強體。

按注：適宜春節食用的節日菜餚。

全家福

配方：乾海參100克浸水漲發，乾魚肚75克泡水浸透，鮑魚50克，魚皮100克，對蝦100克，鴨胗3對，干貝25克，魚丸50克，雞肉丸50克，香菇20克浸水漲發，冬筍40克，乾羊肚菇50克浸水漲發，油菜芯4棵，火腿25克，豬油75克，雞油25克，紹酒15克，醬油15克，白糖10克，味精5克，太白粉10克，蔥花、薑末少許，雞湯500克。

做法：將海參、魚肚、鮑魚、魚皮洗淨，全切成羽毛狀的薄片。香菇洗淨，去梗，切一片兩瓣。羊肚菇漂洗乾淨後不要改刀，和香菇放在一起，上籠蒸酥爛後取出。鴨胗洗淨，煮熟後剝去皮，切一片兩瓣。火腿切一字片。油菜芯洗淨，切6釐米長條，再改切成兩瓣。豬油放入勺中燒開，將油菜芯放入浸熟。冬筍切一字片。對蝦去殼後切成厚片，用少許蛋清和太白粉

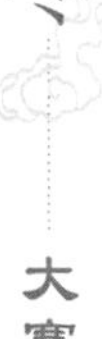

漿拌好，用溫油滑熟。雞肉丸和魚丸提前備好。干貝上籠蒸爛。炒勺放在火上，加一兩豬油，放入蔥花、薑末略炸一下，再加入雞湯，隨即把全部料下勺，順序加入紹酒、鹽、糖，燒入味後，再加醬油，然後用少許太白粉勾芡，再加少許豬油，隨即淋入雞油，出勺裝盤即成。

功效：營養豐富。

按注：適宜春節食用的節日菜餚。

八寶飯

配方：糯米1500克，蓮子700克，紅棗1250克，薏仁500克，冬瓜糖500克，醃漬櫻桃250克，桂圓肉250克，松子50克，白糖、豬油、太白粉各適量。以上素材可斟酌減量，或選用紅豆、葡萄乾、栗子等材料代替。

做法：炒鍋內裝水燒開，將蒸籠放入鍋中。去芯蓮子、薏仁分別洗淨盛入碗內，加清水浸沒，入蒸籠用旺火蒸約半小時至熟，取出瀝乾水分。糯米淘洗乾淨，盛入瓷碗中，加1000克清水後，也入蒸籠用旺火蒸半小時至米熟透，取出，趁熱加豬油、500克白糖拌勻。紅棗洗淨、去核後，與冬瓜糖、桂圓肉都切成小塊。取大碗，碗底先抹點豬油，將蓮子、紅棗、薏仁、冬瓜糖、桂圓肉、松子、醃漬櫻桃沿碗底排列整齊，然後把熟糯米盛在上面（也可以先放入一半的熟糯米，再鋪一層豆沙餡，最後把剩下的熟糯米全部鋪在最上層），入蒸籠用旺火蒸半小時。將適量水、白糖加熱調勻，入太白粉勾芡。八寶飯從蒸籠取出，倒扣在盤子上，淋上芡汁，趁熱食用。

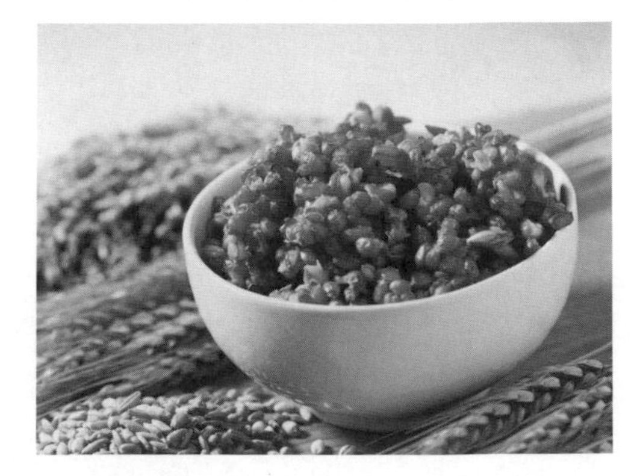

功效：滋陰強體。

按注：臘月的民俗食品。

涮羊肉

配方：羊肉片750克，芝麻醬、紹酒、豆腐乳、醃韭菜花醬、醬油、辣椒油、滷蝦油、米醋、香菜末（洗淨）、蔥花各適量。

做法：火鍋裡的湯燒開後，先將少量的肉片夾入湯內抖散，當肉片變成灰白色時，即可夾出蘸著配好的調料，就著芝麻燒餅和糖蒜一起吃。肉片要隨涮隨吃，一次不宜放入火鍋內過多。在肉片涮完後，再放入白菜頭、細粉絲（或者凍豆腐、白豆腐、酸菜等），當湯菜食用。還可用涮肉的湯煮麵條和餃子，使風味益臻佳美。

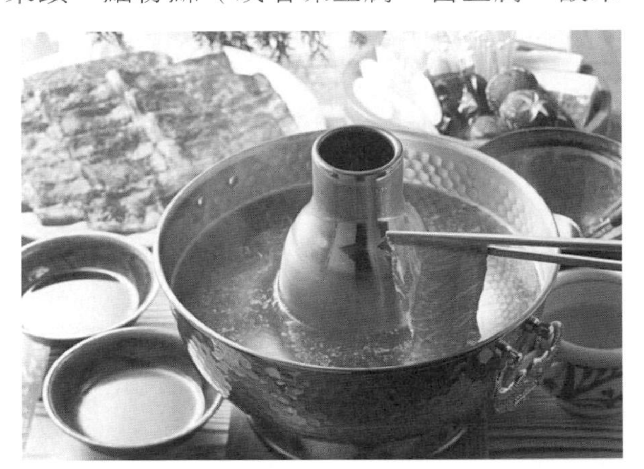

功效：滋補助陽，驅寒健胃。

按注：北方冬季節慶的經典菜餚。

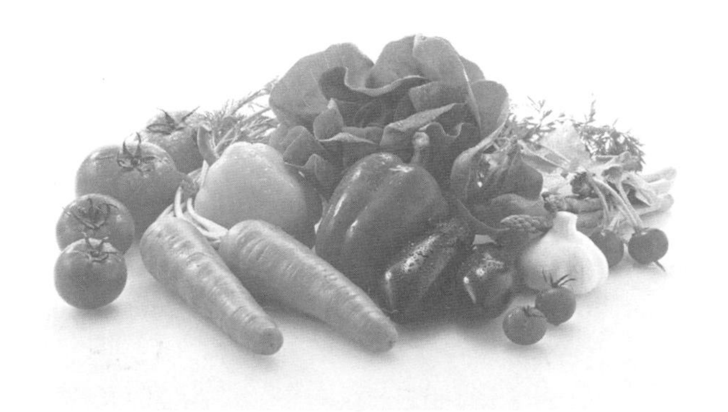

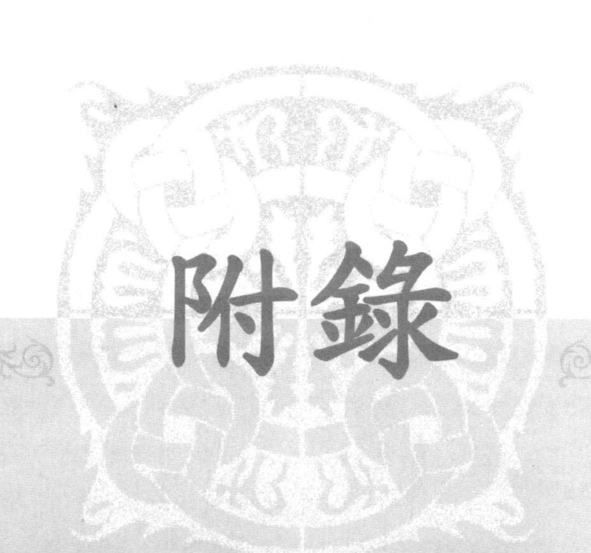

附錄

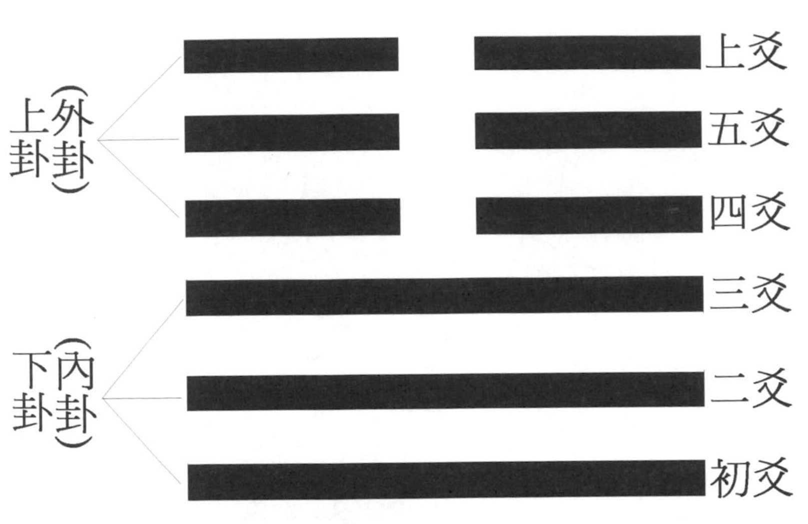

【附錄一】卦象六爻圖

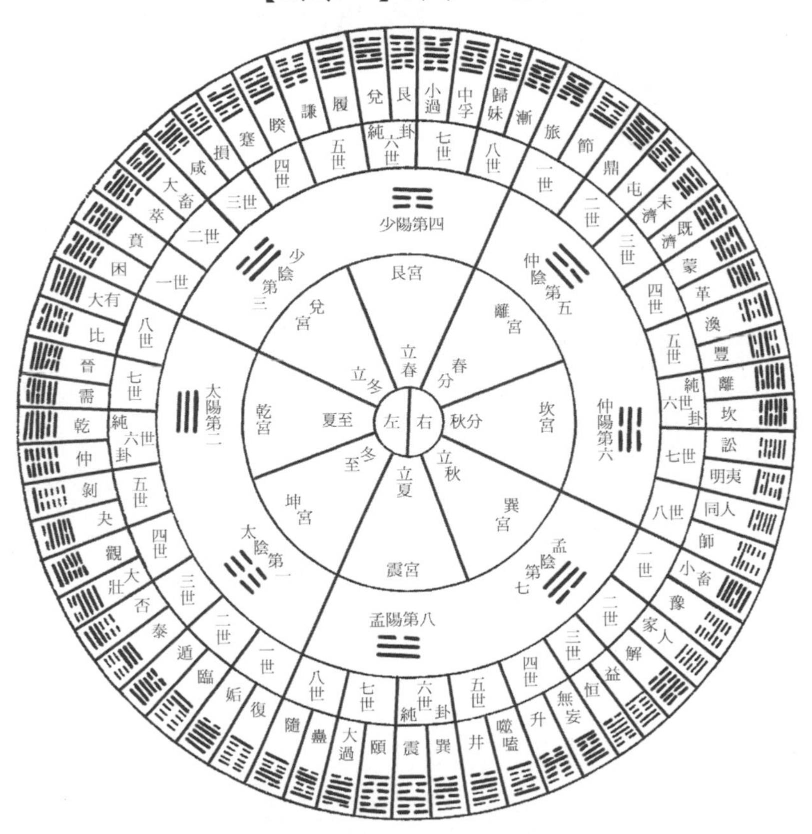

【附錄二】八卦與節氣關係圖

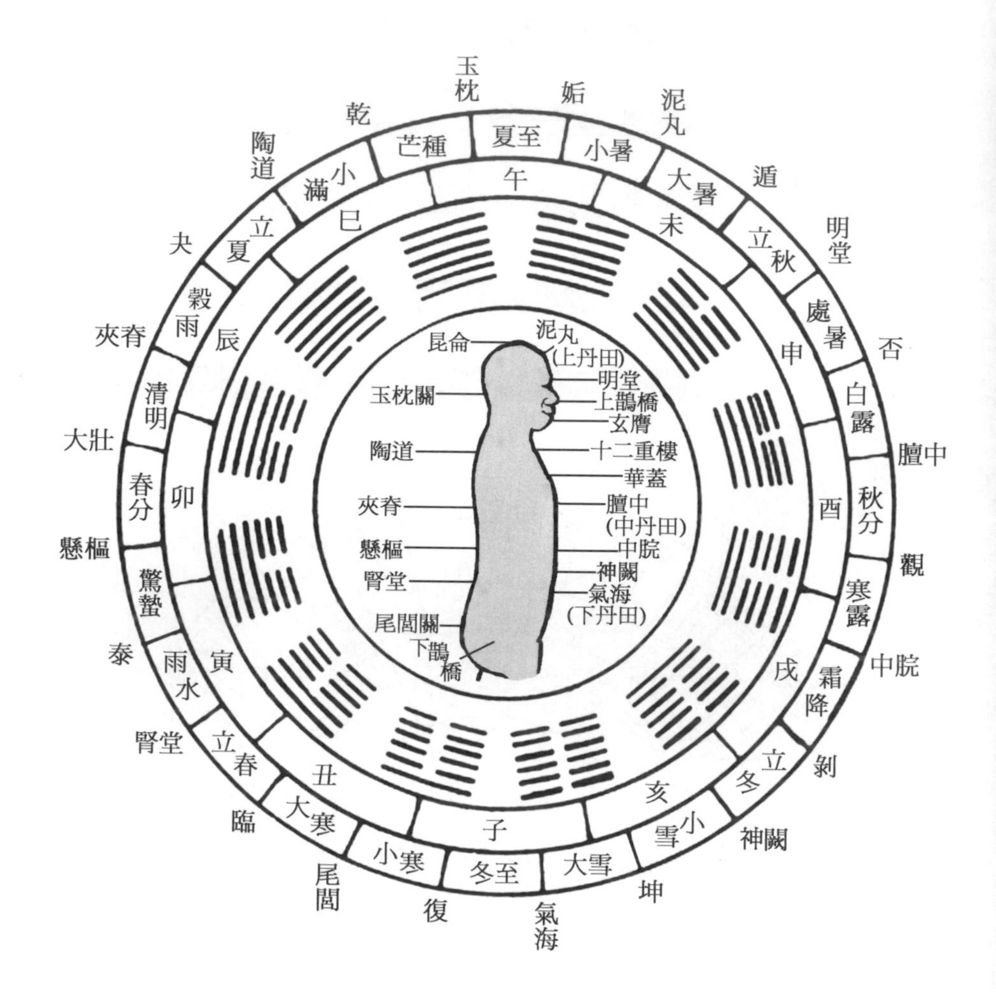

【附錄三】經絡運行與節氣關係圖

【附錄四】國內養生食材購買指南

地區/縣市/商號	地址	電話
北部地區		
基隆市		
禾泰蔘藥行	基隆市七堵區南興路21號1樓	02-24563806
大生堂蔘藥號	基隆市仁愛區劉銘傳路11巷15號1樓	02-24224505
益慶蔘藥行	基隆市信義區義七路28號	02-24286348
鴻興中藥行	基隆市信義區東明路125號1樓	02-24663939
台北市		
六安堂蔘藥行	台北市迪化街一段75號1樓	02-25598599
長昇蔘藥行有限公司	台北市迪化街一段113號	02-25530521
乾元蔘藥行	台北市迪化街一段71號	02-25584291
錦龍堂參藥行	台北市歸綏街208號1樓	02-25528108
百昌堂蔘藥行	台北市民生西路362巷381號1樓	02-25562851
漢昌蔘藥行	台北市清江路92號1樓	02-28917059
禧元堂	台北市西寧北路130號	02-25556741
怡源國藥號	台北市富民路145巷15弄52號	02-23095449
台北縣		
慶豪蔘藥行	台北縣蘆洲市永安北路二段36號	02-82857766
正安中藥行	台北縣樹林市保安街1段29號	02-26816177
一生中藥行	台北縣新莊市八德街169號1樓	02-22039892
春生參藥行	台北縣永和市林森路75號1樓	02-29288793
新竹市		
晉安蔘藥房	新竹市中央路102巷11號	03-5227786
清華蔘藥行	新竹市建中路36號1樓之1	03-5751688
義進中藥行	新竹市水田街135號1樓	03-5436809
老生堂蔘藥行	新竹市中山路133號	03-5228633
新竹縣		
東興蔘藥行	新竹縣湖口鄉民權街15號	03-5991666
建生中藥行	新竹縣湖口鄉中山路二段174號	03-5992251
春安蔘藥房	新竹縣竹北市博愛街216號	03-5558492
泰安堂中藥房	新竹縣芎林鄉文昌街148號	03-5922077
桃園縣		
乙元蔘藥行	桃園縣桃園市力行路27號	03-3382229
太原堂國藥號	桃園縣桃園市中山路261號1樓	03-3341293
三德蔘藥行	桃園縣桃園市民生路362號	03-3343184
益壽蔘藥房	桃園縣中壢市中正路191號	03-4226323
松生堂中藥行	桃園縣中壢市中福路107號	03-4527689
大漢國藥號	桃園縣大溪鎮中正路16號	03-3888961
東笙中藥房	桃園縣龍潭鄉龍元路69號	03-4791822
茂勝中葯房	桃園縣平鎮市龍南路490號之1	03-4501166
苗栗縣		
弘發藥行	苗栗縣苗栗市忠孝路181號	03-356256
延生蔘藥行	苗栗縣苗栗市府前路159號	037-357255
萬隆中藥行	苗栗縣後龍鎮中市街207號	037-727827
永春中藥房	苗栗縣通霄鎮城北里城北14號	037-752298
正元蔘藥行	苗栗縣卓蘭鎮民生路12號	042-5894228
中部地區		
台中市		
信通蔘藥行	台中市東區建成路2號	04-22117480
信昌參藥行	台中市東區樂業路82號	04-22118042

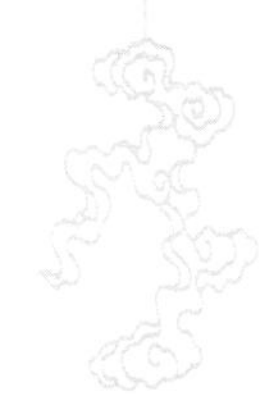

生元蔘藥行	台中市西區中美街290號1樓	04-23021000
信義蔘藥行	台中市西屯區太原路一段71號1樓	04-23168824
新信安蔘藥行	台中市南屯區南屯路二段359號	04-24736274
春元蔘藥行	台中市北屯區北屯路99號1樓	04-22330362
中韓參行	台中市中區中山路201號	04-22236162
台中縣		
名仁堂養生中藥行	台中縣梧棲鎮中央路二段12號之1	04-26580407
尚安堂中藥舖	台中縣大里市中興路二段199號之2	04-24837116
天仁堂蔘藥行	台中縣大里市塗城路777號	04-24925805
南投縣		
信通蔘藥行	南投縣竹山鎮林圮街23號	049-2652135
永光蔘藥行	南投縣竹山鎮橫街71號	049-2643068
六一堂蔘藥行	南投縣南投市南陽路116號	049-2200452
華陽蔘茸藥行	南投縣南投市中興路229號之34	049-2335933
光明堂蔘藥行	南投縣草屯鎮碧山路105巷5號	049-2326588
松鶴堂國藥號	南投縣埔里鎮中山路三段86號	049-2982561
長安中藥房	南投縣魚池鄉秀水巷27號之4	049-2896071
神農參藥行	南投縣集集鎮民生路9號之11	049-2761813
彰化縣		
永聖中藥行	彰化縣員林鎮中山路二段323號	04-8356222
種德蔘藥行	彰化縣員林鎮民生路60號	04-8327168
德記藥行	彰化縣彰化市南瑤路392號	04-7222657
奉生蔘藥行	彰化縣彰化市華山路188巷18號	04-7247758
裕龍蔘藥行	彰化縣彰化市太平街123號	04-7248548
東豐蔘藥行	彰化縣彰化市辭修路104號	04-7236670
六和堂中藥房	彰化縣二林鎮斗苑路五段171號	04-8961996
雲林縣		
永全青草中藥店	雲林縣虎尾鎮中正路172巷3號	05-6326791
中和蔘藥行	雲林縣虎尾鎮中正路144號	05-6333459
隆興蔘藥行	雲林縣斗南鎮文元二街33號	05-5973059
宏仁蔘藥行	雲林縣斗南鎮順安街125號	05-5972657
建安中藥房	雲林縣土庫鎮中正路181號	05-6622213
泓安堂國葯號	雲林縣褒忠鄉三民路187號	05-6974188
南部地區		
嘉義市		
宏興參藥行	嘉義市中正路634號	05-2226447
富源參藥行	嘉義市林森東路597號	05-2770334
坤德蔘藥行	嘉義市文昌街130號	05-2284100
嘉義縣		
東原蔘藥行	嘉義縣朴子市山通路97號	05-3793693
養生堂青草行	嘉義縣水上鄉中庄村中庄61號之60	05-2890266
和美堂中藥舖	嘉義縣民雄鄉建國路一段127號	05-2261278
連信中藥房	嘉義縣布袋鎮太平路176號	05-3472534
台南市		
聯昌參藥行	台南市安南區國安街172號	06-2592828
松井堂國藥號	台南市北區開元路124號	06-2381150

宏安堂國藥號	台南市東區東門路二段3巷3號	06-2369437
華成蔘藥行	台南市東區東寧路562號	06-2008911
新民生蔘藥行	台南市東區光明街95號	06-2357895
養記號藥行	台南市中西區康樂街329號	06-2259785
	台南縣	
成吉藥局(中正店)	台南縣仁德鄉中正路二段482號	06-2798003
政澤中藥房(原復生堂)	台南縣仁德鄉中山路593號	06-2792361
昭安蔘藥行	台南縣佳里鎮光華街134號	06-7231225
匡莊園百草舖	台南縣學甲鎮豐和里美豐49號之26	06-7833800
高麗莊蔘藥行	台南縣新營市中山路205號	06-6328266
	高雄市	
順和蔘藥行	高雄市鼓山區河川街35號	07-5510017
正信堂國藥號	高雄市左營區左營大路123號	07-5821515
攸達參藥行	高雄市三民區建國三路262號	07-2319565
利生蔘藥行	高雄市前鎮區精忠街103號1樓	07-7223720
神生蔘藥行	高雄市苓雅區福西街27號2樓	07-7210919
	高雄縣	
養誠參藥行	高雄縣鳥松鄉學堂路1號	07-7318613
永春堂蔘茸行	高雄縣鳥松鄉中山路19號	07-7315903
泰元中藥房	高雄縣阿蓮鄉忠孝路87號	07-6310323
振安參藥行	高雄縣路竹鄉華正路320號	07-6981415
上仁蔘藥行	高雄縣鳳山市凱旋路272號	07-7634739
宏松國藥房	高雄縣岡山鎮前峰路117號之1	07-6257109
	屏東縣	
東隆蔘藥行	屏東縣東港鎮沿海路210號	08-8332365
惠民蔘藥行	屏東縣屏東市中正路404號	08-7362457
新和成中藥行	屏東縣里港鄉里港路52號	08-7753858
壽德中藥舖	屏東縣南州鄉民生路25號	08-8642361
	東部地區	
	宜蘭縣	
宏信中藥堂	宜蘭縣羅東鎮公正路89巷7號	03-9547642
中正蔘藥行	宜蘭縣羅東鎮中正路55號	03-9543525
民生堂中藥房	宜蘭縣羅東鎮和平路41號	03-9542907
	花蓮縣	
慶豐蔘藥行	花蓮縣吉安鄉吉安路二段302號	03-8524549
厚德堂中藥行	花蓮縣吉安鄉自強路238號	03-8511877
惠星堂中藥行	花蓮縣鳳林鎮林榮路250號	03-8771677
鴻安蔘藥行	花蓮縣花蓮市中華路140號	03-8332933
	台東縣	
萬和蔘葯號	台東縣台東市知本路三段336號	089-513621
寶芝琳蔘藥行	台東縣台東市開封街753號	089-335268
永生蔘葯房	台東縣台東市新生路83號	089-323311
	其他地區	
	澎湖	
昇光堂中藥房	澎湖縣馬公市山水里115號	06-9951495
恆德中藥舖	澎湖縣馬公市中山路29號	06-9274652
三元蔘藥行	澎湖縣馬公市中興路38號	06-9273024
	金門	
德安中藥房	金門縣金湖鎮復興路15號	0823-33063
杏元國藥房	金門縣金湖鎮復興路122號	0823-32132
顏存仁中藥房	金門縣金城鎮莒光路59號	0823-73285

24節氣養生食方

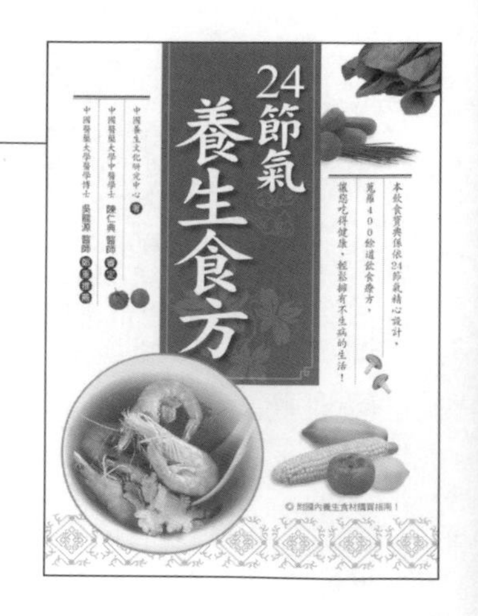

作　　者　中國養生文化研究中心
審　　定　陳仁典 醫師

發 行 人　林敬彬
主　　編　楊安瑜
責任編輯　吳瑞銀
封面設計　俞品聿
內頁編排　俞品聿

出　　版　大都會文化事業有限公司　行政院新聞局北市業字第89號
發　　行　大都會文化事業有限公司
110台北市信義區基隆路一段432號4樓之9
讀者服務專線：（02）27235216
讀者服務傳真：（02）27235220
網　　址：www.metrobook.com.tw
電子信箱：metro@ms21.hinet.net

郵政劃撥　14050529　大都會文化事業有限公司
出版日期　2008年3月初版第一刷
定　　價　250元

ISBN　978-986-6846-31-1
書　　號　Health+12

Metropolitan Culture Enterprise Co., Ltd.
4F-9, Double Hero Bldg., 432, Keelung Rd., Sec. 1,
Taipei 110, Taiwan
TEL:+886-2-2723-5216　FAX:+886-2-2723-5220
web-site：www.metrobook.com.tw
e-mail：metro@ms21.hinet.net

國家圖書館出版品預行編目資料

24節氣養生食方／中國養生文化研究中心著.
--初版.--臺北市：大都會文化, 2008.03
面；　公分.--　(Health；12)
ISBN 978-986-6846-31-1(平裝)
1.藥膳　2.食療　3.養生
413.98　　97000661

24節氣養生食方

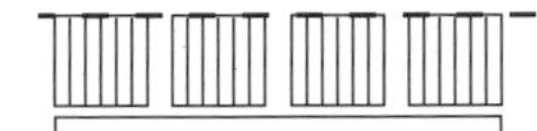

北區郵政管理局
登記證北台字第9125號
免貼郵票

大都會文化事業有限公司
讀者服務部收
110台北市基隆路一段432號4樓之9

寄回這張服務卡（免貼郵票）
您可以：
◎不定期收到最新出版訊息
◎參加各項回饋優惠活動

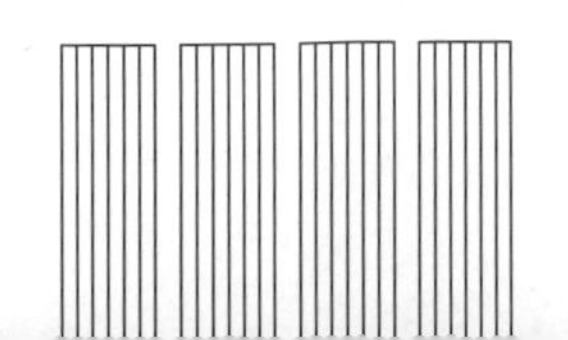

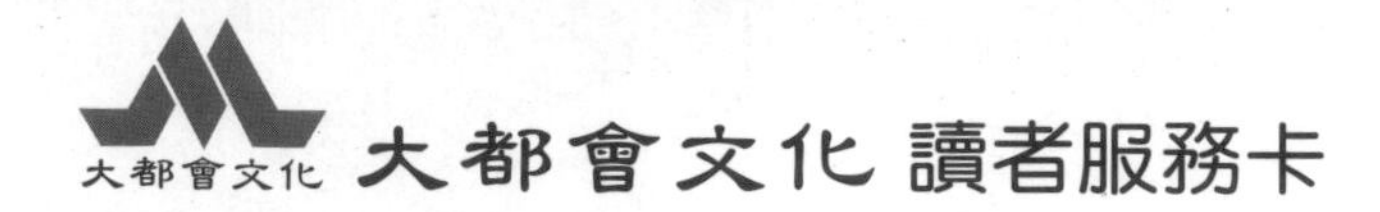

書名：24節氣養生食方

謝謝您選擇了這本書！期待您的支持與建議，讓我們能有更多聯繫與互動的機會。
日後您將可不定期收到本公司的新書資訊及特惠活動訊息。

A. 您在何時購得本書：________年________月________日

B. 您在何處購得本書：____________書店（便利超商、量販店），位於______（市、縣）

C. 您從哪裡得知本書的消息：1. □書店2. □報章雜誌3. □電台活動4. □網路資訊
5. □書籤宣傳品等6. □親友介紹7. □書評8. □其他________________

D. 您購買本書的動機：（可複選）1. □對主題和內容感興趣2. □工作需要3. □生活需要
4. □自我進修5. □內容為流行熱門話題6. □其他________________

E. 您最喜歡本書的：（可複選）1. □內容題材2. □字體大小3. □翻譯文筆4. □封面
5. □編排方式6. □其他________________

F. 您認為本書的封面：1. □非常出色2. □普通3. □毫不起眼4. □其他________________

G. 您認為本書的編排：1. □非常出色2. □普通3. □毫不起眼4. □其他________________

H. 您通常以哪些方式購書：（可複選）1. □逛書店2. □書展3. □劃撥郵購4. □團體訂購
5. □網路購書6. □其他________________

I. 您希望我們出版哪類書籍：（可複選）1. □旅遊2. □流行文化3. □生活休閒
4. □美容保養5. □散文小品6. □科學新知7. □藝術音樂8. □致富理財9. □工商管理
10. □科幻推理11. □史哲類12. □勵志傳記13. □電影小說14. □語言學習（______語）
15. □幽默諧趣16. □其他________________

J. 您對本書（系）的建議：________________________________

____

K. 您對本出版社的建議：________________________________

____

讀者小檔案

姓名：________________ 性別：□男□女　　生日：____年____月____日

年齡：□20歲以下□20～30歲□31～40歲□41～50歲□50歲以上

職業：1. □學生2. □軍公教3. □大眾傳播4. □服務業5. □金融業6. □製造業
7. □資訊業8. □自由業9. □家管10. □退休11. □其他____________

學歷：□國小或以下□國中□高中／高職□大學／大專□研究所以上

通訊地址：________________________________

電話：（H）____________（O）____________ 傳真：____________

行動電話：____________E-Mail：________________

◎如果您願意收到本公司最新圖書資訊或電子報，請留下您的E-Mail信箱。